国家卫生健康委员会"十四五"规划教材

全国高等中医药教育教材

供中医骨伤科学等专业用

创伤急救学

第2版

骨中
傷醫

主　编　童培建　郑晓辉

副主编　邬学群　谢兴文　曹玉净　刘爱峰

编　委　（按姓氏笔画排序）

于冬冬（辽宁中医药大学）　　　陈明光（陕西中医药大学）

王卫国（山东中医药大学）　　　欧阳崇志（广州中医药大学）

邓海霞（广西中医药大学）　　　郑晓辉（广州中医药大学）

吕　劲（江西中医药大学）　　　赵长伟（长春中医药大学）

邬学群（上海中医药大学）　　　顾海萍（南京中医药大学）

刘爱峰（天津中医药大学）　　　曹玉净（河南中医药大学）

杜文喜（浙江中医药大学）　　　童培建（浙江中医药大学）

吴广文（福建中医药大学）　　　谢兴文（西北民族大学附属医院）

陈大伟（湖北中医药大学）

秘　书　钟　滢（浙江中医药大学）

人民卫生出版社
·北京·

图书在版编目（CIP）数据

创伤急救学 / 童培建，郑晓辉主编 . —2 版 . —北京：人民卫生出版社，2021.8（2023.12重印）

ISBN 978-7-117-31529-6

Ⅰ.①创… Ⅱ.①童… ②郑… Ⅲ.①创伤 - 急救 - 高等学校 - 教材 Ⅳ.①R641.059.7

中国版本图书馆 CIP 数据核字（2021）第 144401 号

人卫智网	www.ipmph.com	医学教育、学术、考试、健康，购书智慧智能综合服务平台
人卫官网	www.pmph.com	人卫官方资讯发布平台

创伤急救学
Chuangshang Jijiuxue
第 2 版

主　　编：童培建　郑晓辉
出版发行：人民卫生出版社（中继线 010-59780011）
地　　址：北京市朝阳区潘家园南里 19 号
邮　　编：100021
E - mail：pmph @ pmph.com
购书热线：010-59787592　010-59787584　010-65264830
印　　刷：三河市国英印务有限公司
经　　销：新华书店
开　　本：850×1168　1/16　印张：14
字　　数：349 千字
版　　次：2012 年 6 月第 1 版　2021 年 8 月第 2 版
印　　次：2023 年 12 月第 2 次印刷
标准书号：ISBN 978-7-117-31529-6
定　　价：52.00 元
打击盗版举报电话：010-59787491　E-mail：WQ @ pmph.com
质量问题联系电话：010-59787234　E-mail：zhiliang @ pmph.com

修 订 说 明

为了更好地贯彻落实《中医药发展战略规划纲要(2016—2030年)》《中共中央国务院关于促进中医药传承创新发展的意见》《教育部 国家卫生健康委 国家中医药管理局关于深化医教协同进一步推动中医药教育改革与高质量发展的实施意见》《关于加快中医药特色发展的若干政策措施》和新时代全国高等学校本科教育工作会议精神,做好第四轮全国高等中医药教育教材建设工作,人民卫生出版社在教育部、国家卫生健康委员会、国家中医药管理局的领导下,在上一轮教材建设的基础上,组织和规划了全国高等中医药教育本科国家卫生健康委员会"十四五"规划教材的编写和修订工作。

为做好新一轮教材的出版工作,人民卫生出版社在教育部高等学校中医学类专业教学指导委员会、中药学类专业教学指导委员会和第三届全国高等中医药教育教材建设指导委员会的大力支持下,先后成立了第四届全国高等中医药教育教材建设指导委员会和相应的教材评审委员会,以指导和组织教材的遴选、评审和修订工作,确保教材编写质量。

根据"十四五"期间高等中医药教育教学改革和高等中医药人才培养目标,在上述工作的基础上,人民卫生出版社规划、确定了第一批中医学、针灸推拿学、中医骨伤科学、中药学、护理学5个专业100种国家卫生健康委员会"十四五"规划教材。教材主编、副主编和编委的遴选按照公开、公平、公正的原则进行。在全国50余所高等院校2 400余位专家和学者申报的基础上,2 000余位申报者经教材建设指导委员会、教材评审委员会审定批准,聘任为主编、副主编、编委。

本套教材的主要特色如下:

1. 立德树人,思政教育 坚持以文化人,以文载道,以德育人,以德为先。将立德树人深化到各学科、各领域,加强学生理想信念教育,厚植爱国主义情怀,把社会主义核心价值观融入教育教学全过程。根据不同专业人才培养特点和专业能力素质要求,科学合理地设计思政教育内容。教材中有机融入中医药文化元素和思想政治教育元素,形成专业课教学与思政理论教育、课程思政与专业思政紧密结合的教材建设格局。

2. 准确定位,联系实际 教材的深度和广度符合各专业教学大纲的要求和特定学制、特定对象、特定层次的培养目标,紧扣教学活动和知识结构。以解决目前各院校教材使用中的突出问题为出发点和落脚点,对人才培养体系、课程体系、教材体系进行充分调研和论证,使之更加符合教改实际、适应中医药人才培养要求和社会需求。

3. 夯实基础,整体优化 以科学严谨的治学态度,对教材体系进行科学设计、整体优化,体现中医药基本理论、基本知识、基本思维、基本技能;教材编写综合考虑学科的分化、交叉,既充分体现不同学科自身特点,又注意各学科之间有机衔接;确保理论体系完善,知识点结合完备,内容精练、完整,概念准确,切合教学实际。

4. 注重衔接,合理区分 严格界定本科教材与职业教育教材、研究生教材、毕业后教育教材的知识范畴,认真总结、详细讨论现阶段中医药本科各课程的知识和理论框架,使其在教材中得以凸显,既要相互联系,又要在编写思路、框架设计、内容取舍等方面有一定的区分度。

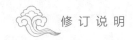
5. **体现传承，突出特色** 本套教材是培养复合型、创新型中医药人才的重要工具，是中医药文明传承的重要载体。传统的中医药文化是国家软实力的重要体现。因此，教材必须遵循中医药传承发展规律，既要反映原汁原味的中医药知识，培养学生的中医思维，又要使学生中西医学融会贯通，既要传承经典，又要创新发挥，体现新版教材"传承精华、守正创新"的特点。

6. **与时俱进，纸数融合** 本套教材新增中医抗疫知识，培养学生的探索精神、创新精神，强化中医药防疫人才培养。同时，教材编写充分体现与时代融合、与现代科技融合、与现代医学融合的特色和理念，将移动互联、网络增值、慕课、翻转课堂等新的教学理念和教学技术、学习方式融入教材建设之中。书中设有随文二维码，通过扫码，学生可对教材的数字增值服务内容进行自主学习。

7. **创新形式，提高效用** 教材在形式上仍将传承上版模块化编写的设计思路，图文并茂、版式精美；内容方面注重提高效用，同时应用问题导入、案例教学、探究教学等教材编写理念，以提高学生的学习兴趣和学习效果。

8. **突出实用，注重技能** 增设技能教材、实验实训内容及相关栏目，适当增加实践教学学时数，增强学生综合运用所学知识的能力和动手能力，体现医学生早临床、多临床、反复临床的特点，使学生好学、临床好用、教师好教。

9. **立足精品，树立标准** 始终坚持具有中国特色的教材建设机制和模式，编委会精心编写，出版社精心审校，全程全员坚持质量控制体系，把打造精品教材作为崇高的历史使命，严把各个环节质量关，力保教材的精品属性，使精品和金课互相促进，通过教材建设推动和深化高等中医药教育教学改革，力争打造国内外高等中医药教育标准化教材。

10. **三点兼顾，有机结合** 以基本知识点作为主体内容，适度增加新进展、新技术、新方法，并与相关部门制订的职业技能鉴定规范和国家执业医师(药师)资格考试有效衔接，使知识点、创新点、执业点三点结合；紧密联系临床和科研实际情况，避免理论与实践脱节、教学与临床脱节。

本轮教材的修订编写，教育部、国家卫生健康委员会、国家中医药管理局有关领导和教育部高等学校中医学类专业教学指导委员会、中药学类专业教学指导委员会等相关专家给予了大力支持和指导，得到了全国各医药卫生院校和部分医院、科研机构领导、专家和教师的积极支持和参与，在此，对有关单位和个人表示衷心的感谢！希望各院校在教学使用中，以及在探索课程体系、课程标准和教材建设与改革的进程中，及时提出宝贵意见或建议，以便不断修订和完善，为下一轮教材的修订工作奠定坚实的基础。

人民卫生出版社
2021 年 3 月

◇◇◇ 前　言 ◇◇◇

　　创伤急救学是中医骨伤科学专业本科教材建设中的一门重要课程。中医骨伤科学是一门古老而传统的医学,在几千年的历史发展过程中为人类健康发挥着重要作用,随着科技的进步,中医骨伤科学进入了一个崭新的发展阶段。

　　本教材在修订过程中,依据国家卫生健康委员会"十四五"规划教材编写的统一要求,遵循"三基""五性""三特定"原则,系统地介绍了创伤急救学的基本理论、基本知识、基本技能,以及常见骨伤危急重症的诊断与治疗。

　　本教材内容共有十五章,分为两部分:第一部分为第一章至第四章,介绍了创伤急救学的基础知识、常用急救技术,以及创伤后全身性并发症等内容。第二部分为第五章至第十五章:详述颅脑、脊髓、胸部、腹部、骨盆和会阴部、手部、周围血管、周围神经、特殊人群、灾难和其他创伤的病因病理、临床症状、诊断和急救治疗措施。与上版教材相比,本书增加了PPT课件、扫一扫测一测等数字增值服务内容,改变了单纯的文字叙述方式,以激发学生的学习兴趣,从而快速有效地掌握所学知识。

　　本书编写分工:绪论由童培建执笔;第一章由郑晓辉执笔;第二章由吴广文执笔;第三章由顾海萍执笔;第四章由邬学群执笔;第五章由吕劲执笔;第六章由王卫国执笔;第七章由邓海霞执笔;第八章由陈明光和谢兴文执笔;第九章由欧阳崇志执笔;第十章由于冬冬执笔;第十一章由杜文喜执笔;第十二章由刘爱峰执笔;第十三章由陈大伟、赵长伟执笔;第十四章由曹玉净执笔;第十五章由谢兴文执笔。

　　教材在编写工作中,得到参编院校各级领导的大力支持,在此致以深深的谢意! 由于编写时间仓促,编者水平有限,教材内容恐有疏漏,恳请各院校师生和广大读者在使用中提出宝贵意见或建议,以便再版时进一步完善。

编者

2021 年 3 月

◇◇◇ 目　　录 ◇◇◇

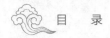

绪　论

　　随着国民经济的日益发展，工农业生产水平不断提高，各种生产劳动机械化日益普遍，城市和农村车辆快速增长，城市化和基础设施建设工程量大幅增加，虽然安全和防御措施也在不断完善，但意外伤害事故仍不时发生。此外，地震、海啸等自然灾害和现代化战争带来潜在的创伤威胁，伤员损害程度大，伤情复杂，一般伤情严重，尤其是复合性损伤及重要器官损伤时，可危及生命。因此在伤情严重复杂、时间紧迫的情况下，必须及时诊断危及伤员生命的重要器官损伤和进行确实有效的急救措施，以挽救患者生命。对其他损伤，可待伤员情况好转后再继续处理。例如对骨关节损伤合并创伤性休克、大血管损伤、颅脑损伤、脊髓损伤、胸部重要脏器损伤及气胸、血胸，腹部重要脏器损伤等，如不及时进行急救，均可导致伤员死亡或造成终生残疾。急救措施，应从现场开始，如大血管损伤在现场就应采取有效的止血措施。脊柱骨折脱位的伤员则应妥善搬运以免损伤脊髓，造成患者截瘫。出现创伤性休克应初步纠正休克后，再行运送。开放性损伤者应现场初步包扎，保护伤口，以防继续污染，骨折部位应给予简单固定，以防止周围神经血管损伤，然后再转送。总之，对各种不同原因的损伤，都应及时判断损伤的程度和部位，并针对具体情况，分别采取有效的措施进行急救处理，以保证伤员的生命安全和减轻伤员的痛苦。

　　汉代张仲景所著《金匮要略》在急救方面阐述了丰富的经验，其中对人工呼吸与胸外心脏按压方法进行了详细描述，曰："一人以脚踏其两肩，手少挽其发常弦弦勿纵之；一人以手按据胸上，数动之；一人摩捋臂胫屈伸之，若已僵，但渐渐强屈之，并按其腹。如此一炊顷，气从口出，呼吸眼开。"这种方法与现在的人工呼吸与胸外心脏按压的方法仍有相仿之处。华佗发明的麻沸散，是中医学麻醉术的开始，为手术的开展提供了良好的条件。唐代王焘所撰《外台秘要》一书，收集了不少唐以前的经验，在创伤急救方面，论述甚多，如引用《肘后方》关于危重损伤的论述曰："凡金疮伤天窗眉角脑户，臂里跳脉，髀内阴股，两乳上下，鸠尾小肠及五脏六腑输，此皆是死处，不可疗也。又破脑出血而不能言语，戴眼直视，咽中沸声，口急唾出，两手妄举，亦皆死候，不可疗。若脑出而无诸候者可疗。"这说明伤及颅脑、大血管、胸腹重要脏器皆属不治之症。但对一般颅骨骨折或大脑盲区的开放性损伤，虽见脑组织但仍可治疗。可见唐以前对重要器官及大血管损伤的诊断已有较高水平。此外，巢元方《诸病源候论》、蔺道人《仙授理伤续断秘方》均对开放性损伤和清创术做了具体的记载。随着医学的不断进步，中医学在创伤急救方面也有了很大的发展。如《世医得效方》中记载了肠破裂的手术与用药方法，《证治准绳》中记载了不少有关颅脑、五官、颈部损伤的急救处理方法，《医宗金鉴·正骨心法要旨》《伤科汇纂》等更是比较系统地收集与整理了很多创伤急救的宝贵经验。

（童培建）

第一章

创伤急救概述

> **学习目标**
>
> 1. 掌握现场急救与转运,开放性创伤处理原则。
> 2. 熟悉创伤的定义及类型、急救组织。
> 3. 了解创伤严重性的判断,院内及院外急救设备。

第一节　创伤的定义及分类

创伤是指机体受到外界致伤因素(如机械性、物理性、化学性和生物性等)的作用,造成机体组织结构的破坏或引起功能障碍。

（一）按致伤原因分类

根据致伤原因的不同,创伤分为以下10种类型:

1. **撞击伤**　撞击伤是指人体在静止状态下被具有一定动能的物体所撞击而造成的损伤。如撞击动能不大,可造成局部挫伤或挫裂伤;若动能很大,在打击的瞬间,动能还可由体表传导至体腔内的脏器,造成脏器损伤。机体与粗糙不平的物体表面摩擦而引起的损伤为擦伤。

2. **坠跌伤**　坠跌伤是指人体从高处坠落而造成的组织损伤。坠跌伤的轻重与人体的重量和距地面的高度,以及着地面的软硬和有无障碍物缓冲(树枝、电线等)有直接关系。它除造成直接损伤外,也可引起间接损伤。

3. **挤压伤**　挤压伤是指重物(如房屋或工事倒塌等)将人体压轧或埋压而造成的组织损伤。对肌肉丰富部位的挤压伤患者,一定要注意警惕挤压综合征的发生。

4. **枪弹伤**　枪弹伤是指高速投射的子弹、弹片等物体穿入人体所造成的组织损伤。致伤物遗留体内,有盲管者为穿入伤;致伤物穿透身体,有入、出两个伤口者为贯通伤。损伤的程度除与致伤物的速度相关外,还与损伤组织器官有着密切关系。

5. **刺伤**　刺伤是指锐利而长的物体(如刀子、剪子、刺刀、钢筋或木棍等)快速插入人体所造成人体组织器官的损伤。特点是伤口多较小且深,易伤及内脏和重要的组织器官,伤口常被凝血块堵塞,易并发感染及特异性感染。损伤的程度和范围因致伤物的大小、长短、形状和作用部位不同而异。

6. **冲击伤**　冲击伤是指爆炸物(如炸弹、炮弹、地雷、气浪弹等)爆炸时形成的高能、高压、高速、向周围播散的冲击波对人体所造成的损伤,亦称爆震伤。冲击伤往往是多部位、多系统的损伤。损伤内外兼有,外轻内重,伤情复杂,发展迅速,应引起高度警惕。

7. 交通事故伤　交通事故伤是指人体在快速运行的车辆中,因事故而突然停止所发生的惯性作用或车辆碰撞而发生的撞击、震荡或被车辆碾压、挤压等所造成的组织器官的损伤。这种交通事故,使人体遭受多方面的暴力,往往发生多部位、多脏器和多种类型的损伤。

8. 动物咬伤　动物咬伤是指人体组织被动物的牙齿等咬破、撕裂甚至撕脱的损伤。由于动物口内含有各种细菌、病毒等,对人体极为有害,如未予以足够重视,可造成严重的后果。

9. 烧伤　烧伤是指由于热力(火焰、热水、热气、热油等)或高温(高温液体、闪光、放射能、电能)作用或化学物品(如强酸、强碱等)作用于人体表面所造成的组织损伤。烧伤的深度取决于热力的高低和接触热力时间的长短。

(1) 闪光烧伤:闪光烧伤是指燃烧弹、原子弹爆炸、电弧闪光等所造成的人体表面组织损伤。

(2) 放射性烧伤:放射性烧伤是指 X 线或放射线直接作用在人体细胞上,导致血管硬化或血栓形成,间接引起组织缺血,造成皮肤变性坏死。

(3) 电烧伤(电击伤):电烧伤是指电流通过人体,由电能转变来的热能而引起人体不同程度的组织损害。电击伤的严重性在于即时引起心跳、呼吸停止,如抢救不及时,往往在短期内导致死亡。

(4) 化学性烧伤:化学性烧伤是指强酸或强碱等对人体表面组织所造成的急性损伤。

10. 冻伤　冻伤是指人体受低温侵袭所造成的全身性或局部性组织器官的损伤。从理论上说,环境温度低于冰点就可发生冻伤,而实际上严重的冻伤多发生在气温 -10℃以下。

(二) 按照创伤部位分类

依据人体解剖特点,按照创伤部位,分为以下 7 种:

1. 颅脑创伤　颅脑创伤可分为头皮挫伤、头皮下血肿、头皮裂伤;脑震荡、脑挫裂伤;颅内出血、颅内血肿等。颅脑损伤常可威胁患者的生命,应抓紧时间救治。

2. 颌面颈部创伤　创伤后可以造成一种或几种器官如脑、眼、耳、鼻等相互关联的功能障碍,组织移位或出血导致的窒息可以威胁到患者的生命,特别是口鼻腔的损伤。有条件的应由神经外科、眼科、耳鼻喉科、口腔科和普通外科的医生联合救治。

3. 胸部创伤　胸部创伤可分胸壁伤和胸腔内脏伤。胸壁的破坏或变形以及胸腔被血和气体压缩都可以立即造成心肺功能紊乱,所以胸壁伤与胸腔内脏伤有同等的重要性,都应按重伤者救治。

4. 腹部创伤　腹部创伤的主要危险在于内出血造成的休克和内脏破裂引发的腹膜炎,两者均可危及生命。因此,只要发现有腹腔内脏损伤,原则上都必须进行手术处理。

5. 骨盆创伤　骨盆骨折除有大量出血外,还可同时伴有或继发盆腔脏器损伤,特别是部分泌尿生殖器和消化道末端同时遭受创伤时可引起严重污染。

6. 脊柱脊髓创伤　脊柱骨折多由间接暴力引起,骨折可伴有不同程度的全身症状,如晕厥、胃肠气滞等。临床上根据发病机制分为屈曲型骨折脱位、过伸型骨折脱位和直接暴力骨折脱位三类。严重的骨折脱位可损伤脊髓产生节段性瘫痪,救治时必须尽力防止附加损害。

7. 四肢创伤　在工农业生产中或在日常生活中四肢损伤极为常见,常见的损伤有骨折、关节脱位、软组织损伤、血管神经损伤等。

（1）上肢创伤：上肢的特点是功能灵活，受创伤的机会较多，治疗重点在于恢复其功能。

（2）下肢创伤：下肢特点是行走与负重。伤后多需卧床治疗，治疗期长而易出现并发症。治疗重点在于恢复负重和关节功能。

（三）按照创伤类型分类

1. 按照创伤有无伤口，可分为闭合性创伤和开放性创伤两类。

（1）闭合性创伤：闭合性创伤是指受创伤部位皮肤保持完整，表面并无伤口，但伤情不一定很轻。原因在于难以确定有无体内脏器和重要组织损伤。常见的闭合性创伤有扭伤、挫伤、挤压伤、震荡伤、关节脱位、闭合性骨折和闭合性内脏伤等。

（2）开放性创伤：开放性创伤是指受创伤局部有皮肤或黏膜破损，深部组织有创口与外界相通。创伤的特点是有伤口、有出血，伤口内有污染或有异物残留，感染机会多，也可同时伴有内脏或深部组织损伤。常见的开放性创伤有擦伤、撕裂伤、切割伤、刺伤等。

2. 火器伤　按伤道形态，可分为切线伤、贯通伤、非贯通伤和反跳伤四种。

3. 按体腔（颅腔、胸腔、腹腔、脊髓腔和关节腔等）伤中的硬脑膜、胸膜、腹膜、椎管内壁以及关节囊是否被穿透，分成穿透伤和非穿透伤。

第二节　创伤的临床表现与诊断

一、创伤的临床表现

（一）局部表现

1. 疼痛　创伤发生后，因组织破坏、纤维断裂、组织细胞肿胀等，产生不同程度的疼痛。疼痛程度与创伤发生的部位、创伤的组织结构、创伤的程度、神经末梢分布情况及创伤后炎症反应强弱等因素有关。疼痛也与创伤的性质有关，一般可分为隐痛、钝痛、胀痛、烧灼痛、撕裂痛、刺痛、放射性疼痛等，活动后加重，制动后减轻。疼痛的部位也常提示为受伤部位，因此在创伤的诊断尚未明确时，慎用止痛剂，以免造成误诊或漏诊。

2. 肿胀　创伤后局部出血、渗出、炎性水肿等造成肿胀。受伤部位表浅者可伴有触痛、发红、青紫或有波动感。肢体节段的严重肿胀可造成肢体远端的血供障碍，从而出现脉搏微弱、感觉迟钝、肢端苍白、皮肤温度降低等。

3. 功能障碍　创伤后，因组织结构破坏可直接造成功能障碍，如关节脱位，因构成关节结构的破坏和关节骨端位置的改变，常造成关节功能的丧失。局部炎症也可以引起功能障碍，如腹部创伤发生肠穿孔，可因腹膜炎而出现呕吐、腹胀、腹痛及肠麻痹等。此外，创伤后的局部疼痛亦可导致功能障碍，如肢体骨折后因局部剧烈疼痛继发的肌肉痉挛而进一步加重功能障碍。某些功能障碍可直接危及生命，如创伤性窒息、呼吸衰竭、心包压塞等，均应立即抢救。

4. 创口与出血　创口与出血多见于开放性创伤，创伤局部存在创口及出血。创口的形状、大小、深浅不一，有出血或有血块。创口与出血的情况都与创伤的程度、情况、性质等有关，不可一概而论。

(二) 全身表现

1. 体温升高 创伤早期的体温升高,主要由创伤区域内的血性物质和其他组织成分的分解产物吸收所引起,而创伤早期也处于分解代谢期,机体内营养物质的分解也会产生热,使体温升高。体温一般在 38℃左右。体温如过高,除由脑损伤造成外,可能合并有感染,应予以重视。

2. 血压、脉搏、呼吸的变化 创伤发生后,因儿茶酚胺分泌增多,造成心率加快。同时因周围血管收缩,故舒张压升高、脉压缩小。如创伤后发生大失血或休克,则血压、呼吸、脉搏必有明显的变化。所以血压、呼吸、脉搏的变化常提示创伤的严重程度,须引起足够的重视。

3. 口渴和尿量减少 创伤患者所出现的口渴与尿量减少等症状均为失血及脱水的表现,但若尿量过少时要警惕休克与急性肾衰竭的发生。

4. 其他 创伤患者还可有其他表现,如乏力、消瘦、食欲缺乏、嗜睡、失眠、便秘及女子月经不调等。

二、创伤的诊断

创伤的诊断主要是明确创伤的部位、性质、程度、全身性变化及并发症情况等。因此在诊断创伤时,要详细地了解创伤史,仔细进行全身检查,并借助实验室检查等才能做出诊断。

(一) 受伤史

详细了解受伤史对于了解创伤的发病机制、估计预后具有重要意义。

1. 受伤经过 通过了解受伤经过,可了解创伤的致伤原因,明确创伤类型、性质和程度等。本项主要是询问创伤的受伤经过,包括:受伤原因、时间、部位,受伤时的体位、暴力强度、方向、性质,暴力作用的方式、时间,现场情况等。如切割伤虽创缘较整齐,但可造成重要的血管神经损伤或创伤性出血;刺伤虽创口较小,但可造成深部的血管、神经、内脏等组织器官的损伤;坠落伤常可导致多发性骨折,甚至可导致内脏创伤;枪弹伤虽伤口较小,但常合并深部组织器官创伤,且常合并有组织烧灼、坏死及并发严重的感染。

2. 伤前情况 主要了解患者的既往情况,除此还应了解患者的个人嗜好。这对诊断创伤及判断伤情预后具有重要意义。

3. 伤后表现及病情演变情况 创伤的临床表现见前节所述,但不同部位、不同程度、不同组织的创伤,其表现不尽相同,而其伤后的演变也不相同。所以在诊断创伤时,可通过临床表现的不同来确定创伤的部位和结构,并可通过症状的变化来判断创伤的程度及并发症的程度。如系神经组织创伤,应重点了解其伤后意识变化情况、肢体感觉障碍的程度和范围及瘫痪情况等;胸部创伤,应了解伤后是否有呼吸困难、咯血等;腹部创伤,则应了解腹痛的部位、程度、性质及腹痛范围的变化情况;对于开放性创伤,则应了解其伤后失血情况(即出血量、出血速度、口渴情况、尿量变化情况及血压、脉搏的变化等)。

(二) 体格检查

首先要从整体上观察患者的一般状态,判断患者受创伤的程度。对于生命体征相对平稳者,可进行全面详细的检查;对于创伤较严重者应先着手于急救,在急救中再逐步检查。

1. 全身检查 采用临床一般的检查步骤,详见《诊断学》相关章节。

2. 局部检查 局部检查要根据受伤史及症状突出部位进行全面、详细检查。如头部创伤须检查头皮、颅骨、耳道、瞳孔、鼻腔、口腔、肌张力、神经反射等项;胸部创伤须检查胸廓外形、呼吸运动有无异常、有无触痛和叩击痛等;腹部创伤须检查压痛、反跳痛、腹肌紧张、移动性浊音、肝浊音界及肠鸣音等;四肢创伤须检查肿胀、畸形、异常活动、骨擦音、弹性固定、肢端颜色、皮肤温度与脉搏搏动等。

3. 创口的检查 对创口的检查,须详细检查其创面和创口的形状、大小、深度、创缘情况、创口污染情况、异物存留情况、出血性状及外露组织等。

（三）辅助检查

辅助检查对某些创伤的诊断具有重要的参考价值,但要根据伤情及全身情况选择必须检查的项目,以免加重病情或造成不必要的浪费。

1. 实验室检查 血常规检查和血细胞比容测定可判断失血或感染情况;尿常规检查可判断泌尿系创伤或感染情况。对于有肝及肾创伤的患者,在其治疗过程中,通过肝、肾功能检查可判断其创伤修复情况。

2. 穿刺和导管检查 诊断性穿刺是一种常用、简单、安全的检查方法。阳性时可直接明确诊断,但阴性结果有时不一定能排除诊断,须进一步观察或检查。在临床上要注意区分假阳性和假阴性。一般而言,心包穿刺可证实心包积液或积血,胸腔穿刺可明确气胸与血胸的诊断,腹腔穿刺与灌洗可证实内脏损伤与出血。导管检查常用的是导尿管的应用,留置导尿管或灌洗可诊断膀胱与尿道的创伤,还可观察每小时尿量的变化,以作为补液与观察休克时参考;中心静脉压的测定可判断血容量与心功能。

3. 影像学检查 X线检查对怀疑有骨折和脱位的患者可明确诊断;对于有胸、腹部创伤者,也可明确是否有肺病变、气胸、血胸、腹腔积气和积液等。此外,X线检查还可明确异物的位置、大小、形态等;CT检查可明确诊断颅脑创伤及内脏创伤;超声检查可发现胸腔、腹腔的积血和积液及内脏破裂等。

第三节 创伤程度的评估

创伤程度的评估是一种临床上用以判断创伤的严重性、预测损伤后果,以及评价医疗质量及数量的统一标准。根据院前和院内的急救及转运、预测患者预后、评定救治工作质量和研究工作等多方面的需要,目前已建立了多种评分标准,但还没有一种分级分类的评估方法能准确而完整地反映创伤刺激的复杂性。

一、院前创伤评分

院前创伤评分是指在灾害现场或到达医院之前,急救人员或医生对患者伤情的严重程度作出简单的评价和分类。常以反映患者呼吸、循环和神志状态的生理指标为主要参数来判别患者伤情,指导复苏救治,决定是否转运和转运到哪一级医院或呼叫上级医疗机构给予支援。目前常用的评分方法有下列四种:

1. 院前指数（prehospital index,PHI） 院前指数是用收缩期血压、脉率、呼吸状态及神志等生理指标作为评分参数,每项又分为 3 或 4 个级别,患者 4 个参数得分之和即为 PHI。对胸或腹部有贯通伤者,在其 PHI 分值上加上 4 分为其最后分值。0~3 分者为轻伤,死亡率为 0,手术率为 2%（可省）;4~20 分者为重伤,死亡率为 16.4%,手术率为 48.1%。PHI 判断重伤的灵敏度为 94.9%,特异度为 94.6%。院前指数（PHI）见表 1-1。

表 1-1 院前指数

参数	级别	分值	参数	级别	分值
收缩压（mmHg）	>100	0	呼吸	正常	0
	86~100	1		费力或浅呼吸	3
	75~85	2		<10 次 /min	5
	0~74	5		或需插管	
脉率（次 /min）	≥120	3	神志	正常	0
	51~119	0		混乱或好斗	3
	<50	5		无可理解的语言	5

2. 创伤指数（trauma index,TI） 本法是按照大体解剖及创伤类型和创伤部位,结合肉眼观察的体征评分,是一种经验型的多因素综合评分。收集了 25 个参数,分别按 5 个组别以 1、3、4、6 四个数值记录来判断它的严重性。积分(指数)0~7 为轻伤,不需住院,留急诊观察;8~16 为重伤,可住院,一般不致命;17~20 为严重伤,必须住院,死亡率高;21 以上为危重伤,死亡率极高。创伤指数见表 1-2。

表 1-2 创伤指数

创伤指数	1	3	4	6
创伤部位	四肢	躯背	胸或腹	头或颈
创伤类型	切割伤或挫伤	刺伤	钝挫伤或穿刺伤	钝性打击伤或枪弹伤
循环	正常	BP<100mmHg	BP<80mmHg	无脉搏
		P>100 次 /min	P>140 次 /min	P<55 次 /min
呼吸	胸痛	呼吸困难	发绀	呼吸暂停
神志	倦睡	嗜睡	半昏迷	昏迷

3. 创伤评分（trauma score,TS） 这是从生理角度来评估创伤严重性的数字分级法。TS 为 A+B+C+D+E 积分的总和,总分为 16。1 为预后最坏,16 为预后最好。14~16 者,生理变化小,存活率高(96%);1~3 者,生理变化很大,死亡率高(>96%);4~13 者,生理变化明显,救治效果显著。TS<12 为重伤标准;TS 的灵敏度为 63%~88%,特异度为 75%~99%,准确度为 98.7%。创伤评分见表 1-3。

表 1-3 创伤记分

A. 呼吸频率		B. 呼吸幅度		C. 收缩压（mmHg）		D. 毛细血管充盈		E. GCS 总分	
次 /min	积分	程度	积分	程度	积分	程度	积分	程度	积分
10~24	4	正常	1	>90	4	正常	2	14~15	5
25~35	3	减弱或困难	0	70~90	3	缓慢	1	11~13	4
>35	2			50~69	2	无	0	8~10	3
<10	1			<50	1			5~7	2
0	0			0	0			3~4	1

注:GCS 为 Glasgow coma scale 的缩写,即格拉斯哥昏迷量表,包括以下内容:

睁眼:自动睁眼 4 分,呼唤睁眼 3 分,刺痛睁眼 2 分,不睁眼 1 分。

语言反应:回答切题 5 分,不切题 4 分,答非所问 3 分,只能发音 2 分,不能言语 1 分。

运动反应:能按吩咐做动作 6 分,刺痛能定位 5 分,刺痛能躲避 4 分,刺痛后肢体能屈曲 3 分,刺痛后肢体能过度伸展 2 分,不能活动 1 分。

4. CRAMS 评分 CRAMS 评分是一种以生理指标和创伤部位进行人为参数的院前创伤评分方法,CRAMS 是患者的循环(circulation)、呼吸(respiration)、胸腹部(abdomen)、运动(motor)和语言(speech)5 个参数英文首字母的缩写。该评分方法分为 2、1、0 记分。积分≤6 分为重伤,死亡率为 62%,需送创伤中心积极抢救;≥7 分为轻伤,死亡率为 0.15%,可在急诊室妥善处理或观察。本评分的灵敏度为 83%~91.7%,特异度为 49.8%~89.8%。CRAMS 评分见表 1-4。

表 1-4 CRAMS 评分

参数	程度	评分
循环	毛细血管充盈良好或血压 >13.3kPa(收缩压)	2
	毛细血管充盈缓慢或血压在 11.3~13.3kPa(收缩压)	1
	无毛细血管充盈或血压 <11.3kPa(收缩压)	0
呼吸	正常	2
	不正常(呼吸减弱 / 困难或 >35 次 /min)	1
	无	0
胸腹部	腹和胸部无压痛	2
	腹和胸部有压痛	1
	腹肌紧张,连枷胸或胸腹部穿透伤	0
运动	正常	2
	仅对疼痛有反应	1
	无反应或体位固定	0
语言	正常	2
	语无伦次,答非所问	1
	无语音或单音节发音	0

注:该评分方法正常为 2 分,轻度伤为 1 分,重度异常为 0 分。

二、院内创伤评分

患者到达医院确立诊断后,根据其创伤诊断(即解剖指标)评定患者伤情的评分方案统称为院内评分。在已经建立的许多院内评分方案中以 AIS 与 ISS 应用最广。

1. 简明创伤分度(AIS) AIS 是院内评分的一种方法,是建立在解剖学、生理学基础上,根据创伤类型,以创伤部位的严重程度将其分为轻、中、重、严重、危重、致死等 6 度创伤级别。它对单一部位创伤的严重程度评定有一定的参考意义。

2. 创伤严重度评分(ISS) ISS 也是院内评分的一种方法。在 AIS 的基础上,将三个最严重损伤部位的分度编码平方数值相加所得的总和即为 ISS 评分法。ISS 是从 AIS 计算而来的。它对多部位、多发伤的严重程度评定有一定的参考意义。如一患者有主动脉破裂伤(AIS=5)、多发性长骨闭合性骨折(AIS=4)和腹膜后出血(AIS=3),则患者 ISS=$5^2+4^2+3^2$=50。

ISS<16 者为轻伤;≥16 者为重伤;≥25 者为严重伤。

AIS-ISS 为解剖评分,需依据手术、尸解或影像学诊断,优点为有解剖学依据,但创伤早期和手术前常难以准确评分。因此,AIS-ISS 主要适用于院内评分,院前急救中不宜采用。AIS-ISS 已经成为当前国际通用的院内创伤评分法,尤其在多发伤的评估方面,用得较多。

上述院前、院内等所有的评分方法虽然在一定程度上有助于对创伤各个方面的判断,但都不能作为非常可靠的依据。因为临床上创伤对机体所造成的打击是错综复杂的,如内分泌水平和代谢水平等的变化都是不能仅仅用数值来表达和衡量的。再比如疼痛和恐惧可以引起精神上的刺激;麻醉和镇静药物将影响人体对刺激的反应;休克将严重影响内分泌和代谢的反应;禁食和固定都可以成为影响创伤的因素;住院后并发的感染也会影响代谢的变化和血流动力学的改变。因此,对创伤严重性的评估需从多方面考虑。创伤评分的研究工作尚需不断地深化。

第四节 急救工作的组织

一、急救的组织

急救是指在现场对危重患者采用的一种紧急医疗措施。其目的在于挽救患者生命,并防止病情进一步恶化,尽量减少其痛苦和并发症,为医院救治奠定良好的基础。

创伤患者的死亡呈现三个峰值分布:第一个峰值称为即刻死亡,一般出现在伤后数秒至数分钟内,约占创伤总死亡率的 50%。死因多为严重的颅脑创伤、高位脊髓创伤,心脏、主动脉或其他大血管破裂,呼吸道阻塞等,这类患者基本都死于事故现场,只有其中的极少数患者可能被救活。第二个峰值称为早期死亡,一般出现在伤后 2~3 小时内,约占创伤总死亡率的 30%。死亡原因多为脑、胸腔或腹腔内血管或实质性脏器破裂、严重多发伤、严重骨折等引起的大量失血。这类创伤患者是救治的重点对象,因而这段时间在临床上又被称为"黄金时刻"。第三个峰值称为后期死亡,一般出现在伤后数周之内,约占创伤总死亡率的 20%。死因多为严重感染、毒血症和多器官功能障碍综合征(multiple organ dysfunction syndrome,MODS)。

通过建立完善的创伤救治系统,争取在伤后早期按创伤救治顺序,对患者实施确定性的抢救措施是现代创伤救治的基本原则。

每当重大意外事故发生后,如地震、战伤等,会出现大批患者,此时现场杂乱,加上现场各方面条件及环境较差,会给现场的急救工作带来忙、难、乱的局面。因此急救组织工作是至关重要的,一方面要发动群众,稳定情绪,积极组织群众参与自救与互救;另一方面,必须快速组建急救小组及医疗队,有计划、有步骤地进行现场急救、运送和治疗,以免延误治疗时机。因此,组织工作应遵循以下几个方面:

1. 要由主任医师或有经验的主治医师带领各级医护人员组成急救小组或医疗队。

2. 快速到达现场,根据患者的伤情,先急后缓、先重后轻地进行急救和运送。

3. 患者的运送要根据患者的伤情及患者的人数,在送至医院之前要提前通知收治医院,以做好收治准备工作。伤情严重、但抢救及时可以救活的患者,最优先运送,其次为伤情中等的患者。

4. 患者到达医院后,应对伤情做全面检查,以免遗漏而发生意外,对有多部位、多脏器损伤的患者,要组织各科有关人员进行综合治疗。

5. 创伤急救工作的程序是:抢救 - 诊断 - 治疗。因此,复苏、伤情诊断和紧急处理三者应同时进行。

6. 手术的先后。要首先处理直接威胁患者生命的创伤,将抢救生命放在第一位。如行气管插管或气管切开解除窒息,大出血的止血,解除心脏压塞,开颅减压解除增高的颅内压,封闭开放性气胸和闭式引流张力性气胸等。

7. 手术原则。宁小勿大,宁易勿难,以清创、止血、修补损伤和挽救生命为主要目的,待患者生命体征稳定后,再进行彻底治疗。

8. 做好患者的思想工作,积极配合医生治疗,争取早日康复,重返工作岗位。

二、急救人员组成

1. 创伤急救队队长　负责指挥急救人员、整合复苏过程、执行复苏计划、给予确定性处理。

(1) 由创伤救治经验丰富的急诊科、创伤科或普外科主治医师及主任担任。

(2) 初始评价和检查、协调所有队伍的活动和协助告知操作。

(3) 指挥和控制复苏,作出所有决定,并对所有命令负责。

(4) 进行或指导初次和再次全面评估。

(5) 合理分配工作,包括反复检查生命体征、医嘱或补液、必要的操作。

(6) 应尽量保持能观察到全部复苏区域的状态。

2. 主要复苏者　由外科医师或急诊医师负责最初的评估,并进行必要的外科诊疗操作。

3. 气道处理者　由麻醉师或具备相应资质的急诊医师或外科医师担任,负责评价和处理气道、进行气管内插管、安置鼻胃管及口胃管、协助颈椎固定以及处理截瘫、镇静和麻醉相关的插管等特定情况下的医学处理。

4. 助手　可由医师或护士担任,主要负责协助创伤患者的暴露,安置心电电极、血氧监测仪,协助急救操作医生工作,协助患者转运及其他必要的操作等。

5. 急救医生或主要复苏者　由外科医师或急诊医师负责最初的评估,并进行专业的复苏操作。

6. 护士　为即将到达的患者准备创伤复苏区,在复苏阶段,护士主要负责测量生命体征、建立静脉通道、静脉切开和导尿等;并协助患者转运,陪同患者到复苏区外,并向接收单位报告。

7. 记录者　由具备创伤复苏经验丰富的护士担任。其负责在流程单上记录复苏过程中的事件,帮助联系(如血库、手术室、会诊医师等)和移动辅助设备,也可参与协调复苏过程。

8. 呼吸技术人员　负责患者的气道和呼吸,安置适当的监测仪(如脉搏血氧仪),协助插管的气道处理并安置呼吸机。

9. 放射技术人员　进行必要的放射学检查,协助患者移至需要的位置和姿势,对患者进行 X 线拍照,并将结果送回复苏区。

10. 实验室人员　负责抽血标本并送至实验室。应在患者未到达前将血送到复苏区,必要时运送其他血标本和血液制品。

三、急救人员职责

1. 医师职责　执行或协助完成队长的所有指示,负责气道管理和颈椎控制。根据训练水平和经验,由专人完成必要的急救操作。

(1) 创伤外科医师:由经创伤救治训练、有一定急救经验的外科医师组成。

（2）住院医师或实习医师：主要负责执行或协助完成上级医师的所有指示。

（3）急诊医师：必须具备对创伤患者进行评价和复苏、高级创伤生命支持的能力，有时也可负责创伤队伍的指挥或气道控制。

（4）麻醉医师：主要负责气管插管等气道控制处理，安置监护仪、呼吸机，镇静、镇痛等。

（5）会诊医师：应在患者到达前提前通知会诊医师。

1）放射科医师进行放射学检查或介入检查治疗。

2）神经外科医师处理头或脊髓损伤。

3）矫形外科医师处理骨折和复位。

4）心胸外科医师处理心脏和大血管损伤。

5）血管外科医师处理颈、腹、四肢血管损伤或截肢。

6）内科或儿科医师针对内科疾病或儿童创伤患者进行治疗。

2. 护士　由经创伤救治专门训练的急诊护士组成，其主要职责为发出警报、区域准备、监测体征、建立静脉通道和抽血、搬运仪器以及协助操作等。其中包括：启动仪器、脱去患者的衣服、建立外周静脉通道、输入液体、给予药物、监测生命体征、抽取化验标本、安置鼻胃管和导尿管、小伤口的清洁和换药、记录救治过程、协助医师完成工作、护送严重创伤患者到放射科和手术室等其他科室。

3. 辅助人员职责　协助护士工作、转运患者、从血库取血、将标本送到实验室并取回结果、限制无关人员进入急救区、控制拥挤的或冲动的人员。

四、医院内急救设备

（一）急救室

医院的创伤急救室应设在一楼，紧邻监护治疗病房。急救车可直接开到急诊室门口，进门便是宽敞的急救室。

1. 人员　抢救室人员可以专职，亦可兼职，人数主要视工作需要而定。

2. 必需的急救设备

（1）急救床：一般的检查治疗床即可，配以床单、胶单、枕头和被盖。

（2）手术器械台。

（3）手术照明灯。

（4）血压计、止血带。

（5）长桌、椅子（急救记录用）。

（6）麻醉小桌和麻醉用品（包括麻醉药物等）。

（7）吸引器（电动或脚踏式均可）。

（8）污物桶及盆。

（9）橱柜（柜内放置）。

1）弯盘：浸泡消毒刀、剪、针、钳等。

2）弯盘：放消毒注射器、针头和不同型号的丝线。

3）容量 500~1 000ml 的大口瓶：放消毒持物钳。

4）弯盘：分别放乙醇、碘酊棉球和乙醇泡浸的各号羊肠线等。

5）消毒手套、一次性口罩、帽子。

6）消毒输液器具及成套消毒输血用具和各种消毒引流管。

7）消毒敷料。

8）气管切开包、静脉切开包、导尿包、胸穿包和腰穿包等。

9）备皮用具。

10）输液架。

11）氧气。

12）各种常用急救的药物：①常规储备的标准药品：硝酸甘油、盐酸利多卡因、呋塞米、氨茶碱、去乙酰毛花苷注射液、毒毛花苷 K、氨甲苯酸、尼可刹米、阿托品、洛贝林、氢化可的松、肾上腺素、去甲肾上腺素、异丙肾上腺素、重酒石酸间羟胺、多巴胺和 5% 碳酸氢钠等。②立即获得的药品：快速诱导插管所使用的药品（如琥珀酰胆碱、硫喷妥钠、依托咪酯、咪达唑仑等）。这些药物应储存于有标记的注射器中，以便患者到达时能立即使用。③其他：如镇静、镇痛和抗生素等应立即可以获取，如劳拉西泮、硫酸吗啡、芬太尼、纳洛酮、破伤风抗毒素、头孢唑林等，以及 50% 右旋糖酐、甲泼尼龙（用于钝性脊髓损伤）、甘露醇、维生素 B_1、镁和钙等。

13）心电图机，有条件时还可配备脑电图机。

14）人工呼吸机。

15）担架、车辆（四轮推车）。

16）时钟。

（二）化验室

化验室是医院内辅助急救必不可少的科室，急诊化验要及时作出化验结果，以便为急救患者提供依据。

（三）放射科

放射科对创伤骨折患者尤为重要。

（四）监护治疗室

监护治疗室一般设在一楼。

（五）高压氧舱

有条件的医院应设置高压氧舱。

第五节 院前急救

创伤患者急救处理的目的是抢救生命，避免继发性创伤，防止伤口污染，减少痛苦，创造运送条件，尽快将患者搬运到邻近的医疗机构，以便能使患者获得及时而妥善的治疗。

一、现场伤情评估

（一）现场评估要点

现场急救人员应快速了解伤者的生命体征，并在进行严重程度评估后准确地分拣出重患者和轻患者。

1. 意识状况　通过呼唤患者，观察瞳孔变化、眼球运动及神经系统的反射情况评估了解伤者意识状况。意识障碍一般分为：嗜睡、昏睡、意识模糊、昏迷。其中昏迷又分为轻、中、重三度。

笔记栏

2. 呼吸状况 应进行两肺,尤其是肺底部的听诊。重点了解伤者有无呼吸道梗阻,评估呼吸的频率、节律,有无异常呼吸音,呼吸交换量是否足够。注意发绀是缺氧的典型表现,动脉血氧饱和度低于85%时,可在口唇、指甲、颜面等地方出现发绀。

3. 循环状况 了解伤者脉搏的频率、节律,听诊心音是否响亮,血压是否正常。尤其应迅速判断有无心搏骤停。

4. 院前评分 包括PHI、CRAMS评分法和创伤评分法等,参见本书第一章第三节内容。

(二)病史采集

向患者或知情人员收集全面的病史,包括患者的一般情况,注意听取主诉,询问主要症状,包括起病时间、症状持续时间等,创伤患者的病史采集重点集中在出血量的估计上。病史采集内容见《诊断学》相关章节。

(三)查体要点

及早准确地诊断伤情是救治严重多发伤、提高抢救成活率的关键。为此,简明扼要地询问病史和有步骤、系统而重点的查体是必要的。

1. 重点部位 普遍倡导采用"CRASH PLAN"的检查方法。即根据9个字母代表的器官或部位一个个去检查。

(1)C(cardiac)——心脏及循环系统:包括血压、脉搏、心率,注意有无心脏压塞的Beck三联征,即颈静脉怒张、心音遥远、血压下降,评价循环状况,注意有无休克及组织低灌注。

(2)R(respiration)——胸部及呼吸系统:注意有无呼吸困难;气管有无偏移;胸部有无伤口、畸形、反常呼吸、皮下气肿及压痛;叩诊音是否异常;呼吸音是否减弱。常规的物理检查、胸腔穿刺、X线及心脏超声检查可确诊绝大部分胸部创伤,包括心脏损伤,对部分患者可行CT检查确诊。

(3)A(abdomen)——腹部脏器:腹壁有无伤痕、瘀斑;腹部是否膨隆,有无腹膜刺激征;肝浊音区是否缩小;肝、脾、肾区有无叩击痛;肠鸣音情况。意识不清应常规行诊断性腹腔穿刺术(DPP)或诊断性腹腔灌洗术(DPL)。辅助检查有B超、CT可选,腹部X线检查并非急需。

(4)S(spine)——脊柱和脊髓:脊柱有无畸形、压痛及叩击痛;运动有无障碍;四肢感觉、运动有无异常。辅助检查:脊柱各部位X线片、CT、MRI。

(5)H(head)颅脑:意识状况、有无伤口及血肿、凹陷;12对脑神经检查有无异常;肢体肌力、肌张力是否正常;生理反射和病理反射的情况;GCS记分;辅助检查中头颅CT价值最大。

(6)P(pelvis)——骨盆:骨盆挤压、分离试验和X线片常可明确诊断。

(7)L(limbs)——四肢:通过视、触、动、量及X线片检查多能明确诊断。

(8)A(arteries)——动脉:明确各部位动脉有无创伤,必要时做超声多普勒检查以明确诊断。

(9)N(nerves)——神经:检查感觉、运动,明确各重要部位神经有无创伤及定位体征。

2. 其他部位 在病情允许的情况下进行。

(1)颜面部创伤:口腔有无异物、出血、呼吸道梗阻等。

(2)眼创伤:瞳孔大小、对光反射,眼球有无异物、穿孔等。

(3)颈部创伤:有无窒息、声嘶、出血、颈部压痛等。

(4)泌尿系统损伤:有无血尿、腰痛,有无伤口漏尿、排尿困难等。

(5) 如有烧伤,注意烧伤的部位、程度,有无呼吸道损伤。

二、现场急救

危重患者,随时可能出现生命危险,如在现场能进行及时而必要的抢救,就能在保证患者生存的条件下送往医院继续诊断和治疗,这就是现场急救的目的。其主要措施有:

1. 保持呼吸道通畅 及时清除患者口腔、鼻部及咽喉部的异物、血块、分泌物等,解除呼吸道阻塞,如发现舌后坠造成呼吸道阻塞时,应立即用口咽管通气或用舌头牵拉器固定,有条件时可做气管内插管或气管切开。应注意将患者置于侧卧位。颌面部分有移位的组织,可能阻塞呼吸道时,应立即进行复位包扎。

2. 止血 对于急性大出血者,应及时有效地进行止血,可根据不同情况,应用压迫、加压包扎、填塞或止血带等方法。对于绝大多数出血者,一般多采用绷带加压包扎止血法,如有活动性大出血,可用止血钳夹住或结扎。以上方法无效时,可使用止血带,注意标明上止血带的时间。但应防止滥用止血带。

3. 休克的处理 休克出现时应积极进行抗休克治疗,如以平衡液、林格液进行静脉输液,以补充血容量。同时可发挥中医药特色,采用针刺或指压人中、十宣、涌泉、列缺等穴位,以提高循环及呼吸的兴奋和人体的应急能力。

4. 伤口的处理 对伤口表面的明显异物可以适当予以清除,而伤口内的异物或突出体表不明显的异物在现场不做清除处理,待患者被运送到医院后再做进一步处理。伤口可用消毒纱布或清洁的毛巾、布类等覆盖创面,外用绷带或布条等包扎。对开放性气胸应及时进行密封包扎,以阻断气体从伤口进出而改善呼吸。对外露的骨折端、脱出的内脏等组织不应还纳,以免将污染物带入深层,同时为了防止外露或脱出组织的严重污染,防止干燥或受压,应进行保护性包扎,如用消毒敷料或清洁布类严密包扎伤口。

对颅脑伤口应将周围头发剃除或尽量剪短,并用生理盐水冲洗局部,以无菌纱布包扎。伤口内表浅异物可清除,但对血凝块和大血管附近的骨折不要轻易移动,以免再次出血。对骨折、关节损伤、肢体挤压伤、大块软组织伤等患者,由于在搬运中必然导致骨折端或伤口周围软组织的活动,而引起剧烈疼痛,或继发创伤,增加出血,加重休克,故在创伤患者运送前必须及时固定肢体,以减少疼痛、便于搬运、有效预防继发损伤。固定原则如下:

(1) 固定骨折前,应首先完成基础生命支持等救命措施。

(2) 对外露的骨折端不应送回伤口,对畸形的伤肢也不必复位。

(3) 固定范围应超过骨折端相邻的两个关节。

(4) 固定时动作轻,固定牢靠,松紧度要适宜,皮肤与夹板之间尤其骨突出处和空隙部位要垫适量的棉垫或衣服、毛巾等,以免局部受压引起皮肤坏死。

(5) 包扎时应将指(趾)端外露,以便观察血液循环情况。

(6) 外固定部位应便于随时拆开,以便迅速解除血液循环障碍。

(7) 凡疑有脊柱、脊髓伤者,必须固定后才能搬运,以免加重脊柱骨折的移位和脊髓损伤。

另外,固定器材最好为特制的夹板,否则应就地取材,如硬纸板、树枝、木棍、书本等均可使用。如现场无物可取,可将患者受伤的上肢固定于胸壁,下肢固定于对侧健肢(图 1-1~图 1-3)。

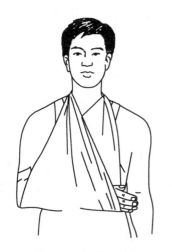 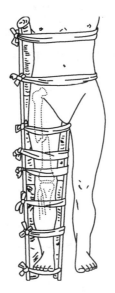 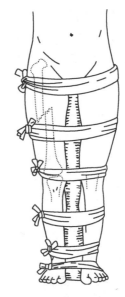

图 1-1 上肢固定法　　　　图 1-2 下肢夹板固定法　　　　图 1-3 下肢同时固定法

三、伤者的转送

患者经上述初步处理后,应根据伤势轻重,有序而迅速地运送至附近有条件的医疗机构,其次序应是先转运生命危重者,后转运开放性创伤及多发骨折者,最后转运病情较轻的患者。上肢创伤者应鼓励其自己行动,下肢损伤者应固定后再搬运,可能时应给予止痛或预防感染的药物。对于颅脑损伤和未确诊的胸、腹部创伤患者均不宜使用止痛药物。

（一）体位与交通工具

危重患者的运送一般都使用担架,放在救护车或直升机上,四肢不应靠在担架边缘,以免中途撞击引起疼痛而使病情加重。其体位一般以仰卧位为宜,昏迷患者为了保持呼吸道通畅,避免分泌物和舌根后壁堵住呼吸道,可采用半卧位或俯卧位。疑有腹部创伤需手术的患者,应用卧位运送。胸部伤者,运送时均应使用担架或救护车并取半坐位。如空运时,飞行高度不宜过高。其余患者一般可采取仰卧位。但为了减轻颠簸,如全身情况允许时,采用坐位或半坐位比卧位更好。昏迷或有窒息危险的患者,最好用半俯半卧位。用汽车运送重症患者,特别是骨折患者时,应将患者置于底层,并将担架固定牢靠,以减少颠簸和担架前后摆动的影响,预防发生机械性外伤。用普通车运送时,车厢上可加些沙土,以增加重量,担架上再放些稻草、树枝、树叶或其他铺垫物,以缓冲颠簸的影响。

（二）固定与搬运方式

骨折患者没有进行临时固定应禁止运送。运送时要力求平稳、舒适、迅速、不倾斜、少震动、搬动轻柔。

1. 脊柱骨折患者的搬运　在搬运时尽可能不变动患者原来的位置及减少不必要的活动,以免引发或加重脊髓损伤,并绝对禁止一人拖肩、一人抬腿搬动患者或一人背送患者的错误做法。正确的搬运应由 3 人(一人托下肢、一人托腰臀部、一人托肩颈部)于患者一侧,同时将患者平托放于预先准备好的硬板担架或木板上,如人员不够,可由两人将患者轻轻滚翻到木板上,如采用软担架则宜取俯卧位,以保持脊柱的平直,禁止弯腰。

2. 颈椎创伤患者的搬运　应由一人负责牵引头部,以保持头颈部与躯干长轴的一致,搬运时应同其他三人协同动作,将患者搬上或搬下担架。在担架上患者的头颈部两侧应用沙袋或卷叠的衣服等物垫好固定,防止在搬运中发生头颈部左右旋转或弯曲活动(图1-4、图1-5)。

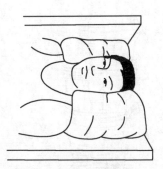

图1-4　搬运中头颈固定法

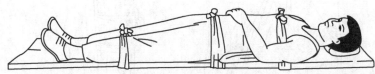

图1-5　搬运中身体固定法

3. 骨盆骨折患者的搬运　除应用多头带或绷带包扎骨盆部外,臀部两侧亦应用软垫或衣服等物垫好,并用布带将身体捆在担架上,以避免震动和减少疼痛。

(三) 止血与止血带

详见本章第六节"开放性创伤的处理原则"所述。

总之,在现代化急救转运尚不普及的情况下,从基层转运至中心医院时,转运患者的医生应掌握基本原则,根据患者的具体情况,因地制宜地采取有效措施,以免发生不必要的延误治疗。

第六节　开放性创伤的处理原则

凡是皮肤、黏膜的完整性受到破坏,深部组织与外界相沟通的损伤均称为开放性创伤。其特点有:疼痛、明确的创口、失血、污染或异物存留等,应予妥善处理。

一、抢救休克

导致创伤性失血性休克的原因除大量失血、失液外,还有疼痛的刺激、组织坏死毒素的吸收、严重感染以及组织器官的功能障碍等。抢救原则是"先抢救、后诊断""边抢救、边诊断"。导致创伤失血性休克患者死亡的因素,依次为呼吸障碍、快速大失血、循环衰竭等。针对以上这三种致死因素,临床应以抢救生命为目标。创伤性失血性休克的急救程序包括:控制活动性出血、补充血容量、维持电解质和酸碱平衡、维持血压、镇静止痛、吸氧、抗感染、脏器功能维护、其他治疗等。

二、止血、包扎伤口

(一) 止血措施

1. 指压止血法(图1-6)　方法是用手指压迫损伤出血动脉的近心侧以止血。常用的指压止血部位有:

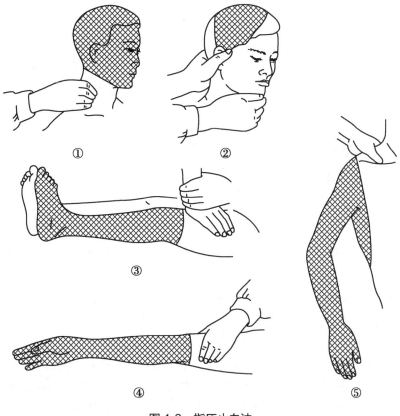

图 1-6 指压止血法

(1) 头面颈部出血:在伤侧耳前对着下颌关节处按压颞浅动脉。

(2) 肩部、腋部:在伤侧锁骨上窝向下将锁骨下动脉压向第一肋骨。

(3) 上臂出血:在伤侧上臂内侧,肱二头肌内侧缘,向肱骨压迫肱动脉。

(4) 手部出血:在伤侧腕部掌侧面尺、桡两侧压迫桡、尺动脉。

(5) 大腿部出血:用两手拇指在伤侧腹股沟韧带中点向耻骨上支压迫股动脉。

(6) 小腿出血:在腘窝部摸到腘动脉,将两手拇指放在髌骨处,其余四指重叠按压腘动脉。

(7) 足部出血:用拇指在足背(胫前动脉)及内踝与跟骨之间(胫后动脉)压迫止血。

2. 加压包扎止血法 用数层消毒纱布、干净毛巾或布块遮盖创口,再用绷带或三角巾加压包扎。

3. 止血带止血法 先在上止血带处,垫一层软的敷料、衣服、毛巾等,以免上止血带时伤及皮下神经,然后将止血带适当拉长,缠绕肢体两周,在外侧打结,塞在橡皮管下固定,靠止血带的弹性压迫血管止血。此法常用于不能使用加压包扎法或应用加压包扎法无效者,用止血带控制四肢伤口出血,是最有效的临时止血方法(图 1-7、图 1-8)。

止血带使用的注意事项:①止血带的部位要靠近创口的近心端,但不要与创面接触,并尽量抬高伤肢,使静脉血充分回流再加止血带。②止血带不必缚扎过紧,其标准压力为上肢250~300mmHg,下肢400~500mmHg。无压力表时,触摸脉搏已经消失,出血已停止,说明止血带的压力适度。③止血带缚扎的时间不超过1小时,在接近1小时即放开2~3分钟,然后再次缚扎止血,必要时可连续使用3~4次,松带时用指压法暂时止血。④应用时要认真记录开始止血或每一次缚扎的时间。⑤上肢缚扎于上臂上1/3,上臂中1/3不可上止血带,以免

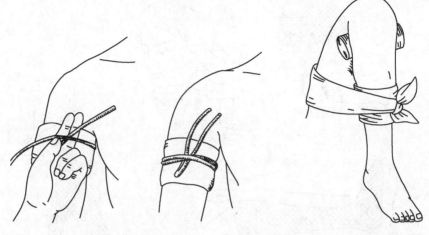

图 1-7　橡皮管止血法　　　　图 1-8　加垫屈肢止血法

损伤桡神经引起手臂瘫痪。⑥当肢体创伤严重、有截肢指征时,应在伤口近心端,靠近伤口缚扎止血带,不必放松直至截肢。

（二）包扎创面

发现开放性创伤,若没有条件做清创术,要在现场先进行包扎,用急救包内的无菌纱布、纱垫或清洁的毛巾、衣服等清洁织物覆盖创面,外用绷带或三角巾包扎,通过包扎可以减少创伤感染的机会,同时能止血、止痛和固定患肢。伤口的初步处理原则是:

1. 现场处理伤口　有条件时可常规消毒包扎。伤口深处有较大异物时,如不能判断其深度和是否有大血管损伤时,不能立即取出异物,应送到医院后由医生处理。伤口周围有松动的异物,且无明显出血时可用消毒纱布轻拭擦去。拭擦异物的方向应由创面向外周移动,否则会加重污染或加重创伤。包扎伤口要稳固又不能过紧,防止造成血液循环障碍和创伤伤口周围组织损伤。包扎伤臂和伤腿要暴露肢体末端,以便观察血液循环情况。覆盖或包扎大面积烧伤创面时,不可刺破创面的水疱。

2. 各部位开放性创伤的处理　颅脑开放伤,创口局部显露脑组织并向外膨出时,先用大块消毒纱布将脑组织盖好,再用纱布卷成大于伤口的保护圈套在膨出的脑组织周围,最后进行包扎;开放性气胸,应立即脱去患者外衣,用大块敷料在呼气末封闭伤口,紧密包扎,阻断气体进出胸膜腔;腹部开放性创伤,遇有肠管脱出时,现场处理可用大块消毒纱布或用凡士林纱布盖好,再用饭碗或钢盔等凹形物扣上,然后用三角巾或绷带包扎。

三、镇痛、患肢固定

对于仅有四肢损伤而无内脏损伤的患者,可肌内注射哌替啶 50mg 或皮下注射吗啡 10mg。对于婴儿、孕产妇、哺乳妇、严重肝功能不全者,患有慢性阻塞性肺气肿、支气管哮喘、肺心病、颅内高压、颅脑损伤患者禁止使用吗啡。另外,还应当妥善固定伤肢以减少疼痛和避免继发性损伤,具体固定方式见本章第五节。

四、预防感染

抗生素的使用应掌握早期、足量、联合使用的原则。伤口从被污染到感染形成有一个过程。伤后 3~4 小时是机体对创伤的急性反应期,局部充血,有利于药物弥散而发挥作用,所以此时是使用抗生素的最好时机。为保证有效药物浓度,术前、术中均应使用。严重感染时,患者抵抗力低下,因此应足量并静脉给药,这对保存和恢复机体的单核巨噬细胞系统功能很重要。但对肾功能不全者应酌减。抗菌药物不能取代外科处理,更不可依赖药物而忽视无菌操作。预防感染的具体办法见"第四章创伤后全身性并发症"所述。

五、伤口的处理

1. 清创时机的掌握　伤后 6~8 小时以内的伤口经彻底清创后均可一期缝合,战伤及火器伤除外。伤后 8~12 小时的伤口应予敞开,等待延期缝合。伤后超过 17 小时,不应进行彻底清创,只将血块及异物除去,轻轻冲洗伤口并建立充分引流,气性坏疽及某些颅骨开放性骨折例外。

2. 清创方法的选择　进行清创时不宜采用止血带,以免健康组织缺血,增加辨别上的困难。清创术中应切除一切失活的组织,对于重要的、有活力的组织结构,如骨骼、大血管、主要神经等必须妥为保存,不能损伤,并注意予以修复。

3. 常见开放伤的处理原则　对切割伤、擦伤、裂伤的早期,伤口宜彻底清创后一期缝合;对刺伤者应挑出断留的异物,挤血以带出污染物,然后消毒包扎;对于撕脱伤者应将撕脱组织及创面彻底清创,把撕脱组织的真皮以下组织完全切除,然后原位缝合真皮,覆盖创面,注意清除坏死组织及异物,消灭无效腔,加压包扎、固定,以利皮瓣的存活。

4. 开放性骨折的处理　开放性骨折要做到及时而彻底的清创处理,并根据骨折断端情况决定是否做内固定处理;对于污染严重、清创不彻底的伤口,均不允许一期缝合,可考虑延期闭合创面;有肌腱损伤者不应做广泛切除,若不能修复,应妥善覆盖。

5. 肢体软组织损伤性肿胀较重者的处理　应将筋膜广泛地切开以减压。对战伤、火器穿透伤等,皮肤及皮下组织应敞开,不做一期缝合,但头面部伤可以缝合。

📖 **知识链接**

开放性骨折的 Gustilo 分型

Ⅰ型:伤口长度小于 1cm,一般为比较干净的穿刺伤,骨尖自皮肤内穿出,软组织损伤轻微,无碾挫伤,骨折较简单,为横断或短斜形,无粉碎。

Ⅱ型:伤口超过 1cm,软组织损伤较广泛,但无撕脱伤,亦无形成组织瓣,软组织有轻度或中度碾挫伤,伤口有中度污染,中等程度粉碎性骨折。

Ⅲ型:软组织损伤广泛,包括肌肉、皮肤及血管、神经,有严重污染。

ⅢA 型:有广泛的撕脱伤及组织瓣形成,或为高能量损伤,不管伤口大小,骨折处有适当的软组织覆盖。

ⅢB 型:广泛的软组织损伤和丢失,伴有骨膜剥脱和骨暴露,伴有严重的污染。

ⅢC 型:伴有需要修复的动脉损伤。

(郑晓辉)

笔记栏

扫一扫
测一测

复习思考题

1. 现场急救有哪些措施?
2. 抢救休克时的救治原则、治疗重点是什么?
3. 搬运伤员应注意哪些问题?
4. 骨折固定的原则是什么?
5. 绷带包扎有哪些方法?

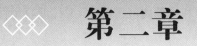

第二章

危重创伤患者的监护与复苏

PPT 课件

学习目标

1. 掌握临床常见创伤后全身反应的救治。
2. 熟悉危重创伤患者水、电解质紊乱和酸碱失衡,以及患者的复苏。
3. 了解正确评估创伤患者病情的方法。

第一节　危重创伤患者的内环境紊乱

水、电解质代谢紊乱及酸碱平衡失调,是严重创伤患者较为常见的并发症,常可危及伤员生命。

正常人体体液及其组分的波动范围很小,以保持体液容量、电解质、渗透压和酸碱度的相对恒定。正常成年男性体液量约占体重的 60%,成年女性约占 50%,新生儿可达 80%,体液量占体重的百分比随年龄增长而下降。体液分为细胞内液和细胞外液两部分,细胞内液量在男性约占体重的 40%,细胞外液量约占体重的 20%,细胞外液又可分为血浆和组织间液两部分,血浆约占体重的 5%,组织间液量约占体重的 15%。组织间液除不含红细胞和仅含少量的蛋白质外,基本与血浆相同。

正常人每日水的排出和摄入是动态平衡的。成人每日需水量约为 1 500~2 500ml,或每日每千克体重 30~40ml。体液中的溶质分为电解质和非电解质两类。细胞外液的主要电解质是 Na^+、Cl^- 和 HCO_3^-;细胞内液的主要电解质是 K^+ 和 HPO_4^{2-}。血浆渗透压正常范围为 280~310mOsm/L。机体内环境的稳定主要通过神经 - 内分泌系统维持和调节。

一、水、钠代谢紊乱

水、钠代谢紊乱往往同时或相继发生,单纯性水(或钠)增多或减少极为少见。临床上多分为脱水、水中毒、水肿等。

脱水是指饮水不足或消耗、丢失大量水分而无法及时补充,导致细胞外液减少而引起新陈代谢障碍的一组临床综合征。脱水常伴有血钠和渗透压变化,根据其伴有的血钠和渗透压变化,脱水分为高渗性脱水、等渗性脱水和低渗性脱水。

（一）高渗性脱水

高渗性脱水即细胞外液减少合并高血钠,主要特点为失水多于失钠,血清 Na^+>150mmol/L,

血浆渗透压 >310mOsm/L,细胞外液和细胞内液都减少,又称低容量性高钠血症。

1. 病因

(1) 进食和饮水困难等情况导致摄入水分不足。

(2) 高热、大量出汗、甲状腺功能亢进及大面积烧伤等导致水分丧失过多。

(3) 呕吐、腹泻及消化道引流等导致等渗或含钠低的消化液丢失。

(4) 中枢性或肾性尿崩症均可经肾排出大量低渗性尿液,使用大量脱水剂如甘露醇、葡萄糖等高渗溶液,以及昏迷患者鼻饲浓缩的高蛋白饮食,均可因为溶质性利尿而导致失水。

2. 临床表现 缺水程度不同,症状亦不同。可将高渗性脱水分为三度:轻度脱水者除口渴外,无其他症状,脱水量为体重的 2%~4%。中度脱水者有极度口渴、乏力、尿少、唇舌干燥、皮肤失去弹性、眼窝下陷、烦躁不安、肌张力增高、腱反射亢进等症状,脱水量为体重的 4%~6%。重度脱水者除上述症状外,还会出现躁狂、幻觉、错乱、谵妄、抽搐、昏迷甚至死亡。脱水严重者有心动过速、体温上升、血压下降等症状。

3. 诊断 病史和临床表现有助于高渗性脱水诊断。实验室检查包括:①尿比重和尿渗透压升高。②红细胞计数、血红蛋白量、血细胞比容轻度升高。③血清 Na^+ 浓度 >150mmol/L 或血浆渗透压 >310mOsm/L。

4. 治疗 治疗原则是积极治疗原发病,控制钠摄入,纠正细胞外液容量异常,若有液体持续丢失应予以持续性补充。严重症状性高钠血症通常分两个阶段治疗,首先快速纠正细胞外液容量缺乏以改善组织灌注、休克,再逐步纠正水缺乏,包括补充持续的水丢失。纠正高渗性脱水速度不宜过快,一般不超过 0.5~1.0mmol/(L·h),以避免快速扩容导致脑水肿。治疗期间应监测全身情况及血钠浓度,酌情调整后续补给量。高渗性脱水者体内总体钠是减少的,只不过是由于失水多于失钠,故在纠正脱水过程中,应适当补充钠。

(二) 等渗性脱水

等渗性脱水即细胞外液减少而血钠正常,特点为水和钠成比例丢失,血容量减少但血清 Na^+ 浓度和血浆渗透压仍在正常范围内。

1. 病因

(1) 消化液急性丧失,如肠外瘘、大量呕吐、腹泻等。

(2) 体液丧失在感染区或软组织内,如腹腔内或腹膜后感染、肠梗阻等。

(3) 大量抽放胸水、腹水,大面积烧伤等。等渗性脱水如不及时处置,患者可以通过不显性蒸发或呼吸等途径不断丢失水分而转变成高渗性脱水。如果补充过多低渗液体则可转变为低渗性脱水和低钠血症。

2. 临床表现 症状可见恶心、厌食、乏力、少尿等。体征可见舌干燥、眼窝凹陷、皮肤干燥、松弛等。若在短期内体液丧失量达到体重的 5%,则会出现脉搏细速、肢端湿冷、血压不稳定或下降等血容量不足的症状;当体液继续丧失达体重的 6%~7% 时,则有更严重的休克表现。

3. 诊断 多数患者有消化液或其他体液大量丧失病史,依据病史和临床表现常可确诊。实验室检查可发现血液浓缩现象,包括红细胞计数、血红蛋白量和血细胞比容均明显增高。血清 Na^+、Cl^- 等一般无明显降低,尿比重增高,动脉血气分析可判别是否有酸碱平衡失调存在。

4. 治疗 原发病治疗十分重要,若能消除病因则脱水很容易纠正。可静脉输注平衡盐溶液或等渗盐水,使血容量得到尽快补充。对已有脉搏细速和血压下降等血容量不足者,需从静脉快速输注以恢复其血容量。静脉快速输注上述液体时必须监测心脏功能,包括心率、中心静脉压或肺动脉楔压等。

（三）低渗性脱水

低渗性脱水即细胞外液减少合并低血钠,特点是 Na^+ 丢失多于失水,血清 Na^+ 浓度 <135mmol/L,血浆渗透压 <280mOsm/L,伴有细胞外液减少。

1. 病因

(1) 大量消化液丢失而只补充水。

(2) 腹膜炎形成大量腹水、胸膜炎形成大量胸水等。

(3) 长期连续应用排钠利尿剂,肾上腺功能不全等。

(4) 大量出汗、大面积烧伤等只补充水分。

2. 临床表现　根据缺钠程度不同,可分为三度:轻度缺钠者血钠浓度在 135mmol/L 以下,患者感疲乏、头晕、手足麻木,尿中钠减少。中度缺钠者血钠浓度在 130mmol/L 以下,除有上述症状外,尚有恶心、呕吐、脉搏细速、血压不稳定或下降、脉压变小、浅静脉萎陷、视力模糊、直立性晕厥、尿量少、尿中几乎不含钠和氯。重度缺钠者血钠浓度在 120mmol/L 以下,患者神志不清、肌痉挛性抽搐、腱反射减弱或消失,出现木僵、呼吸困难甚至昏迷,常发生低血容量性休克。

3. 诊断　根据病史和临床表现,可做出低渗性脱水的初步诊断。进一步检查包括:①尿液检查:尿比重常在 1.010 以下,尿中 Na^+ 常明显减少。②血钠测定:血钠浓度 <135mmol/L。血钠浓度越低,病情越重。③红细胞计数、血红蛋白量、血细胞比容及血尿素氮值均增高。

4. 治疗　首先应积极处理致病原因。针对低渗性脱水时,细胞外液缺钠多于缺水的血容量不足情况,应静脉输注含盐溶液或高渗盐水,以纠正细胞外液低渗状态和补充血容量。输注高渗盐水时应严格控制滴速,每小时不应超过 100~150ml,随后根据病情及血钠浓度再调整治疗方案。

（四）水中毒

水中毒是指水潴留使体液量明显增多,血清 Na^+ 浓度 <130mmol/L,血浆渗透压 <280mOsm/L,但体钠总量正常或增多,故又称为高容量性低钠血症。

1. 病因

(1) 急性肾衰竭,各种原因所致的抗利尿激素分泌过多。

(2) 持续性大量饮水或精神性饮水过量,静脉输入不含盐或含盐量少的液体过多过快。

2. 临床表现　急性水中毒发病急骤,水过多所致脑细胞肿胀可造成颅内压增高,引起一系列神经、精神症状,如头痛、嗜睡、躁动、精神紊乱、定向能力失常、谵妄,甚至昏迷;若发生脑疝则出现相应的神经定位体征。慢性水中毒症状往往被原发疾病的症状所掩盖,可有软弱无力、恶心、呕吐、嗜睡等。体重明显增加,皮肤苍白而湿润。

3. 诊断　根据病史、临床表现与实验室检查可明确诊断。实验室检查:红细胞计数、血红蛋白量、血细胞比容和血浆蛋白量均降低;血浆渗透压降低,以及红细胞平均容积增加和红细胞平均血红蛋白浓度降低,提示细胞内、外液量均增加。

4. 治疗　原发病防治十分重要,对于急性肾衰竭、心力衰竭患者应严格限制水摄入,预防水中毒发生。疼痛、失血、休克、创伤及大手术等因素容易引起抗利尿激素分泌过多,对于这类患者输液治疗应注意避免过量。轻度水中毒者只要停止或限制水摄入,在机体排出多余水后,水中毒即可解除。程度严重者,除严格禁止水摄入外,还需用利尿剂促进水排出。

一般可用渗透性利尿剂,如静脉快速滴注 20% 甘露醇或 25% 山梨醇 200ml,可减轻脑细胞水肿和增加水排出。也可静脉注射呋塞米等强利尿剂,以促进体内水排出。

二、钾代谢失常

钾具有维持细胞新陈代谢、保持细胞静息膜电位、调节细胞内外渗透压及酸碱平衡等多种重要的生理功能。正常血钾浓度为 3.5~5.5mmol/L,钾代谢异常可分为低钾血症和高钾血症。

(一) 低钾血症

血钾浓度低于 3.5mmol/L 称为低钾血症。

1. 病因

(1) 摄入钾不足:消化道梗阻、长期禁食、昏迷、神经性厌食等。

(2) 排出过多:严重呕吐、腹泻、持续胃肠减压、肠瘘等。

(3) 长期应用呋塞米或噻嗪类利尿剂,肾小管性酸中毒,急性肾衰竭多尿期,以及盐皮质激素过多使肾排出钾过多。

(4) 长期输注不含钾盐的液体,或肠外营养液中钾补充不足。

(5) 钾分布异常:钾向组织内转移见于大量输注葡萄糖和胰岛素或代谢性、呼吸性碱中毒。

2. 临床表现　最早的临床表现是肌无力,先是四肢软弱无力,以后可延及躯干和呼吸肌。还可有软瘫、腱反射减退或消失。患者有厌食、恶心、呕吐和腹胀、肠蠕动消失等肠麻痹表现。心脏受累主要表现为窦性心动过速、传导阻滞和节律异常。低钾血症临床表现有时并不明显,特别是当患者伴有严重细胞外液减少时,其临床表现主要是缺水、缺钠所致的症状。但缺水纠正后,由于钾浓度被进一步稀释,即会出现低钾血症的症状。

3. 诊断　根据病史、临床表现以及实验室检查,即可作出低钾血症的诊断。血钾浓度低于 3.5mmol/L 有诊断意义,心电图检查可作为辅助性诊断手段。

4. 治疗　积极处理造成低钾血症的病因,较易纠正低钾血症。补钾主要是根据血钾浓度、是否存在低钾的症状和体征,以及是否有钾持续丢失而进行。轻度低钾血症者可鼓励其进食含钾丰富的食物。无法进食的患者需静脉补给,补钾量参考血钾浓度降低程度,每天补钾 40~80mmol/L 不等。快速补钾仅限于极其严重、危及生命的低血钾患者,一旦危情纠正,应减慢补钾速度。伴有休克的患者,应尽快恢复其血容量,待尿量超过 40ml/h 后再静脉补钾。需要注意的是,补钾后血钾浓度上升只是暂时的,大多数补充的钾将进入细胞内以补充细胞内钾的缺失,因此补钾过程中应密切监测血钾浓度。

(二) 高钾血症

血钾浓度高于 5.5mmol/L 称为高钾血症。

1. 病因

(1) 进入体内钾过多,如口服含钾药物或静脉输入过多钾,以及大量输入保存期较久的库血等。

(2) 肾排钾功能减退,如急、慢性肾衰竭;应用保钾利尿剂螺内酯、氨苯蝶啶等,以及盐皮质激素不足等。

(3) 细胞内钾移出,如溶血、组织损伤以及酸中毒等。

2. 临床表现　高钾血症时肌肉轻度震颤,手足感觉异常,肢体软弱无力,腱反射减退或消失,甚至出现延缓性麻痹。可以引起窦性心动过缓、房室传导阻滞或快速性心律失常,严重时可出现心室颤动或心搏骤停。

3. 诊断　血钾浓度超过 5.5mmol/L 即可确诊,心电图有辅助诊断作用。

4. 治疗　高钾血症有导致患者心搏骤停的危险,因此一经诊断,应予积极治疗。首先应立即停用一切含钾药物或溶液,为降低血钾浓度,可采取以下措施:①促使 K^+ 转入细胞内,静脉输注葡萄糖溶液及短效胰岛素;②利尿,肾功能正常者可用袢利尿剂如呋塞米等,以促进排钾;③阳离子交换树脂;④透析疗法等。

三、酸碱平衡紊乱

正常人体通过体内各种缓冲系统以及肺、肾的调节维持酸碱平衡,使体液 pH 值维持在正常范围。多种因素引起酸碱负荷过度或调节机制障碍,使体液酸碱度稳定性破坏,称为酸碱平衡失调。具体包括代谢性酸中毒、代谢性碱中毒、呼吸性酸中毒和呼吸性碱中毒。

(一) 代谢性酸中毒

代谢性酸中毒是指细胞外液 H^+ 增加和(或)HCO_3^- 丢失引起的 pH 下降,以血浆 HCO_3^- 原发性减少为特征,是临床上最常见的酸碱平衡失调类型。

1. 病因

(1) 碱性物质丢失过多:严重腹泻、肠瘘、胰瘘、胆道引流等均可引起 $NaHCO_3$ 大量丢失。

(2) 肾脏排酸保碱功能障碍:肾衰竭、肾小管中毒时体内固定酸由尿中排出障碍,HCO_3^- 在近曲小管重吸收下降。

(3) 酸性物质产生过多:任何原因引起的缺氧和组织低灌注时,细胞无氧糖酵解增强而产生乳酸性酸中毒;糖尿病、严重饥饿或酒精中毒时,体内脂肪分解加速,产生大量酮体,引起酮症酸中毒。

(4) 外源性固定酸摄入过多,消耗 HCO_3^-:如长期服用氯化铵、盐酸氨基酸或盐酸赖氨酸等药物。

(5) 高钾血症:各种原因引起细胞外液 K^+ 增高,K^+ 与细胞内 H^+ 交换,引起细胞外 H^+ 增加,导致代谢性酸中毒。

2. 临床表现　轻度代谢性酸中毒可无明显症状。重症患者可有疲乏、眩晕、嗜睡、感觉迟钝或烦躁等症状。患者最明显的表现是呼吸加快加深,称为库斯莫尔呼吸(Kussmaul respiration)。酮症酸中毒患者表现为疲乏、食欲减退、恶心、呕吐、多尿、口干、头痛、嗜睡、呼吸深快、呼气中有丙酮特征性的烂苹果味,后期严重失水、尿量减少、眼眶下陷、皮肤黏膜干燥、血压下降、心率加快、四肢冰冷,晚期可能出现不同程度的意识障碍、昏迷。代谢性酸中毒可降低心肌收缩力和周围血管对儿茶酚胺的敏感性,患者容易发生心律不齐、急性肾功能不全和休克,一旦产生则很难纠治。

3. 诊断　根据病因及病史,又有深而快的呼吸,即应怀疑有代谢性酸中毒。动脉血气分析及血生化检测可以明确诊断,并可了解代偿情况和酸中毒严重程度。

4. 治疗　代谢性酸中毒治疗最重要的是针对原发病的治疗。机体具有较强的调节酸碱平衡能力,轻度代谢性酸中毒(血浆 HCO_3^- 为 16~18mmol/L)常可自行纠正,不必应用碱性药物,低血容量性休克所致的轻度代谢性酸中毒,经补液、输血纠正后,休克也随之被纠正,不宜过早使用碱剂,否则反而可能造成代谢性碱中毒。对血浆 HCO_3^- 低于 10mmol/L 的重症酸中毒患者,应立即输液,并应用碱剂进行治疗。常用的碱性药物是碳酸氢钠溶液。此外,酸中毒纠正时容易导致低钾血症和低钙血症,出现相应的临床表现,应及时注意防治。

（二）代谢性碱中毒

代谢性碱中毒是指细胞外液碱增多和(或)H^+丢失引起 pH 升高,以血浆 HCO_3^- 原发性增多为特征。

1. 病因

（1）呕吐、幽门梗阻、胃引流等致 HCl 大量丢失,肠液中的 HCO_3^- 因未被胃酸中和而吸收过多。

（2）低钾血症时,H^+ 转入细胞内,肾小管排出 H^+ 增加,Na^+、HCO_3^- 重吸收增多,产生缺钾性代谢性碱中毒。

（3）长期应用利尿剂,使 K^+、Cl^- 排出过多。

（4）慢性呼吸性酸中毒(如通气不足纠正过快,$PaCO_2$ 急剧下降)因肾重吸收 HCO_3^- 增加而致碱中毒。

（5）碱性物质输入过多。

（6）血容量不足,肾重吸收 Na^+ 和 HCO_3^- 增加,出现反常性酸性尿,HCO_3^- 和 pH 值升高,导致血容量不足性碱中毒。

2. 临床表现　轻度代谢性碱中毒一般无明显症状,其临床表现往往被原发病所掩盖。主要有烦躁不安、精神错乱或谵妄等中枢神经兴奋的表现,面部及肢体肌肉抽动、腱反射亢进及手足抽搐。碱中毒抑制呼吸中枢可导致呼吸变浅变慢,换气量减少。碱中毒可引起各种心律失常、心脏传导阻滞、血压下降甚至心搏骤停。

3. 诊断　根据病史可作出初步诊断。血气分析可确定诊断及其严重程度。

4. 治疗　首先应积极治疗原发疾病,对胃液丧失所致的代谢性碱中毒,输注等渗盐水或葡萄糖盐水。代谢性碱中毒时常伴有低钾血症,可同时补给氯化钾。通过补钾可促进肾脏排泄 HCO_3^-,有利于碱中毒的纠正。治疗严重碱中毒时,为迅速中和细胞外液中过多的 HCO_3^-,可应用 0.1~0.2mol/L 稀盐酸溶液,经中心静脉缓慢滴入(25~50ml/h)。每 4~6 小时监测血气分析及血电解质,必要时第 2 天可重复治疗。

（三）呼吸性酸中毒

呼吸性酸中毒是指 CO_2 排出障碍或吸入过多引起的 pH 下降,以血浆 H_2CO_3 浓度原发性升高为特征。

1. 病因

（1）颅脑损伤、脑血管意外、呼吸中枢抑制剂或麻醉药物用量过大,呼吸机使用不当使得 CO_2 排出障碍。

（2）喉头痉挛或水肿、异物堵塞气管、溺水等引起急性呼吸性酸中毒;慢性阻塞性肺疾病、支气管哮喘、严重胸廓畸形、呼吸肌麻痹、气胸或胸腔积液等引起慢性呼吸性酸中毒。

（3）心源性急性肺水肿、重度肺气肿、严重肺炎、肺广泛纤维化等引起通气障碍。

（4）环境中 CO_2 浓度过高,吸入 CO_2 过多。

2. 临床表现　急性严重的呼吸性酸中毒常表现为呼吸急促、呼吸困难以及明显的神经系统症状,起初患者可有头痛、视野模糊、烦躁不安,进一步发展可出现震颤、神志不清,甚至谵妄、昏迷等。脑缺氧可致脑水肿、脑疝,甚至呼吸骤停。pH 下降以及高二氧化碳血症可引起外周血管扩张,导致心律失常、血压下降等症。慢性呼吸性酸中毒患者大多数是由慢性阻塞性肺疾病等引起,因此临床上常以这些疾病相关表现为主,包括咳嗽、气促、呼吸困难、发绀等缺氧症状。

3. 诊断　有相关病史,伴有呼吸性酸中毒的症状,可初步诊断。确诊依赖于血气分析检查。

4. 治疗　急性呼吸性酸中毒时应迅速去除引起通气障碍的原因,改善通气功能,使蓄积的 CO_2 尽快排出。慢性呼吸性酸中毒患者应积极治疗原发病。

（四）呼吸性碱中毒

呼吸性碱中毒是指肺泡通气过度引起的 $PaCO_2$ 降低、pH 升高,以血浆 H_2CO_3 浓度原发性减少为特征。

1. 病因

（1）中枢神经系统疾病如脑血管障碍、脑外伤等刺激呼吸中枢引起通气过度;癔症发作时可引起精神性通气过度;机械通气使用不当,潮气量设置过大可引起严重呼吸性碱中毒。

（2）高热、疼痛、创伤、革兰氏阴性杆菌败血症等机体代谢亢进可引起呼吸中枢兴奋,导致通气过度。

（3）环境氧分压低等各种原因引起的低氧血症均可因为缺氧引起呼吸运动增强,CO_2 排出增多。

2. 临床表现　多数患者有呼吸急促、心率加快表现。碱中毒可促进神经肌肉兴奋性增高,表现为手、足和口周麻木及针刺感,肌肉震颤、手足搐搦等症状。还可有眩晕、神志淡漠、意识障碍等神经系统功能障碍表现,此类表现与碱中毒对脑功能损伤及低碳酸血症引起脑血管收缩所致的脑血流量减少有关。危重患者发生急性呼吸性碱中毒常提示预后不良,或将发生急性呼吸窘迫综合征。

3. 诊断　有相关病史,伴有呼吸急促、心率加快的症状,可初步诊断。确诊依赖于血气分析检查。

4. 治疗　首先应防治原发病和去除引起通气过度的原因。急性呼吸性碱中毒患者可吸入含 5% CO_2 的混合气体或嘱患者反复屏气,或用纸袋罩住口鼻使其反复吸回呼出的 CO_2 以维持血浆 H_2CO_3 浓度,症状即可迅速得到控制。对精神性通气过度患者可酌情使用镇静剂。对因呼吸机使用不当所造成的通气过度,应调整呼吸频率及潮气量。危重患者或中枢神经系统病变所致的呼吸急促,可用药物阻断其自主呼吸,由呼吸机进行适当的辅助呼吸。有手足抽搐的患者可静脉注射葡萄糖酸钙进行治疗。

第二节　危重创伤患者的监护

对重症患者的监测已从器官功能检查发展为全身各器官系统的综合性床旁快速监测。下面简述循环系统、呼吸系统及肾功能重症监测的主要内容。

一、循环系统监测

（一）心电图监测

心电图监测为常规监测项目,主要是了解心率的快慢、心律失常类型的诊断、心肌缺血的判断等。

（二）血流动力学监测

血流动力学监测包括无创和有创性监测。可以实时反映患者的循环状态,并可根据测定的参数,计算出血流动力学全套数据(表 2-1),为临床血流动力学状态的评估和治疗提供可靠依据。

表 2-1 血流动力学参数及计算方法

参数	缩写	方法	正常值范围
血压	BP	测定	90~140mmHg/60~90mmHg 平均 70~105mmHg
心率	HR	测定	60~100 次 /min
心排血量	CO	测定	5~6L/min
心脏指数	CI	CO/BSA	3.5 ± 0.5L/$(min\cdot m^2)$
每搏输出量	SV	CO×1 000/HR	60~90ml/beat
每搏指数	SVI	SV/BSA	40~60ml/$(beat\cdot m^2)$
左室每搏功指数	LVSWI	(MAP-PAWP)×SVI×0.013 6	60g·m/m²
右室每搏功指数	RVSWI	(MPAP-CVP)×SVI×0.013 6	2~6g·m/m²
中心静脉压	CVP	测定	5~10cmH$_2$O
肺动脉压	PAP	测定	17~30mmHg /6~12mmHg,平均 10~18mmHg
肺动脉楔压	PAWP	测定	6~12mmHg
体循环血管阻力	SVR	(MAP-CVP)×80/CO	1 760~2 600dyn·s/cm⁵
肺循环血管阻力	PVR	(MPAP-PAWP)×80/CO	45~225dyn·s/cm⁵
动脉血氧含量	CaO$_2$	1.39×SaO$_2$×Hb+0.031×PaO$_2$	160~220ml/L
动静脉氧含量差	C(a-v)O$_2$	CaO$_2$-CvO$_2$	4~8ml/L
氧输送	DO$_2$	CI×CaO$_2$×10	520~720ml/$(min\cdot m^2)$
氧耗量	VO$_2$	CI×[C(a-v)O$_2$]×10	100~170ml/$(min\cdot m^2)$
氧摄取率	ERO$_2$	C(a-v)O$_2$/CaO$_2$	22%~30%
体表面积	BSA	0.61× 身高(m)+0.012 8× 体重(kg) - 0.152 9	

注:MAP 为平均动脉压,MPAP 为平均肺动脉压,SaO$_2$ 为动脉血氧饱和度,Hb 为血红蛋白,PaO$_2$ 为动脉血氧分压。

维持重症患者循环功能的稳定十分重要,这有赖于对心率、心律、心脏前负荷、心脏后负荷、心肌收缩性和组织灌注的正确评价和维持。选择恰当的监测手段,是获得准确监测结果的前提。

（三）组织灌注的监测

对于外科重症患者,组织灌注状态与其预后密切相关。持续低灌注可导致脏器出现难以逆转的损伤。

1. 传统监测指标 如血压、脉搏、尿量、末梢循环状态等,对于评估休克与体液复苏有一定的临床意义。可通过对指甲、舌、唇、皮肤、眼结膜的观察,了解休克的发展阶段。尤其是从甲床毛细血管的充盈情况及血流速度判断:血流经过一个管袢所需的时间≤1 秒为正常;2~5 秒者为稍慢;6 秒以上者为慢,提示毛细血管区缺血或瘀血、休克所处的阶段。

2. 血乳酸浓度　乳酸正常值应≤2mmol/L。由于组织低灌注,血乳酸浓度升高(>4mmol/L)并持续48小时以上者,预后不佳,病死率达80%以上。对于外科常见的低血容量休克和感染性休克,复苏治疗后第一个24小时的血乳酸浓度是否恢复正常非常关键。

3. 混合静脉血氧饱和度　混合静脉血氧饱和度是反映组织氧平衡的重要参数,其正常值范围为70%~75%。混合静脉血氧饱和度小于60%反映全身组织氧合受阻,小于50%表明组织缺氧严重,大于80%提示氧利用不充分。中心静脉血氧饱和度是指上腔静脉或右心房血的血氧饱和度,正常值为70%~80%,与混合静脉血氧饱和度具有很好的相关性,可以反映全身组织灌注和氧合状态。

4. 胃黏膜内 CO_2 分压　胃黏膜内 CO_2 分压($PgCO_2$)正常值 <45mmHg,动脉血 CO_2 与胃黏膜内 CO_2 分压差 $P(g\text{-}a)CO_2$ 正常值 <9mmHg。$PgCO_2$ 或 $P(g\text{-}a)CO_2$ 值越大,表示胃肠道组织缺血越严重。胃肠道是全身低灌注最早受累、最迟恢复的器官,胃肠道组织缺血状态的评估对全身组织灌注状态的评估意义重大。

二、呼吸系统监测

(一)呼吸运动的观察

1. 呼吸频率　一般成人静息状态下,呼吸频率是16~20次/min,呼吸与脉搏之比为1:4;儿童呼吸频率较成人快,随着年龄的增长,呼吸频率逐渐减慢。

(1)呼吸过快:呼吸频率超过20次/min称为过快,常见于发热、疼痛、贫血、甲状腺功能亢进症(简称甲亢)、心力衰竭等。一般体温每升高1℃,呼吸大约增加4次/min。

(2)呼吸过缓:呼吸频率低于12次/min称为过缓,常见于麻醉剂或镇静剂过量、颅内压增高等。

2. 呼吸深度的改变

(1)呼吸浅快:见于呼吸肌麻痹、肺炎、胸膜炎、胸腔积液、气胸、严重腹水和肥胖症等。

(2)呼吸深快:见于剧烈运动时,因机体供氧量猛增,需要强力增加肺内气体交换之故。当情绪异常激动或过度紧张时,也会出现呼吸深快,并有过度通气现象,此时由于动脉血二氧化碳分压降低,引起呼吸性碱中毒,患者常出现口周及肢端发麻,严重者可发生手足搐搦及呼吸暂停。

(3)呼吸深而慢:见于严重代谢性酸中毒、糖尿病酮症酸中毒和尿毒症酸中毒等。

3. 呼吸节律改变　呼吸节律改变多发生于中枢神经系统疾病和某些中毒,如脑炎、脑膜炎、颅内压增高、糖尿病酮症酸中毒、巴比妥中毒等患者。常见以下几种情况:

(1)潮式呼吸:是一种由浅慢逐渐变为深快,然后再由深快减慢,随之出现一段呼吸暂停后,又开始如前变化的周期性呼吸,潮式呼吸周期可长达2分钟,暂停期可持续5~30秒。

(2)间停呼吸:表现为有规律呼吸几次后,突然停止一段时间,又开始呼吸,即周而复始的间停呼吸。

(3)抑制性呼吸:抑制性呼吸为胸部剧烈疼痛引起的吸气相突然中断,呼吸运动突然受到抑制,表现为痛苦貌,呼吸浅而快,常见于胸部严重外伤骨折、急性胸膜炎、胸膜恶性肿瘤等。

(4)叹气样呼吸:表现为一段正常呼吸节律中出现一次深大呼吸,并常伴有叹息声。此多为功能性改变,见于神经衰弱、精神紧张或抑郁症等。

(二)呼吸功能监测

1. 肺容量的监测　在肺容量的监测中,进行床边监测较为简便易行且有指导意义的是潮气量和肺活量,潮气量是临床应用呼吸机最常调整的参数之一。

(1) 潮气量:先测定每分通气量,再用其除以呼吸频率即得潮气量。潮气量监测必须动态观察,最后依据血气分析结果确定潮气量是否适宜,尤其是应用呼吸机时,测定潮气量和呼吸频率更具有实际指导意义。临床上潮气量增加多见于中枢神经性疾病、酸中毒所致的过度通气;潮气量减少多见于间质性肺炎、肺纤维化、肺瘀血等。

(2) 肺活量:肺活量的测定可分为一次和多次两种。一次肺活量即深吸气和补呼气一次完成。而分次肺活量即深吸气和补呼气分次测定,然后两者相加即分次肺活量,正常人两者应相等。肺活量可用呼气流量表、呼吸监测仪或肺活量计在床边测定:正常肺活量为30~70ml/kg,可有 20% 的波动,肺活量小于 15ml/kg 为有创机械通气或无创机械通气指征,肺活量大于 15ml/kg 为撤离呼吸机的指征之一。临床上任何引起肺实质损害和肺扩张受限制的疾病均可使肺活量降低。目前临床上已使用肺功能仪直接测定潮气量和肺活量,而无须计算。

(3) 肺泡通气量:通气量中进入肺泡并进行气体交换的部分称为肺泡通气量或有效通气量。肺泡通气量减少越显著,呼吸越浅促,这在临床上极有价值。

(4) 功能残气量:功能残气量是平静呼气后肺内所残留的气量。肺活量降低是术后发生肺功能障碍的最常见原因。术后肺容量改变主要是降低了功能残气量,在功能残气量严重降低情况下呼吸,可导致低氧血症发生,如不能及时纠正,可发生肺萎陷或肺不张。

2. 肺通气功能测定　肺通气功能测定主要是肺通气量的测定,即测定单位时间内进出肺的气体量。它能反映出肺通气功能的动态变化,对临床治疗及正确应用呼吸机具有重要的指导意义。

(1) 每分通气量:每分通气量是指在静息状态下,每分钟呼出或吸入的气量,是潮气量与每分钟呼吸频率的乘积。男性正常值为 6.6L/min,女性正常值为 4.2L/min。

(2) 每分钟肺泡通气量:每分钟肺泡通气量是指在静止状态下,每分钟吸入气量中能到达肺泡并进行气体交换的有效通气量,正常值为 70ml/s。

(3) 最大通气量:最大通气量是指单位时间内患者尽力所能吸入或呼出的最大气量。男性正常值为 104L/min,女性正常值为 82.5L/min。

(4) 用力肺活量:用力肺活量是指深吸气至肺总量位后,以最大力量、最快速度所能呼出的全部气量。

(5) 生理无效腔:生理无效腔即解剖无效腔与肺泡无效腔之和。解剖无效腔系指口、鼻、气管和细支气管这一段呼吸道,肺泡无效腔系指一部分在肺泡中未能与血液发生气体交换的空间。

(三) 动脉血气分析

血气分析反映肺的通气与换气功能,它有助于全面、精确地分析、评价呼吸机的治疗效果、调整呼吸机通气参数的设置是否合适。临床上测量动脉血的动脉血氧分压、动脉血二氧化碳分压及 pH 值,是观察肺功能最有意义的方法。血气分析已成为危重病抢救过程中常规的监测手段。而酸碱失衡是多种疾病发展的共同通道,是原发病最后死亡的主要原因之一,因此持续酸碱参数监测,对早期诊断、早期治疗、判断预后均极为重要。

1. 血液酸碱度(pH 值)　正常值参考范围为 7.35~7.45,平均 pH 值为 7.40。临床意义:①pH 值小于 7.35 为失代偿性酸中毒(或为失代偿性呼吸性酸中毒)或酸血症。②pH 值大于 7.45 为失代偿性碱中毒(或为失代偿性呼吸性碱中毒)或碱血症。③酸碱失衡时,如果

pH 值变化较大,则对机体代谢和内脏功能均有明显影响。酸血症时 pH 值由 7.40 降至 7.20 时,患者神志开始恍惚、嗜睡、心排血量降低 30%;当 pH 值降至 7.00 时,患者出现昏迷、心排血量下降 50%~60%。人体能耐受的最低 pH 值为 6.90,最高 pH 值为 7.70,pH 值的抢救限度为 6.80~7.80。

2. 动脉血氧分压　动脉血氧分压(PaO_2)是物理溶解于动脉血中氧产生的压力。正常值参考范围为 80~100mmHg(10.7~13.3kPa),低于此值为不同程度的低氧血症。临床意义:PaO_2 为 80~60mmHg(10.7~8.0kPa)时为轻度缺氧;PaO_2 为 60~40mmHg(8.0~5.3kPa)时为中度缺氧;PaO_2 小于 40mmHg(5.3kPa)时为重度缺氧,是诊断呼吸功能衰竭的重要指标之一。

3. 动脉血二氧化碳分压　动脉血二氧化碳分压($PaCO_2$)是指物理溶解于动脉血中 CO_2 所产生的张力。其正常值参考范围为 35~45mmHg(4.7~6.0kPa),平均为 40mmHg(5.33kPa)。临床意义:它是反映肺通气功能和呼吸性酸碱平衡的重要指标。$PaCO_2$ 大于 45mmHg(6.0kPa)为高碳酸血症,提示有通气不足和呼吸性酸中毒;$PaCO_2$ 小于 35mmHg(4.7kPa)为低碳酸血症,提示有通气过度和呼吸性碱中毒;$PaCO_2$ 大于 55mmHg(7.3kPa)是诊断呼吸功能衰竭的主要依据之一。

三、肾功能监测

在危重症患者中常出现肾功能性或器质性变化,继而出现尿量减少,水电解质平衡紊乱、酸碱失衡等急性肾衰竭表现。肾功能监测的主要指标包括尿量、尿液常规等。

（一）尿量

尿量是肾功能监测最基本和最直接的指标。在多数情况下需要安置尿管以准确进行尿量计算。24 小时尿量 >2 500ml 为多尿,多由肾小管重吸收和肾浓缩功能障碍所致;成人尿量 <400ml/24h 或 <17ml/h 为少尿,表示肾功能有一定程度的损害;尿量 <100ml/24h 为无尿,是肾衰竭的基础诊断依据。

（二）尿常规检查

1. 尿外观　主要包括血尿、血红蛋白尿、脓尿、乳糜尿和胆红素尿等。

2. 尿比重　能够反映肾血流灌注和肾功能,成人正常值为 1.015~1.025。尿比重增高见于各种原因引起的肾灌注不足、急性肾小球肾炎、尿糖或尿蛋白含量增高等;下降见于各种原因引起的尿浓缩功能障碍,如机体水负荷增加、尿崩症、肾衰竭等。固定在 1.010 左右的低比重尿称为等张尿,多见于急性肾衰竭,也见于各种肾实质损害终末期。

3. 尿生化　尿生化检查包括尿蛋白、尿胆红素、尿糖、尿酮体等测定。正常人的尿蛋白含量为 0~80mg/24h,当尿蛋白 >120mg/24h 时为蛋白尿,按病因可分为肾小管性蛋白尿、肾小球性蛋白尿、混合性蛋白尿、分泌性蛋白尿和溢出性蛋白尿。尿糖在生理情况下为阴性,当血糖水平超过肾小管重吸收能力时出现糖尿。尿酮体在生理情况下为阴性。尿 / 血渗透压比值是反映肾小管浓缩功能的重要指标。尿渗透压的正常值为 600~1 000mOsm/L,尿 / 血渗透压比值的参考值范围为(3~4.5)∶1。

4. 尿液有形成分分析　尿液中的有形成分主要包括细胞和管型等。肾小球源性血尿常可见异常红细胞,多见于肾小球疾病;非肾小球源性血尿红细胞形态多正常,多见于尿路感染或损伤,也可见于肾间质疾病。当白细胞 >5 个 /HP,为镜下脓尿,提示尿路感染。尿管型可分为透明管型、颗粒管型、细胞管型、蜡样管型、肾衰竭管型等。

（三）肾功能检查

1. 尿素氮 尿素氮（BUN）主要由肾排出，小部分经皮肤由汗液排出。肾小球滤过功能降至正常的 1/2 以下时 BUN 才会升高，因此 BUN 并非反映肾小球滤过功能的敏感指标。除肾功能外，BUN 还受感染、高热、脱水、消化道出血、高蛋白饮食等因素的影响。

2. 血肌酐 血肌酐（Scr）是监测肾功能的有效方法，正常值参考范围为 44~133μmol/L。Scr 升高常见于肾小球滤过功能下降。与 BUN 一样，Scr 也非早期反映肾小球滤过功能的敏感指标。若 Scr 在短时间内急剧增高，连续每日升高 44.2μmol/L 以上提示急性肾衰竭。

3. BUN/Scr 肾功能正常时，BUN/Scr 通常为 10/1。当出现氮质血症，且 BUN/Scr 升高时，常提示氮质血症为肾前性因素引起；当氮质血症伴有 BUN/Scr 下降时，常提示其为本身器质性病变所致，如稳定的慢性肾功能不全患者。故比值有助于鉴别肾前性及肾性氮质血症。

4. 内生肌酐清除率 肾脏在单位时间内能把若干容积血浆中的内生肌酐全部清除出去，称为内生肌酐清除率。正常参考范围为 80~120ml/min。内生肌酐清除率是判断肾小球滤过功能简便而有效的方法之一，且能够较早地反映肾小球功能，是反映肾小球损害的敏感指标。临床常用内生肌酐清除率代替肾小球滤过率，来判断肾脏的损伤程度，并用来指导临床用药和治疗。

5. 肾小管功能 肾小管重吸收功能监测的方法包括尿 β_2 微球蛋白监测、肾小管最大重吸收量监测等。肾小管的分泌功能监测包括酚红排泌试验、肾小管对氨基马尿酸最大排泌量等。肾小管浓缩吸收功能监测的方法包括尿渗量和自由水清除率测定等。

钠排泄分数（FENa）是指肾小球滤过钠和尿排泄钠的百分比，正常参考值为 1%。急性肾小管坏死引起的急性肾衰竭中，肾小管重吸收钠减少，FENa 增高；而肾前性肾功能障碍，肾小球滤过钠减少，肾小管重吸收功能正常，FENa 下降。FENa 是目前评估肾小管功能的特异性、敏感性和准确性都较高的指标，并且操作简单，成本低。

第三节 危重创伤患者的复苏

危重创伤患者复苏的核心是心肺脑复苏，即针对呼吸和心搏骤停所采取的紧急医疗措施，通过心外按压和人工呼吸维持患者生命体征及脑组织血氧供应。复苏主要分为三个阶段：基本生命支持、高级生命支持和复苏后治疗。

一、基本生命支持

基本生命支持主要包括：胸外心脏按压和人工呼吸，是危重症患者心搏骤停后挽救其生命的基本措施。

二、高级生命支持

高级生命支持是以高质量的复苏技术，复苏器械、设备和药物治疗，争取最佳疗效和预后，是患者生命体征复苏的重要环节，其内容包括以下几方面：

（一）呼吸支持

采用气管内插管等方式建立人工气道，不仅可以保证心肺复苏（cardiopulmonary resuscitation，CPR）的通气与供氧，并可监测呼气末 CO_2（$P_{ET}CO_2$），有利于提高 CPR 的质量。

通过人工气道进行正压通气时,频率为 8~10 次 /min,气道压低于 30cmH$_2$O,避免过度通气。

（二）恢复和维持自主循环

高质量的 CPR 和复苏的时间程序对于恢复自主循环非常重要。同时对室颤及无脉室速者应进行早期除颤。应用自动除颤器可自动识别是否为室颤或无脉室速,并自动除颤。除颤后立即 CPR 2 分钟;如果是无脉性电活动或心脏静止,则应用肾上腺素,每 3~5 分钟可重复给予,同时建立人工气道;如果仍为室颤或无脉室速,则再次除颤,并继续 CPR 2 分钟。如此反复救治,直到自主循环恢复。

（三）CPR 期间的监测

在不影响胸外按压的前提下,CPR 时应建立必要的监测方法和输液途径,以便于对病情的判断和药物治疗。主要监测内容包括以下几项:

1. 心电图　心搏骤停时的心律和复苏过程中出现其他心律失常,只有心电图可以明确诊断,监测心电图可为治疗提供极其重要的依据。

2. 呼气末 CO$_2$（P$_{ET}$CO$_2$）　复苏过程中连续监测 P$_{ET}$CO$_2$ 可用于判断 CPR 的效果。在 CPR 期间,体内 CO$_2$ 的排出主要取决于心排出量和肺组织的灌注量。维持 P$_{ET}$CO$_2$>10mmHg 表示心肺复苏有效。当自主循环恢复时,P$_{ET}$CO$_2$ 突然升高,可达 40mmHg 以上。

3. 冠状动脉灌注压（CPP）和动脉血压　CPP 为主动脉舒张压与右房舒张压之差,在 CPR 期间 CPP 低于 15mmHg,自主循环是难以恢复的。但因在 CPR 期间很难监测 CPP,通常用直接动脉压作为评价指标。若动脉舒张压低于 20mmHg,表明 CPR 质量较差,患者很难恢复自主循环,可加用肾上腺或血管升压素。

4. 中心静脉血氧饱和度（ScvO$_2$）　ScvO$_2$ 是反映组织氧平衡的重要参数,其正常值为 70%~80%。在 CPR 过程中,如果 ScvO$_2$ 在 40%~72% 之间,自主循环恢复的概率逐渐增大;当 ScvO$_2$ 大于 72% 时,自主循环可能已经恢复。

（四）药物治疗

复苏时用药的目的是激发心脏恢复自主搏动并增强心肌收缩力,防治心律失常,调整急性酸碱失衡,补充体液和电解质。复苏期间给药途径首选为经静脉或骨内注射,如经中心静脉或肘静脉穿刺给药。心内注射引起的并发症较多,一般不采用。

1. 肾上腺素　为心肺复苏中首选药物,在心脏按压时使用肾上腺素能使冠脉和心内膜的血流量明显增加,并可增加脑血流量。心跳骤停患者的心律可分为心搏停止和室颤 / 无脉性室速,前者为不可除颤心律,应尽早使用肾上腺素,后者为可除颤心律,不建议在第一次电除颤前或电除颤后就应用肾上腺素,而是建议在第二次电除颤后立刻用肾上腺素。其用量为静脉注入肾上腺素 0.5~1.0mg,或 0.01~0.02mg/kg 静脉注射以促进心跳的恢复,必要时 3~5 分钟可重复注射。

2. 血管升压素　为一种抗利尿激素,在自主心搏恢复、成活出院及神经功能改善方面的效果与肾上腺素未见明显区别,故心搏骤停的急救中可以将其代替肾上腺素,一次用量及重复用量为 40U,经静脉或骨内注射。

3. 利多卡因　对于除颤后又复发室颤而需反复除颤的病例,利多卡因可使心肌的激惹性降低,或可缓解室颤的复发。单次静脉注射开始用量为 1~1.5mg/kg,每 5~10 分钟可重复应用。一旦恢复窦性心律即可以 2~4mg/min 的速度连续静脉输注。

4. 胺碘酮　胺碘酮同时具有钠、钾、钙离子通道阻断作用,并有 α 和 β 肾上腺能受体阻滞功能。胺碘酮可治疗室颤或室性心动过速,但低血压和心动过缓的发生率较高。成人胺碘酮的初始用量为 300mg（或 5mg/kg）静脉注射,必要时可重复注射 150mg,一天总量不超过 2g。

此外,阿托品、氯化钙、碳酸氢钠等药物在传统的心肺复苏中均有一定作用,但 2020 年的 AHA 复苏指南中将它们都列为非常规用药。

5. 阿托品　主要用于严重心动过缓而引起临床症状或体征时(如神志消失、心绞痛、低血压等)。

6. 氯化钙　钙剂在促进心脏静止和无脉性电活动(pulseless electrical activity,PEA)的恢复中几乎没有任何效果。因此,心搏骤停不是应用钙剂的适应证。但有以下并发症时可应用钙剂,包括:高钾血症、低钙血症、高镁血症等。一般用量为 10% 氯化钙溶液 2.5~5ml,或 2~4mg/kg。

7. 碳酸氢钠　在 CPR 期间纠正代谢性酸中毒的最有效方法是提高 CPR 的质量,增加心排出量和组织灌流,尽快恢复自主循环。在复苏期间不主张常规应用碳酸氢钠。对于原已存在严重的代谢性酸中毒、高钾血症、三环类或巴比妥类药物过量,可考虑给予碳酸钠溶液,首次用量为 1mmol/kg,每 10 分钟可重复给 0.5mmol/kg。最好能根据动脉血气分析结果按公式计算给予:$NaHCO_3(mmol)=BE \times 0.2 \times$ 体重(kg),其中 BE 为碱剩余。

三、复苏后治疗

心搏骤停使全身组织器官立即缺血缺氧。进行系统的复苏后治疗不仅可以降低因复苏后循环不稳定引起的早期死亡率,及因多器官功能障碍和脑损伤引起的晚期死亡率,而且可以改善患者的生存质量。因此,一旦自主循环恢复应立即转运到有 ICU 条件的医疗单位进行复苏后治疗。防治缺氧性脑损伤和多器官功能障碍或衰竭是复苏后治疗的主要内容,而前提是要维持呼吸和循环功能的稳定。

（吴广文）

复习思考题

1. 如何鉴别危重创伤患者的脱水类型?
2. 简述高钾血症的临床表现与主要治疗手段。
3. 简述代谢性酸中毒的临床表现与主要治疗手段。
4. 危重创伤患者临床监测项目主要有哪些?
5. 简述危重创伤患者高级生命支持阶段复苏的主要内容。

扫一扫
测一测

PPT 课件

第三章

常用急救技术

📝 **学习目标**

1. 掌握胸外心脏按压术、口对口人工呼吸及面罩气囊法人工呼吸。
2. 熟悉止血带的应用、胸膜腔穿刺术及腹腔穿刺引流术的操作要领。
3. 了解紧急气管插管术、气管切开术、输血与输液、静脉切开术与深静脉置管术。

第一节　心脏按压术

心脏按压术，是指有节律而有效地按压心脏，用人工方法来代替心脏的自主收缩，从而达到维持血液循环的目的。

一、胸外心脏按压术

当发现患者呼之无反应，无自主呼吸时（专业急救人员如检查颈动脉搏动，时间不能超过 10 秒，如不能确定有无脉搏，应立即进行心肺复苏），应立即进行胸外心脏按压，并辅以适当的呼吸支持及电除颤。

1. 患者仰卧在硬板床上，若为弹性软床应加垫木板。

2. 术者站于患者一侧，以手掌根部放在患者胸骨中下 1/3 交界处，另一手重叠压在该手的手背部，两肘关节伸直，双上肢与患者水平面垂直，依靠术者身体的重量向脊柱方向有节律地按压。

3. 按压时用力要适度，保持合适的按压深度。成人胸骨下陷 5~6cm，儿童及婴儿（新生儿除外）胸骨下陷至少为胸廓前后径的 1/3，儿童约 5cm，婴儿（新生儿除外）约 4cm。然后再上抬手掌，放松胸骨便于心脏舒张，但手掌仍与患者胸壁保持接触。待胸骨恢复到原来位置，胸廓充分回弹后再次按压，如此反复进行，尽量减少按压中断（按压暂停时间少于 10 秒）。

4. 按压频率为每分钟 100~120 次，应同时与人工呼吸配合进行。对于成人，无论单人或双人，按压与通气的比例均为 30∶2；对于儿童及婴儿（新生儿除外），单人按压与通气的比例为 30∶2，双人按压与通气的比例为 15∶2；对于已建立人工气道的患者，通气频率为 10 次 /min，防止过度通气（图 3-1）。

成人单人心肺复苏操作

二、胸内(开胸)心脏按压术

当胸外心脏按压无效,或引起心脏骤停的疾病(如心脏压塞、心脏外伤、心房黏液瘤导致心内梗阻等)本身需要手术,或胸廓畸形不能行胸外心脏按压时,可根据情况选择胸内心脏按压术。

1. 患者仰卧位,在消毒操作(紧急时也可不消毒)及胸部切开的同时,应做气管内插管,否则仍用对口吹气法维持人工呼吸,以保证氧气的供给。

2. 沿左侧第四肋间隙,前起胸骨旁1cm,后达腋中线做一弧形切口,不需止血,经肋间进入胸腔。

3. 操作时用右手伸入胸腔,推开肺脏,显露心包后将心脏握于手中,以每分钟60~80次的速度进行有节律的挤压与放松活动,亦可将右手放于左心室后方,将心脏向胸骨挤压。按压时不要使心脏扭转,不要按压心房,避免损伤冠状动脉。

4. 心跳恢复后,要完善止血,并使肺脏膨胀,然后关闭胸腔,做胸腔闭式引流。48小时后,如肺膨胀良好,即可拔除胸腔引流管(图3-2)。

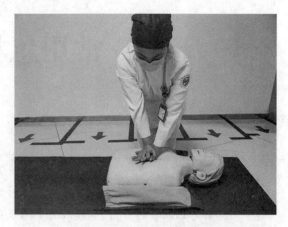

图 3-1　胸外心脏按压术

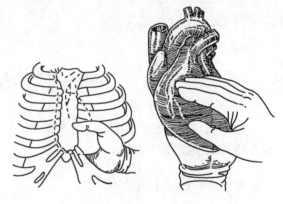

图 3-2　胸内心脏按压术

第二节　人　工　呼　吸

人工呼吸是利用人工或机械的方法进行的一种被动呼吸,用于急救任何原因引起的突然呼吸停止的患者,使之获得足够氧气,充分排出二氧化碳,直至自主呼吸恢复。人工呼吸主要有以下几种方法。

一、口对口人工呼吸法

患者仰卧位,在清除口腔内分泌物后,采用仰头提颏法或推举下颌法开放气道,术者一手捏住患者鼻孔,先深吸气后,将嘴唇紧贴患者嘴唇形成一个密不透风的贴合,然后用力吹入,每次吹气时间持续1秒,确保通气时可见患者胸廓有起伏,之后术者头稍侧转,同时立即放开捏鼻孔的手,让其借助胸廓及肺脏本身的弹性完成呼气,如此反复施行。成人每分钟10~12次,婴儿每分钟10~20次,根据病情调整(图3-3)。

二、口对鼻人工呼吸法

其体位、方法与口对口人工呼吸法基本相同,只是吹气时将患者口闭紧,改由对鼻孔进行吹气。适用于牙关紧闭及口腔有外伤者。

三、加压人工呼吸法

(一) 面罩气囊法

面罩气囊简易呼吸器由面罩、呼吸气囊、呼吸阀、储氧袋等部分组成(图3-4)。使用时先检查、开放患者气道,保持气道通畅,采用EC手法将面罩置于患者口鼻之上,然后间歇而有规律地挤压呼吸气囊,即形成被动吸气和呼气。每分钟挤压呼吸气囊12~16次,根据病情调整。连接储氧袋时必须同时接通氧气,否则不连储氧袋(图3-5)。

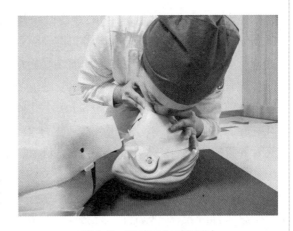

图 3-3 口对口人工呼吸法

面罩气囊简易呼吸器人工呼吸

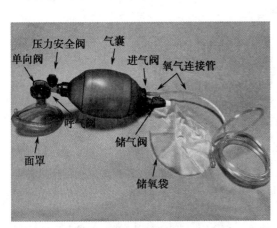

图 3-4 面罩气囊简易呼吸器

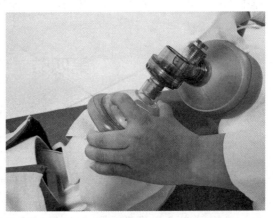

图 3-5 面罩气囊简易呼吸器人工呼吸

(二) 气管内插管法

使用时需先行气管内插管,然后连接上人工呼吸器进行人工呼吸,吸气和呼气的时间比例一般为1:2,每分钟12~16次,根据病情调整。气管导管留置时间多数学者主张2~3周,如需长期进行人工呼吸者,则以气管切开为宜。

另外,还有仰卧位举臂压胸人工呼吸法、仰卧位压胸人工呼吸法、俯卧位压背人工呼吸法等。

第三节 紧急气管插管术

紧急气管插管的目的在于迅速建立通畅的呼吸道,消除其阻塞与窒息的危险,在危重患者呼吸循环的抢救与治疗中有极其重要的作用,一般分为经口腔插管法和经鼻腔插管法两种。

一、经口腔插管法

患者仰卧位,头部尽量后仰,并使口张开,使声带充分暴露。术者右手拇指打开患者下唇及下颌齿,左手持喉镜伸入患者口腔,将舌体向左侧推开以显露悬雍垂。将弯形喉镜片顺舌背弯度插入显露会厌,用喉镜片前端轻轻向上挑起会厌,显露声门。以右手将置有管芯的气管导管轻轻地插入声门,随后取出管芯。导管插入气管内的长度,成人一般以见不到套囊后再往前推进 1~2cm 即可(长约 5cm);小儿插入长度以 2~3cm 为准。听诊双肺呼吸音,确定气管导管的位置恰当。退出喉镜,放上牙垫,以胶布将导管、牙垫一并固定于患者口旁。向气管导管的气囊内注入 5~10ml 空气,以保证气管无漏气现象。

二、经鼻腔插管法

患者仰卧位,头部后仰。先将 1% 的麻黄碱注射液滴入患者鼻孔,促使黏膜血管收缩。因气管导管斜口均面向左侧,因而选左侧鼻前孔插管比较容易接近声门。插管时先将鼻翼外翻,再将气管导管由一侧鼻孔插入,与鼻纵线垂直,沿鼻底经总鼻道出鼻后孔,当导管到达鼻咽部时,借助喉镜及插管钳,依照经口插管的操作程序显露声门,再将导管插入气管内,听诊双肺呼吸音,以确定气管导管的位置恰当。用胶布将导管固定于患者面部。如有鼻腔阻塞、鼻甲肥大、鼻骨折及有鼻出血倾向者,不宜使用此法。

第四节 气管切开术

一、手术指征

1. 咽喉部阻塞而有呼吸困难者,如咽喉部肿瘤及脓肿等。

2. 各种原因所致的下呼吸道分泌物潴留,如尿毒症、肝昏迷、脑血管疾病等造成的昏迷,多发肋骨骨折,开放性气胸等。

3. 其他手术的前置手术,如施行下颌、口腔、咽、喉部大手术时,为防止血液、分泌物或呕吐物下流,可先行气管切开术。

4. 某些下呼吸道异物,可考虑施行气管切开术后加以取出。

二、手术步骤

1. 用 1%~2% 的盐酸利多卡因局部浸润麻醉。在情况极端紧急时,可以不用麻醉。

2. 患者仰卧位,头取过伸位,肩部稍垫高。

3. 常规颈部皮肤消毒、铺无菌巾。局部麻醉后,术者站在患者右侧,并以左手拇指、中指夹持喉部甲状软骨,示指抵住甲状软骨切迹,自环状软骨下缘至胸骨上缘沿颈正中线做纵向切口(也可做横切口),长约 4~5cm。

4. 沿颈前正中线分离皮下组织,暴露颈浅筋膜,纵向切开颈深筋膜后分离,并用拉钩将胸骨舌骨肌及胸骨甲状腺肌向两侧拉开,显露气管。分离时严格中线内操作,随时触摸气管位置。

5. 分离第 3~4 气管环前筋膜,用注射器刺入气管环间隙,注入 1% 丁卡因数滴于气管内,以免气管切开后发生剧烈咳嗽。然后用镰状刀由下向上挑开软骨环,用弯血管钳将气管切口撑开,吸出血液及分泌物后,放入大小适当的气管套管,将管芯立即拔出。听诊两肺呼吸音,确定套管在气管内。向气管套管套囊充气,密封气道。

6. 伤口止血,缝合皮肤切口。气管套管口以1~2层无菌湿纱布覆盖,或接呼吸机(图3-6)。

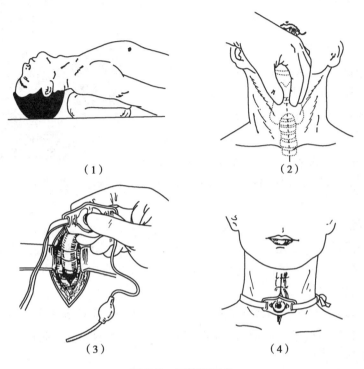

（1） （2）

（3） （4）

图 3-6　气管切开术

第五节　止血带的应用

止血带为有效的四肢止血工具,当股动脉、腘动脉和肱动脉等损伤引起大出血,不能用加压包扎止血时,应立即使用止血带。

一、止血带的选择

(一) 充气止血带

充气止血带压力均匀且压力大小可以调节,是理想的止血带,但携带不便,一般多在医院使用。

(二) 橡皮止血带

橡皮止血带是一种特制的橡皮管,在现场可使用橡皮条、自行车内胎等替代。

(三) 布性止血带

布性止血带是用绷带或布条制成的止血带。现场急救时可用毛巾、衣物撕成布条,叠成长条状,宽约5cm,以便受力均匀。将布带缠绕肢体1~2圈后打结,圈内插入一小木棍(或较结实的笔杆)绞紧,边绞边观察出血情况,动脉出血刚刚止住即为松紧适度,然后将小木棍用布条固定(图3-7)。

严禁使用电线、铁丝、细绳等过细而无弹性物品充作止血带,因为这些物品不仅止血效果不理想,而且还会损伤皮肤,为日后的治疗和康复带来困难。

二、止血带的使用

(一)放置部位

止血带放置的标准位置上肢为上臂上 1/3 处,下肢为大腿中部。目前有人主张把止血带扎在紧靠伤口近侧的健康部位,有利于最大限度地保存肢体。上臂中、下 1/3 处放置止血带容易损伤桡神经,应视为禁区。

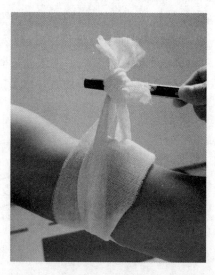

图 3-7　现场急救应用布性止血带止血

(二)松紧程度

止血带的松紧以出血停止、远端不能扪及动脉搏动为度。过松只能阻断静脉血回流而不能阻断动脉血,反而增加出血。

(三)放置时间

止血带的放置时间应尽可能缩短,一般不超过 1 小时,使用止血带的伤员应佩戴显著标记,尽快采取进一步的止血措施,及早撤去止血带,以免发生危险。

(四)阶段性放松

松放止血带应该在有准备的条件下进行。超过上述时间而必须放松止血带者,先用无菌干纱布填压伤口,然后放松止血带,观察是否继续出血。若放松止血带改用加压包扎后伤口继续出血,可重新上止血带。

若长时间放置止血带肢体已坏死,则不再定时松放止血带。因坏死的细胞会释放钾离子、肌红蛋白和肽类等有毒物质,若此时松放止血带,这些有毒物质会随静脉回流进入全身,导致心搏骤停而突然死亡。

第六节　输血与输液

输血与输液是严重创伤患者急救的基本治疗措施,能否正确地掌握输血与输液的技术,是急救成败的关键之一。

一、输血

(一)输血的目的

补充血容量,防止低血容量休克;提高血液的携氧能力,防治贫血及其引起的急性缺氧症;纠正凝血功能障碍,促进患者血液的凝固能力。

(二)输血途径

1. 静脉穿刺　是常用的输血途径,一般选择较大的表浅静脉如肘正中静脉、贵要静脉。对于婴儿和儿童,较常用的是手背静脉和大隐静脉,对于 1 岁以下儿童可用头皮静脉。对新生儿输血或换血可用脐静脉。

2. 静脉留针　需要反复输血、输血时间较长(1 天以上)或肥胖患者皮下脂肪层太厚,静脉穿刺困难时,可采用静脉留置套管针输血。

3. 静脉切开 病情紧急而静脉穿刺遇到困难时,可选择静脉切开输血以保证大手术的施行和抢救。任何足够大的静脉均可切开供输血用,最适宜的是大隐静脉。

(三)输血的注意事项

输血前必须仔细核对,确保患者和供血者信息准确,并检查血袋是否渗漏,血液颜色有无异常及保存时间。除生理盐水冲管外,不向血液内加入其他任何药物和溶液,以免发生溶血和凝血。输血时严格观察患者,询问有无不适,检查体温、脉搏、血压及尿色等,发现问题及时处理。输血完毕后仍需要继续观察病情,及早发现延迟性输血反应。输血后血袋按要求保存。

(四)输血的并发症及其治疗

1. 发热反应 是最常见的早期输血并发症之一。在输血开始后15分钟到2小时,出现畏寒、寒战和高热,体温升高1℃以上,并排除其他可以导致体温升高的原因后,可以诊断为发热反应。除发热外,可伴有恶心、呕吐、出汗、皮肤潮红等症状,一般血压无变化。全身麻醉时发热反应常不明显。

症状较轻时,可先减慢输血速度,严重者停止输血,畏寒时保暖,服用解热镇痛药物,烦躁不安者可肌内注射异丙嗪25mg。若发热疑为免疫因素所致,可静脉滴注氢化可的松100~200mg。

2. 过敏反应 多发生在输血数分钟后,也可在输血结束后发生。轻症者出现皮肤局部或全身性瘙痒或荨麻疹,严重者出现支气管痉挛、血管神经性水肿、会厌水肿,表现为咳嗽、喘鸣、呼吸困难以及腹痛、腹泻,甚至过敏性休克乃至死亡。

对于局部皮肤表现,不需特殊处理,如发生大片荨麻疹可给予抗组胺药物,反应严重者停止输血,并给予异丙嗪、肾上腺皮质激素。合并呼吸困难者应做气管插管或切开,以防窒息。

3. 溶血反应 是最严重的输血并发症。指由于免疫的或非免疫的原因,输入的红细胞在受血者体内发生异常破坏而引起的输血不良反应。急性溶血反应发生在输血中或输血后数分钟至数小时内。主要表现为寒战、高热、腰背酸痛、呼吸困难、心前区压迫感、血压下降、休克、少尿和无尿,随后出现血红蛋白尿和溶血性黄疸。延迟性溶血反应多发生在输血后7~14天,表现为不明原因的发热、贫血、黄疸或血红蛋白尿,一般症状不严重。

当怀疑有溶血反应时,立即停止输血,治疗必须迅速,抢救重点在于抗休克、维持呼吸循环、保护肾功能、防治弥散性血管内凝血(disseminated intravascular coagulation,DIC),必要时行透析、血浆置换等。

4. 细菌性输血反应 细菌性输血反应是由于细菌污染血液、血制品并在其中增殖,又经输血进入患者血液循环而引起严重的细菌性败血症,可以危及患者生命。

5. 其他输血不良反应 输血不良反应除上述外,还有输血相关性移植物抗宿主病、输血相关的急性肺损伤、输血后紫癜、血小板输注无效、循环超负荷、枸橼酸盐中毒、钾中毒、出血倾向、肺微血管栓塞等。

(五)输血相关传染病

输血相关传染病,又称输血传播的疾病,是指受血者通过输入含有病原体的血液或血液制品而引起的传染病。通过输血传播的疾病与感染已知有十几种,如乙型肝炎、丙型肝炎、丁型肝炎、庚型肝炎、巨细胞病毒感染、传染性单核细胞增多症、再生障碍性贫血、艾滋病、成人 T 淋巴瘤、婴幼儿急疹、梅毒、疟疾等。

知识链接

自 身 输 血

自身输血是用自体血液满足自身输血需求的输血方式,是在特定的情况下,预先采集自体的血液或收集自身丢失的血液,进行处理、保存,需要时再回输给自己。优点是避免传播疾病;避免同种免疫、血型不合等问题;避免如过敏反应等输血不良反应的发生。

根据采集、处理、保存方式的不同,分为预存式自身输血、稀释式自身输血、回收式自身输血。

1. 预存式自身输血 预先采集患者一定量的自体全血体外保存,在择期手术或其他情况需要输血时,再回输这些贮存的血液。

2. 稀释式自身输血 在患者手术当日实施麻醉后,预先采集患者一定量的血液短暂体外保存,同时输入晶体液和人工胶体液维持血容量,使血液处于稀释状态,然后在手术中或手术后,根据情况回输这些血液。

3. 回收式自身输血 对手术或创伤出血量大的一部分患者,及时收集这些丢失的血液,在体外进行洗涤、过滤等特殊处理后,于手术中或手术后再回输给患者。

二、输液

(一) 输液的目的

1. 恢复有效血容量,改善微循环,维持血压。

2. 维持体内水、电解质和酸碱平衡。

3. 补充人体维持正常生理活动所必需的能量。

4. 输入药物,达到治疗目的。

(二) 输液途径

1. 周围静脉穿刺和插管术

(1) 周围静脉穿刺术:一般选用手背静脉、足背静脉或肘静脉。应首先选用远端静脉,保留较近端静脉以便再次穿刺时使用。

(2) 周围静脉插管术:一般选用上肢静脉、下肢静脉或颈外静脉。首先选用上肢远端的静脉,休克或虚脱的患者可首选肘部静脉。大隐静脉插管时静脉炎发生率高,但必要时也可选用。

2. 中心静脉穿刺插管术 一般通过颈内静脉、锁骨下静脉、颈内静脉与锁骨下静脉汇合处、股静脉、肘部正中静脉或尺侧皮静脉进行穿刺,将导管送到与右心房接近的大静脉的胸内部分。

3. 静脉切开术 人体浅表静脉均可选择,常用大隐静脉,其次为小隐静脉、头静脉及肘正中静脉。若上述静脉仍不能达到输液要求,则可选腹股沟下缘做高位大隐静脉切开。

(三) 液体的种类

1. 葡萄糖溶液 临床上常用的葡萄糖注射液包括 5%、10%、25%、50% 葡萄糖溶液 4 种,其中 5% 为等渗溶液,10% 以上属于高渗葡萄糖溶液。

2. 电解质溶液

(1) 0.9% 氯化钠注射液(生理盐水):为等渗溶液,主要用于供给钠、氯的生理需要,维持渗透压、补充血容量、配制各种溶液。

(2) 复方氯化钠注射液(林格液):为等渗溶液,每 100ml 中含有氯化钠 0.85g、氯化钾 0.03g、氯化钙 0.033g,用于补充水与电解质,维持体液容量及渗透压。

(3) 10% 氯化钾:成人每天需要 3g 氯化钾,当患者不能进食或严重低钾血症且口服不易吸收时,可静脉滴注氯化钾,浓度不宜超过 0.3%,要见尿补钾。禁忌直接静脉推注。

(4) 3% 氯化钠注射液、5% 氯化钠注射液和 10% 氯化钠注射液:系高渗电解质溶液,主要用于治疗严重的低钠血症患者,不能用于一般输液。

(5) 10% 葡萄糖酸钙:主要用于纠正高钾血症、镁盐中毒、过敏性疾病。

(6) 20% 甘露醇:为高渗利尿剂,用于利尿脱水。

(7) 5% 碳酸氢钠注射液、11.2% 乳酸钠溶液:用于纠正代谢性酸中毒。

(8) 0.9%~2% 氯化铵溶液:用于纠正代谢性碱中毒。

3. 胶体溶液 胶体溶液分子量大,在血管内存留时间长,用于维持血浆胶体渗透压,增加血容量,提高血压。

(1) 6% 羟乙基淀粉:可补充血容量,用于各种创伤失血及手术时补液。

(2) 低分子右旋糖酐:主要用于补充血容量,降低血黏度,改善微循环,预防 DIC。

(3) 中分子右旋糖酐:可补充血容量,用于低血容量休克的防治。

4. 脂肪乳 由大豆油加入一定量卵磷脂乳化而成,输入后为机体提供热量和必需脂肪酸。临床常用制剂为 10% 脂肪乳、20% 脂肪乳和 30% 脂肪乳。

5. 氨基酸制剂 主要是提供蛋白质的营养成分,维持营养不良患者的正氮平衡。氨基酸种类很多,临床上根据患者的实际情况,选择不同种类的氨基酸。

(四) 输液反应及其治疗

1. 发热反应 与输液器或输入的药液内含有致热物质、操作不正规等因素有关。患者常在输液过程中或输液后 1~2 小时内突然出现寒战、发热,体温常超过 38℃,呼吸、脉搏加快,面色苍白,四肢发凉等症状。出现反应时轻者减慢输液速度,重者停止输液,更换整套输液装置,并保留输液通路。可选择异丙嗪、地塞米松或 1:1000 肾上腺素等药物控制症状。高热者给以物理降温或口服药物降温。

2. 心功能衰竭、肺水肿 大量快速输液时,循环容量急剧增加,心脏负荷过重所致。患者出现胸闷、呼吸短促、端坐呼吸、咳粉红色泡沫样痰,颈静脉怒张,胸部 X 线片显示肺充血。出现上述症状时,让患者取坐位,双腿下垂,以减少回心血量,同时将输液速度减至最慢,吸氧,利尿,严重者给予吗啡静脉注射 3~5mg,监测生命体征,直至平稳。

3. 静脉炎 多与药液刺激性大、输液导管留置时间长有关。表现为沿静脉血流方向出现疼痛或烧灼感,局部皮肤发红、发热,静脉肿胀发硬。症状发生后,拔出输液管,抬高患肢并制动,局部热敷,严重者使用抗生素。

4. 空气栓塞 较少见。表现为全身发绀、头晕、乏力、呼吸困难、胸痛等症状。症状发生后迅速将患者置于头低脚高卧位,使气栓浮向右心室尖部,避免阻塞肺动脉口,立即吸入高浓度氧,并监测生命体征和神志情况,直至平稳。

笔记栏

第七节 静脉切开术与深静脉置管术

一、静脉切开术

(一) 静脉的选择

人体浅表静脉均可选择,常用大隐静脉,其次为小隐静脉、头静脉及肘正中静脉。若上述静脉仍不能达到输液要求,则可选择腹股沟下缘做高位大隐静脉切开。

(二) 手术步骤

以内踝前大隐静脉切开为例。

1. 患者仰卧位,术侧下肢外旋,手术部位皮肤消毒,铺无菌洞巾,用利多卡因局部麻醉。

2. 在内踝上方 3cm 处,做一 2~2.5cm 横形切口。

3. 分离皮下组织,将静脉挑出并在其下方穿过细丝线 2 根,用 1 根先结扎静脉远侧端。

4. 牵引远端丝线将静脉提起,用小剪刀在静脉壁上剪一 V 形切口,以无齿镊夹起切口上唇静脉壁,将导管快速插入静脉腔,深约 5cm,结扎近侧丝线,将导管缚牢。将准备好的输液器接头与导管连接,观察液体输入是否通畅及有无外渗。

5. 缝合皮肤切口,固定导管,外用无菌敷料覆盖。

二、深静脉置管术

(一) 静脉选择

可选择锁骨下静脉、颈内静脉、颈外静脉、股静脉等静脉置管。

(二) 穿刺针及导管

1. 针内管 导管经穿刺针内腔插入。

2. 管内针 又称外套管针。套管尖端与穿刺针严密封固,从而保证了静脉刺破口大小与外套管的外径一致,穿刺部位血液渗漏机会减少。

(三) 手术步骤

以股静脉穿刺置管为例。

1. 患者仰卧,术侧大腿外展,与身体长轴成 45°。

2. 手术部位消毒,铺无菌洞巾,用利多卡因做局部麻醉。

3. 腹股沟韧带下 2~3cm,股动脉内侧,进针点皮肤用尖刀切一小口达皮下。

4. 将连接注射器的外套管穿刺针(一般长 16~17cm)经皮肤小切口与皮肤呈 30°~45°刺入,注射器保持适当负压,徐徐进针,针尖进入静脉后(针尖刺破静脉壁时常有突破感),回抽血流通畅。

5. 继续进针 2~3cm 确保外套管进入静脉腔,固定内针,推进外套管。

6. 拔除内针,将外套管针座连接输液器。缝线固定针座。

第八节　胸膜腔穿刺术

胸膜腔穿刺术常用于检查胸膜腔积液的性质、抽液或抽气减压及通过穿刺胸膜腔内给药等。

一、操作方法

(一)体位与穿刺部位

1. 抽液患者反坐在靠背椅上,两前臂交叉置于椅背上,前额伏于两臂上;抽气患者正向坐在靠背椅上,双手自然下垂;重症患者可取卧位或半卧位,两手上举枕于头下。

2. 气胸患者穿刺部位应选择在患侧锁骨中线第二肋间隙。

3. 胸腔积液患者可选择胸部叩诊实音最明显的部位。一般在肩胛线8~9肋间隙或腋后线7~8肋间隙、腋中线6~7肋间隙、腋前线5~6肋间隙,待穿刺部位选定并作出标记后,患者姿势勿再变动。

4. 亦可结合X线检查或超声波检查来帮助定位,并标记穿刺部位(图3-8)。

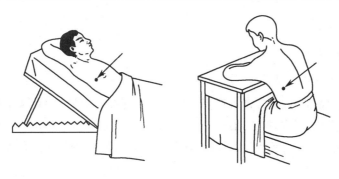

图3-8　胸膜腔穿刺部位与体位

(二)操作步骤

1. 确定穿刺部位及体位后,常规皮肤消毒,铺无菌巾。

2. 以1%~2%盐酸利多卡因局部浸润麻醉,沿下一肋骨上缘进针(第2肋间隙应在间隙中间进针,因沿肋骨上下缘都有血管),逐层浸润,直达胸膜壁层。

3. 用左手示指、中指固定穿刺部位皮肤,右手持穿刺针并接上橡皮管和注射器,用血管钳夹闭橡皮管(助手帮忙),于肋骨上缘缓缓刺入,针尖阻力感突然消失即表示进入胸腔。

4. 助手松开止血钳,术者开始抽吸,当吸满针管后,助手用血管钳夹闭橡皮管,以免空气进入胸腔。再次接上空针管时,放开血管钳再次抽吸。抽出的液体/气体计量和(或)送检。

5. 抽吸完毕后,需胸膜腔内注射药物者可注入适量药物,夹闭橡皮管,拔出穿刺针,局部盖以无菌纱布或棉球,稍用力压迫穿刺部位片刻,并用胶布固定(图3-9)。

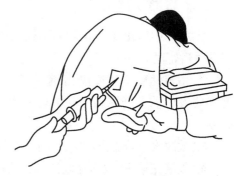

图3-9　胸膜腔穿刺术

二、注意事项

1. 术前消除患者紧张情绪,必要时可给予地西泮。

2. 操作中密切观察患者的反应,如有头晕、面色苍白、出汗、心悸,胸部压迫感或剧痛、昏厥等胸膜过敏反应;或出现连续性咳嗽、咳泡沫痰等现象时,应立即停止抽液,让患者平卧,并皮下注射 0.1% 肾上腺素 0.3~0.5ml 或其他对症治疗。

3. 一次抽液不可过多、过快。诊断性穿刺抽液 50~100ml 即可;减压性抽液以首次不超过 600ml,以后不超过 1 000ml 为宜,以防一次性大量迅速抽液后出现复张后肺水肿;如为脓胸,每次尽量抽净;做胸腔积液细胞学检查时,则至少需 100ml 液体并立即送检,以免细胞自溶。

4. 严格无菌操作,并要避免外界空气进入胸膜腔,术后继续观察病情。

第九节　腹腔穿刺引流术

腹腔穿刺引流术常用于检查腹水的性质、释放腹水减轻腹腔内压力及腹腔内给药达治疗目的等。

一、操作方法

(一)体位与穿刺点

患者可坐在靠背椅上,衰弱者可选择半卧位或平卧位,积液少时可采取侧卧位。穿刺点可选择脐与髂前上棘连线的中、外 1/3 交界处;脐与耻骨联合连线的中点旁 1.5cm 处;经脐水平线与腋前线相交处;有包裹性分隔等特殊情况下,须在 B 超指导下定位穿刺。

(二)操作步骤

1. 操作前嘱患者排空尿液,以免穿刺时损伤膀胱。

2. 术区常规消毒,铺无菌巾。用 1%~2% 盐酸利多卡因局部浸润麻醉,深度达腹膜壁层。

3. 左手固定穿刺部位皮肤,右手持针经麻醉处刺入皮肤后,迂回进针,避免进针通道呈直线,防止穿刺针拔出后腹水外渗。待感到针尖抵抗感突然消失,表示针头已穿过腹膜壁层即可抽取腹水。需放腹水时,用粗针头,在针尾接引流管及水瓶。抽出液体计量送检。

二、注意事项

1. 操作中密切观察患者生命体征。若有头晕、心悸、恶心以及面色苍白等,应暂停操作,并做适当处理。

2. 引流速度不宜过快、引流量不宜过多。肝硬化患者一次放液一般不超过 3 000ml,过多放液可诱发肝性脑病和电解质紊乱;但在维持大量输入白蛋白的基础上,也可大量放液。

3. 放腹水时若流出不畅,可将穿刺针稍作移动或稍变换体位。

4. 放液完毕后,取出穿刺针,嘱患者仰卧,并使穿刺孔位于上方以免腹水漏出。局部加盖无菌纱布,以胶布固定,必要时加用腹带,防止腹水外渗。

5. 有肝性脑病先兆、粘连性结核性腹膜炎、卵巢肿瘤、动脉瘤等为本检查禁忌。

（顾海萍）

扫一扫
测一测

复习思考题

1. 对于心搏骤停的患者（成人），如何进行现场急救？
2. 简述面罩气囊简易呼吸器的使用。

◆◆◆ 第四章 ◆◆◆

创伤后全身性并发症

第一节 创伤性休克

创伤性休克是因机体遭受严重创伤,导致出血与体液渗出,使有效循环血容量减少;激发疼痛与神经-内分泌系统反应,影响心血管功能,引起以组织灌注不足、微循环衰竭、细胞代谢紊乱和器官功能损害为特征的全身反应综合征。

一、病因病理

严重创伤后,凡能引起有效循环血容量不足及心排血量减少的各种因素都能引起创伤性休克,最常见的原因如下:

（一）失血

创伤导致出血引起血流灌注不足。正常成人总血量为 4 500~5 000ml。引起休克的失血量因年龄、性别、健康状况和失血的速度而有所不同。

1. 失血量小于总血量的 15%,机体可通过神经体液的调节,代偿性地维持血压于正常范围。此时迅速有效地止血、输液或输血等,可防止休克的发生。

2. 失血量达总血量的 25%,由于大量失血,有效循环血量减少,微循环灌注不足,全身组织发生代谢障碍,即轻度休克。

3. 失血量达总血量的 35%,即中度休克。

4. 失血量达总血量的 45%,即重度休克。

（二）神经内分泌功能紊乱

严重创伤和伴随发生的症状,如疼痛、恐惧、焦虑与寒冷等,都将刺激影响神经内分泌功能,导致反射性血管舒缩功能紊乱,加剧微循环障碍。微循环障碍还可致器官严重缺血缺氧,组织细胞变性坏死,引起器官功能不全,严重者可发生多脏器功能衰竭,使休克加重。

（三）组织破坏

严重的挤压伤可导致局部组织缺血和细胞坏死。当压力解除后，局部毛细血管破裂和通透性增高，致大量出血、血浆渗出和组织水肿，有效循环血量下降，局部组织缺血。组织水肿可影响局部血液循环，使细胞氧代谢障碍加重，加速组织细胞坏死的进程。组织细胞坏死后，释放出大量的酸性代谢产物和钾、磷等物质，引起酸碱平衡和电解质的紊乱。其中某些活性物质可破坏血管的通透性和舒缩功能，使血浆大量渗入组织间隙中，造成有效循环量进一步下降，导致休克的发生或加重休克的程度。

（四）细菌毒素作用

由于创伤继发严重感染，细菌产生大量的内、外毒素，这些毒素进入血液循环，均可引起中毒反应。并通过血管舒缩中枢或内分泌系统，直接或间接地作用于周围血管，使周围血管阻力发生改变，小动脉和毛细血管循环障碍，有效循环血量减少，动脉压下降，导致中毒性休克产生。另外，毒素还可直接损害组织与增加毛细血管的通透性，造成血浆的丢失，使创伤性休克的程度加重。

休克病理过程可分为休克早期（微循环收缩期）、休克中期（微循环扩张期）和休克后期（微循环衰竭期）三个阶段。如休克不能及时纠正，常可产生 DIC，使微循环衰竭及内脏器官的继发性损害进一步加重。

二、临床表现与诊断

（一）临床表现

1. 代偿期表现　以液体丢失，容量血管收缩代偿为主要表现，如早期的皮肤或面色苍白，手足发凉，口渴，心动过速，精神紧张、焦虑，注意力不集中，烦躁，呼吸加快，尿量正常或减少等。血压可能正常甚至偏高。

2. 失代偿期表现　组织缺血进一步加重，可出现神志淡漠、反应迟钝甚至昏迷；口唇、黏膜发绀，四肢湿冷，脉搏细数，血压下降，脉压明显缩小，少尿、无尿，皮肤花斑等症状。此期可出现脏器功能障碍，如急性呼吸窘迫综合征及多器官功能障碍综合征。

（二）检查

1. 一般检查　包括神志、表情、面色、肢端颜色、汗液、呼吸情况、心脏情况以及创伤局部情况等。

2. 测定血压、脉率及计算脉压　因休克时收缩压的降低比舒张压明显，故脉压变小（脉压 = 收缩压 − 舒张压）。

3. 估计失血量　创伤性休克，对失血量的了解非常重要。掌握失血量便可判断出休克的程度。

（1）血压：血压高低反映出休克的程度。正常时收缩压为 126±12mmHg（16.8±1.60kPa）。血压下降到 80~90mmHg（11.7~12kPa）时应当认为已进入轻度休克状态；血压下降到 60~70mmHg（8~9.3kPa）时为中度休克；如血压下降至 60mmHg（8.0kPa）以下时为重度休克。

（2）休克指数：即脉率（次/min）与收缩压（mmHg）的比值，是反映血流动力学的临床指标之一。休克时脉率增快，收缩压降低。休克越严重，脉率及收缩压的变化越大，因此休克与脉率及收缩压三者之间有一定的比例关系。正常时，休克指数为 0.5~0.8；休克指数 1.0~1.5 为轻度休克，失血量为 20%~30%；休克指数 1.5~2.0 为中度休克，失血量为 30%~50%；休克指数 >2.0 则为重度休克，失血量 >50%。

（3）中心静脉压：中心静脉压是了解血容量最理想的方法。如中心静脉压在 0~0.588kPa 之间，表明为低血容量；如中心静脉压在 0.588~1.176kPa 之间，说明血容量已达正常，但如果血压仍低，仍可缓慢输液；如果中心静脉压达 1.47kPa 以上，说明血容量已过多，右心功能不良，应停止补充血容量，并密切注意心衰、肺水肿的发生。

（4）实验室检查

1）血常规：动态观察，尤其是红细胞计数、血细胞比容、血小板计数等。对判断失血程度、凝血情况及指导补充液体的种类和数量非常重要。

2）生化指标：对肝肾功能进行评估，可发现钾、钠及其他电解质丢失情况，由于细胞损伤累及胞膜，可出现高钾低钠血症。

3）凝血功能：应对创伤性失血性休克患者凝血功能进行早期和连续性检测，有条件应用血栓弹力图进行更有效的监测。

4）血儿茶酚胺和乳酸浓度测定：休克时血儿茶酚胺和乳酸浓度均可升高，指标越高，预后不佳。

5）血气分析：可反映机体通气、氧合及酸碱平衡状态，有助于评价呼吸和循环功能。

6）炎症因子：炎症反应在创伤病理过程中发挥着重要作用，可能是部分创伤并发症如脓毒症、MODS、高代谢、静脉血栓栓塞症（VTE）等的诱因。肿瘤坏死因子 -α（tumor necrosis factor-α，TNF-α）、IL-1、IL-6、C- 反应蛋白等均可作为创伤后炎症反应程度的敏感指标，有条件可监测。

（5）影像学检查：存在可疑出血或血流动力学不稳定（对容量复苏无反应），应尽量限制实施诊断性的影像学检查。创伤重点超声评估（focused assessment with sonography for trauma，FAST）是一种重要的检查方法，但其阴性并不能完全排除腹腔内和腹膜后出血。应在评估患者生命体征平稳的基础上，进行必要部位甚至全身 CT 扫描。

三、治疗

创伤性休克救治原则是抢救生命第一，保护功能第二，先重后轻，先急后缓。积极补充血容量与调整机体生理功能，纠正体液电解质和酸碱平衡的紊乱，防治创伤及其并发症。

（一）积极抢救生命

其救护的步骤是：止血、包扎、妥善固定，采用正确的搬运方法及时转送。同时应维护患者的呼吸道通畅，及时救治心跳与呼吸骤停及创伤昏迷等危、急、重症患者。及早建立静脉通路，积极补充与恢复血容量，防治低血容量性休克。早期吸氧。注意保温。

（二）消除病因

找出创伤性休克的原发病因，进行针对性的治疗。导致创伤性休克最主要的原因是活动性大出血及并发的神经、循环、内分泌和代谢等生理功能的紊乱，故首要任务是进行有效的止血，必要时使用止血带，若存在或怀疑存在活动性出血时，应尽快静脉使用止血剂如氨甲环酸。必要时，在积极抗休克的同时准备手术探查止血或介入治疗。

（三）补充与恢复血容量

在止血的情况下，补充与恢复血容量是治疗创伤性休克的根本措施。

1. 全血 创伤失血严重者，改善贫血和组织缺氧特别重要。全血具有携氧能力，为其他任何液体所不能代替。最好使用新鲜血，紧急时可动脉输入 300~600ml，以后再逐渐补足（必要时也可进行成分输血）。

2. 血浆　血浆可提高有效循环量,维持胶体渗透压,如新鲜血浆、干冻血浆、6% 羟乙基淀粉均可选用。

3. 右旋糖酐　右旋糖酐可提高血浆胶体渗透压。中分子右旋糖酐输入后 12 小时体内尚存 40%,为较理想的血液增量剂。低分子右旋糖酐排泄较快,4~6 小时内就失去增量作用,它能降低血液黏稠度,减少血管内阻力而改善循环,还能吸附于红细胞和血小板表面,防止凝集。一般用量在 24 小时以内不超过 1 000ml 为宜。

4. 葡萄糖和晶体液　葡萄糖能供给热量,但不能单独大量使用,在紧急情况下,可先用 50% 的葡萄糖 60~100ml 静脉注射,以暂时增强心肌收缩力和提高血压。晶体溶液供给电解质,如乳酸钠、复方氯化钠或生理盐水均可选用。补液的速度和液量应依据患者实际情况结合测定中心静脉压进行。此外,还应根据表中各项指标进行观察(表 4-1),并比较中心静脉压与血压关系(表 4-2)。

表 4-1　创伤性休克中血容量补充不足与补足后症状对照

临床症状	血容量不足	血容量充足
口渴	有	无
动脉收缩压	下降	接近正常(休克前)
脉压	小(<30mmHg)	恢复正常(30mmHg)
脉搏	快、弱	减慢、有力
颈静脉充盈时间	延长	迅速
肢端温度、肤色	寒冷、潮湿、微紫	温暖、干燥、红润
尿量	少 成人 <30ml/h 儿童 <20ml/h 婴儿 <10ml/h	正常
肛温和皮温	肛温升高,皮温下降	肛温下降,皮温升高
儿茶酚胺浓度	升高	下降
代谢性酸中毒	存在	改善
心尖搏动	不清、范围小而微弱	清楚有力

表 4-2　中心静脉压与血压的关系

中心静脉压	血压	原因
低	低	血容量严重不足
低	正常	心收缩力量好,血容量轻度不足
高	低	心功能不全,血容量相对过多
高	正常	容量血管过度收缩
正常	低	心功能不全或血容量不足

经过输血、输液等补充血容量之后,如休克情况未能改善,则应考虑是否存在潜在性活动性出血、代谢性酸中毒、细菌感染、心肺功能不全或 DIC 因素,并立即予以正确处理。

(四)血管活性药物与正性肌力药的应用

血管活性药物的应用一般建立在液体复苏基础上,但对于危及生命的极度低血压(收缩

压 <50mmHg),或经液体复苏后不能纠正的低血压,可在液体复苏的同时使用血管活性药物,以尽快提升平均动脉压至 60mmHg 并恢复全身血液灌注。

1. 血管扩张药　主要作用为解除小血管痉挛,改善组织灌注与缺氧状况,使休克好转。临床上常用的血管扩张药有三类:

(1) α 受体拮抗药:如酚妥拉明,一般用量为 0.1~0.5mg/kg,加入 5% 葡萄糖注射液或 0.9% 氯化钠注射液 100~250ml 内静脉滴注。

(2) β 受体兴奋剂:如异丙肾上腺素,每次 0.1~0.2mg,加入 5% 葡萄糖注射液或 0.9% 氯化钠注射液 100~250ml 内缓慢静脉滴注,使心率控制在 120 次 /min 以下较为安全,以免引起心律失常。

(3) 抗胆碱能药物:①阿托品,每次皮下注射或静脉注射 0.5mg;②山莨菪碱肌内注射,每次 5~10mg,必要时 10~30 分钟 1 次,或静脉推注每次 5~20mg。

2. 血管收缩药　具有收缩周围血管、增加外周阻力而升高血压作用。如应用时间过长,则增加心脏负担,加重组织器官灌注不良与肾衰竭。只有在补足血容量、使用过血管扩张药、各种措施效果不显著时,或在紧急情况下,一时无全血也无代用品时,为保证心脑不缺氧,可短时间、小剂量使用,以维持血压在一定水平。常用的有以下几种:

(1) 去甲肾上腺素:2~4mg 加入 5% 葡萄糖注射液 500ml 中静脉滴注,速度为每分钟 15滴,维持收缩压在 90~100mmHg 即可。

(2) 间羟胺:肌内注射,每次 10mg,静脉滴注一般用 15~100mg 加入 5% 葡萄糖注射液 250~500ml 中(20~30 滴 /min)。

3. 正性肌力药物　包括兴奋 α 和 β 肾上腺素能受体兼有强心功能的药物,如多巴胺和多巴酚丁胺等,其他还有强心苷如毛花苷 C(西地兰),可增强心肌收缩力,减慢心率。当在监测中心静脉压下,输液量已充分,但动脉压仍低,而其中心静脉压已达 1.47kPa 以上时,可经静脉注射西地兰行快速洋地黄化(0.8mg/d),首次剂量 0.4mg 缓慢静脉注射,有效时可再给维持量。

(五) 纠正电解质和酸碱度的紊乱

休克引起组织缺氧必然导致代谢性酸中毒,尤其在微循环障碍得到纠正后,存在微循环中的无氧代谢产物进入到全身血液循环中,使酸中毒变得更为严重。而酸中毒可加重休克和阻碍其他治疗,故纠正电解质和酸碱度的紊乱是治疗休克的主要方法之一。对于严重创伤者,可先静脉滴注 5% 的碳酸氢钠 200ml。对已经进入休克状态者,应根据二氧化碳结合力测定结果,计算选用碳酸氢钠、乳酸钠、三羟甲基氨基甲烷等碱性缓冲液的种类和需要量。使用时先用所需总量的一半,以后再根据具体情况使用。纠正酸中毒应首选碳酸氢钠,乳酸钠与三羟甲基氨基甲烷的使用价值不及前者。严重酸中毒和有肝脏损害时不能用乳酸钠。

(六) 治疗 DIC,改善微循环

对诊断明确的 DIC,可用肝素抗凝,一般为 1.0mg/kg,6 小时 1 次,成人首次可用 10 000U(1mg 相当于 125U 左右)。有时还使用抗纤溶药如氨甲苯酸、氨基己酸,抗血小板黏附和聚集的阿司匹林、双嘧达莫和小分子右旋糖酐等。

(七) 炎症控制和其他药物的应用

1. 阻断炎症反应需贯穿整个治疗过程,从而保护内皮细胞,降低血管通透性,改善微循环。故应尽早开始抗炎治疗。可选用糖皮质激素、乌司他丁等。

2. 其他类药物

(1) 钙通道阻滞剂：维拉帕米、硝苯地平等，均具有防止钙离子内流、保护细胞结构与功能的作用。

(2) 吗啡类拮抗剂：纳洛酮可改善组织血液灌流和防止细胞功能失常。

(3) 氧自由基清除剂：如超氧化物歧化酶(SOD)，能减轻缺血再灌注损伤中氧自由基对组织的破坏作用。

(4) 调节体内前列腺素(PGS)，如输注前列环素(PGI_2)以改善微循环。

(5) 应用三磷酸腺苷-氯化镁($ATP-MgCl_2$)疗法，具有增加细胞内能量、恢复细胞膜钠-钾泵的作用，以及防止细胞肿胀和恢复细胞功能的效果。

第二节　脂肪栓塞综合征

脂肪栓塞综合征是指人体严重创伤骨折或骨科手术后，骨髓腔内游离脂肪滴进入血液循环，在肺血管床内形成栓塞，引起一系列呼吸、循环系统的改变。病变以肺部为主，表现为以呼吸困难、意识障碍、皮下及内脏淤血和进行性低氧血症为主要特征的一组综合征。

一、病因病理

脂肪栓塞综合征常发生于严重创伤多发骨折和骨科手术之后，也偶见于普通外科手术、一些内科疾病、高空飞行、胸外心脏按压等。其发病机制以机械和化学的联合学说为目前所公认。

1. 机械学说　骨折后，骨髓内脂肪滴释出，局部血肿压力过大，或骨科手术操作如髓内钉固定造成髓腔内压力增加，使脂肪滴进入破裂的静脉窦中。脂肪滴进入血流和创伤后机体的应激反应，引起血液流变学发生改变，如血小板、红细胞、白细胞和血脂质颗粒进而聚集在脂肪滴表面。此外，出血后组织凝血活酶释放，促发血管内凝血，纤维蛋白沉积，使脂肪滴体积增大不能通过毛细血管，而在肺血管床内形成脂肪栓塞，造成机械性阻塞。

2. 化学学说　创伤骨折后，机体应激反应通过交感神经-体液效应，释放大量儿茶酚胺，使肺及脂肪组织内的脂酶活力增加。在肺脂酶作用下发生水解，产生甘油及游离脂酸，过多的脂酸在肺内积聚，产生毒副作用，使肺内毛细血管通透性增加，而致肺间质水肿，肺泡出血，致肺不张和纤维蛋白栓子形成的一系列肺部病理改变，即化学性肺炎。

脂肪栓塞综合征的发生与创伤的严重程度有一定关系。创伤骨折越严重，脂肪栓塞发生率愈高，症状也愈严重。甚者可以栓塞全身各脏器，但肺、脑、肾栓塞在临床上较为常见。

二、临床表现与诊断

(一) 临床表现

临床表现通常分为三型：

1. 暴发型　其特点是损伤后早期出现脑部症状，迅速发生昏迷。创伤后的潜伏期很短，某些病例可能在入院时即已因脂肪栓塞而发生神志不清或昏迷。此类型的死亡率甚高，仅有少数病例生前得到确诊，多数在尸检时才能作出诊断。

2. 临床型　有典型的脂肪栓塞综合征的表现。一般在伤后有 1~2 天的潜伏期，可无任何症状。此后便会出现一系列的症状,包括严重脑部症状,特别是谵妄、昏睡甚至昏迷,有时还伴随其他神经系统症状和体征。呼吸系统症状为低氧血症,有呼吸困难或呼吸次数增加,以及咳嗽、咳痰等症状。体温迅速上升,心动过速以及腋部、上胸部或黏膜下有出血斑点。

3. 亚临床型 有脂肪栓塞综合征的部分症状,症状一般轻微,此型临床最多见。按其症状表现又有以下四种情况:

(1) 无呼吸系统症状者:此型脑部症状较轻微,主要有发热、心动过速及皮肤出血点。

(2) 有呼吸系统症状而无脑及神经系统症状者:临床主要表现为呼吸困难、低氧血症、发热、心动过速及皮肤出血点。

(3) 无明显脑及呼吸系统症状者:主要表现为皮下出血点、发热及心动过速。

(4) 无皮肤黏膜出血点者:主要表现为发热、心动过速、脑部症状及呼吸困难。

(二) 临床诊断

临床诊断主要根据以下几点:

1. 主要诊断标准 呼吸系统症状和肺部 X 线多变的进行性肺部阴影改变,典型的肺部 X 线可见"暴风雪状"阴影;点状出血常见于头、颈及上胸等皮肤和黏膜部位;无颅脑外伤导致的神经症状。

2. 次要诊断标准 血氧分压下降,低于 8kPa(60mmHg) 以下;血红蛋白下降,低于 100g/L 以下。

3. 参考标准 心动过速,脉率快(120 次 /min 以上);发热或高热(38~40℃);血小板突然减少;尿中脂肪滴及少尿、血中游离脂肪滴;红细胞沉降率增快(大于 70mm/h);血清脂酶增加。

在上述标准中,主要标准有两项,或主要标准有一项而次要标准和参考标准有四项以上时可确定临床诊断。无主要诊断标准,只有一项次要诊断标准及参考标准四项以上者,可疑为隐性脂肪栓塞综合征。

三、治疗

脂肪栓塞综合征轻者有自然痊愈倾向,而肺部病变明显的患者经呼吸系统支持疗法,绝大多数可以治愈。对于暴发型,病情危笃,若不及时采取有力措施,则死亡率较高。

(一) 呼吸支持疗法

1. 部分综合征 部分综合征可以鼻管或面罩给氧,使氧分压维持在 10kPa 以上即可,创伤后 3~5 天内应定期行血气分析和胸部 X 线检查。

2. 典型综合征 典型综合征应迅速建立通畅气道,暂时性呼吸困难可先行气管内插管,病程长者应行气管切开。进行性呼吸困难、低氧血症患者应尽早择用机械辅助通气。

(二) 药物疗法

1. 激素 主要作用在于降低毛细血管通透性,减轻肺间质水肿,稳定肺泡表面活性物质。因此,在有效的呼吸支持下血氧分压仍不能维持在 8kPa 以上时,可应用激素。一般采用大剂量氢化可的松,每日 1.0~1.5g,连续用 2~3 天,停药后副作用小。

2. 抑肽酶 其主要作用可降低骨折创伤后一过性高脂血症,防止脂肪栓塞对毛细血管的毒副作用。抑制骨折血肿内激肽释放和组织蛋白分解,减慢脂肪滴进入血流速度,并可对抗血管内高凝和纤溶活动。治疗剂量,每日用 100 万 KIU,可获得良好的治疗作用。

3. 高渗葡萄糖 单纯高渗葡萄糖或葡萄糖加氨基酸,或葡萄糖加胰岛素,对降低儿茶酚胺的分泌,减少体内脂肪动员,缓解游离脂肪酸毒性均有一定效果。使用时可采用常规用量。

4. 白蛋白 它能与游离脂肪酸结合,使脂肪酸毒性大大降低,故对肺脂肪栓塞综合征有良好治疗作用。

5. 抗生素 选用正确抗生素,按常规用量,预防感染。

6. 其他药物 低分子右旋糖酐可改善微循环、减轻组织水肿,并可扩容及增加血容量,具有良好的抗凝功能。肝素抑制凝血机制,阿司匹林防止血小板凝集。

(三)辅助治疗

1. 脑缺氧的预防 为减少脑组织和全身耗氧量,降低颅内压,防止高温反应等作用,应给予头部(冰帽)降温或进行冬眠疗法。更重要的是纠正低氧血症。高浓度给氧能提高血氧饱和度,有效减轻肺水肿,改善肺功能。早期高压氧舱治疗是近年来有效治疗脂肪栓塞综合征的重要措施之一。

2. 骨折的治疗 急救时,应根据实际情况选择夹板或石膏稳定固定。早期制动能减少骨折断端活动和组织的再损伤,减少脂肪栓塞综合征的发生率。待患者情况稳定后,需根据骨折类型和患者的一般情况而定,对病情许可者可早期行内固定。而对于多发伤合并长骨干骨折、不稳定骨盆骨折或伴有严重软组织损伤的复杂开放或闭合骨折的患者,主张应用外固定架临时固定骨折,稳定骨盆环,为组织水肿的改善和下一步治疗创造条件,避免严重骨折后脂肪滴因压力进入静脉血流中引起脂肪栓塞综合征。

第三节 挤压综合征

挤压综合征是指四肢或躯干肌肉丰厚部位,遭受重物长时间挤压,解除压迫后,出现的肢体肿胀、肌红蛋白血症、肌红蛋白尿、高血钾、急性肾衰竭和创伤性休克等综合征。

一、病因病理

挤压综合征多发生于房屋倒塌、工程塌方、交通事故等意外伤害中,战时或发生强烈地震等严重自然灾害时可成批出现。

(一)肌肉缺血坏死

挤压综合征的肌肉病理变化与筋膜间隔区综合征相似。持续的机械挤压力引起肌细胞和微血管损伤,低灌注导致肌细胞缺氧、水肿。如持续时间超过2.5小时,骨骼肌纤维便开始出现不可逆坏死。当压迫解除后,缺血肢体恢复血供,大量液体被扣留在骨筋膜室,从而引起肌肉发生缺血性水肿,肌内压上升,肌肉血液循环发生障碍,形成缺血-水肿恶性循环,最后使肌肉神经发生缺血性坏死。

(二)缺血再灌注损伤

由于组织缺氧引起细胞代谢异常、细胞膜完整性破坏,钾离子、乳酸、肌酸激酶及各种炎症介质和毒素被释放。压迫解除后,缺血肢体恢复血供,缺血-再灌注机制启动,造成细胞内钙超载,自由基、肌红细胞等大量释放。当肌红蛋白进入血液循环后,被肾小球滤过,在肾小管内形成管型,阻塞肾小管,导致近端肾小管上皮细胞损伤,严重时可致肾缺血性梗死。

以上病理生理变化最终会导致低血容量休克、以高血钾为代表的电解质紊乱、代谢性酸中毒和恶性心律失常等急性后果，以及急性肾功能衰竭、凝血功能障碍、成人呼吸窘迫综合征和脓毒症等远期并发症。

二、临床表现与诊断

（一）局部症状

伤部压力解除后，伤处疼痛与肿胀严重，皮下瘀血，皮肤有压痕，皮肤张力较高，受压处及周围皮肤有水疱。伤肢远端血液循环障碍，部分患者动脉搏动可以不减弱，毛细血管充盈时间正常，但肌肉组织等仍有缺血坏死的危险。伤肢肌肉与神经功能障碍，如主动与被动活动及牵拉时出现疼痛，应考虑为筋膜间隔区内肌群受累的表现。皮肤感觉异常。检查皮肤与黏膜有无破损、胸腹盆腔内器官有无损伤等并发症。

（二）全身症状

1. 休克　少数患者早期可能不出现休克，或者休克期短暂未被发现。大多数患者由于挤压伤剧痛的刺激，组织广泛的破坏，血浆大量的渗出，而迅速产生休克，且不断加重。

2. 肌红蛋白血症与肌红蛋白尿　这是诊断挤压综合征的一个重要依据。患者伤肢解除压力后，24 小时内出现褐色尿或自述血尿，同时尿量减少，比重升高，应考虑是肌红蛋白尿。肌红蛋白在血与尿中的浓度，待伤肢减压后 4~12 小时达到高峰，以后逐渐下降，1~2 日后恢复正常。

3. 高钾血症　肌肉坏死，细胞内的钾大量进入循环，加之肾衰排钾困难，在少尿期血钾可每日上升 2mmol/L，甚者 24 小时内升高至致命水平。高血钾同时伴有高血磷、高血镁及低血钙，可以加重血钾对心肌抑制和毒性作用，应连续监测。少尿期患者常死于高钾血症。

4. 酸中毒及氮质血症　肌肉缺血坏死后，大量酸性代谢产物释出，使体液 pH 降低，导致代谢性酸中毒。严重创伤后组织分解代谢旺盛，大量中间代谢产物集聚体内，非蛋白氮与尿素氮迅速升高，临床上可出现神志不清、呼吸深大、烦躁口渴、恶心等酸中毒与尿毒症的一系列表现。

（三）实验室检查

1. 血尿常规检查　可提示有代谢性酸中毒、高钾血症、肌红蛋白血症、肌红蛋白尿与肾功损害。休克纠正后首次排尿呈褐色或棕红色，为酸性，尿量少，比重高，内含红细胞、血红蛋白、肌红蛋白、白蛋白、肌酸、肌酐和色素颗粒管型等。每日应记出入量，经常观测尿比重，尿比重低于 1.018 者，是诊断急性肾衰的主要指标之一。多尿期与恢复期尿比重仍低，尿常规可渐渐恢复正常。

2. 血红蛋白、红细胞计数与血细胞比容　可估计失血、血浆成分丢失、贫血或少尿期水潴留的程度。

3. 血小板与出凝血时间　可提示机体出凝血、纤溶机制的异常。

4. 谷草转氨酶（GOT）、肌磷酸激酶（CPK）测定　测定肌肉缺血坏死所释放的酶的含量，可了解肌肉坏死程度及其消长规律。CPK>1 万 U/L，有特异性诊断价值。

5. 血钾、血镁、血肌红蛋白测定　可了解病情的严重程度。

三、治疗

挤压综合征是骨伤科的危、急、重症，应做到早期诊断，积极救治，早期切开减压与防治肾衰。院前早期诊断和急救是降低患者死亡率及器官功能障碍发生率的关键。凡重压超过1小时以上者,均应按挤压综合征处理,密切注意其变化,积极防治并发症。

（一）现场急救处理

1. 医护人员迅速进入现场,尽早解除重物对患者的压迫,避免或降低本病的发生。

2. 患肢制动,减少坏死组织分解产物的吸收与减轻疼痛,强调活动的危险性。

3. 患肢用凉水降温或裸露在凉爽的空气中。禁止按摩与热敷,防止组织缺氧进一步加重。

4. 不要抬高患肢,避免降低其局部血压,影响血液循环。

5. 患肢有开放性伤口和活动性出血者应止血包扎,但避免使用加压包扎法和止血带。

6. 予以大剂量的补液,首选静脉通道,静脉途径不可行时可考虑选择口服、鼻饲、骨髓输液及皮下输液等。补液方案需要个性化定制,推荐以大剂量的温热、等张、不含钾的晶体液。

（二）患肢处理

1. 早期切开减压 其适应证为:①有明显挤压伤史;②患肢明显肿胀,局部张力高,质硬,有运动和感觉障碍者;③尿肌红蛋白试验阳性(包括无血尿时隐血阳性)或肉眼见有茶褐色尿。切开可使筋膜间隔区内组织压下降,改善静脉回流,恢复动脉血供,防止或减轻挤压综合征的发生或加重。如肌肉已坏死,清除坏死组织,同时引流可防止坏死分解产物进入血液,减轻中毒症状,减少感染的发生或减轻感染程度。

2. 截肢 其适应证为:①患肢肌肉已坏死,并见尿肌红蛋白试验阳性或早期肾衰的迹象;②全身中毒症状严重,经切开减压等处理仍不见症状缓解,已危及患者生命者;③患肢并发特异性感染,如气性坏疽等。

（三）全身治疗

1. 补液治疗 早期大量补液是挤压综合征一切治疗的基础,目的是通过补偿淤积液体、改善微循环、稀释毒素及增加肾灌注来纠正休克,保护器官功能。在前2小时内液体复苏量和速度,成人推荐以0.9%生理盐水1~1.5L/h快速滴注,儿童推荐15~20ml/(kg·h);随后成人液体复苏减少为500ml/h,儿童减少为10ml/(kg·h);伤后6小时内液体复苏量达到3~6L的患者,应当进行再评估,避免容量负荷过重。需要注意的是,补液在解除压迫前就要开始;对于老人、儿童、慢性重度营养不良及有心衰等基础疾病者,需控制补液速度及总量;监测电解质、细胞代谢、心电图、血流动力学等指标对指导补液有重要价值。

2. 药物治疗 药物治疗包括抗感染、镇痛、营养支持、纠正电解质紊乱(主要是高钾血症、低钙血症)等对症处理。但需注意的是由于肾脏损伤的存在,肾毒性药物的使用尤要谨慎,如非甾体抗炎药(NSAIDs)就绝对禁用。

3. 血液净化治疗 挤压综合征院内救治的核心是血液净化。如伤员出现严重高钾血症、急性肾功能衰竭和液体超负荷,血液透析治疗是挽救生命的主要措施。在血液透析出现之前,以挤压综合征为代表的创伤后急性肾功能衰竭患者的死亡率居高不下,达到84%~91%,而早期血液透析治疗可以显著降低此类患者的死亡率。因此,也有学者认为,血液净化不只限于治疗,也可以起预防作用。血液净化的主要模式有血液透析、腹膜透析或连续性血液净化等,需根据伤情个性化选择。

第四节　多器官功能障碍综合征

多器官功能障碍综合征(MODS)是指严重感染、创伤、休克、大手术等损害 24 小时后，同时或相继引发两个或两个以上器官或系统功能不全或衰竭。

一、病因病理

MODS 见于创伤、大手术等导致组织严重创伤、失血、失液，各部位感染性病变造成严重脓毒症，各种休克，或心跳呼吸骤停经复苏后，合并脏器坏死或感染的急腹症等情况。

多器官功能障碍综合征的发病机制在近年有不少的研究，但至今尚未完全明了，主要有以下几种假说。

1. 炎性失控假说　MODS 起源于持续、难以控制的炎症反应和免疫紊乱。机体遭受严重损伤时，迅速启动全身炎症反应，局部受损组织持续释放细胞因子、炎症介质，促使反应呈瀑布式放大，对细胞组织起各种损害作用，引起器官功能障碍，最终导致多脏器功能不全和衰竭。

2. 组织缺血-再灌注损伤假说　机体由于休克、大量的失血失液、严重的损伤、心搏骤停等引起组织缺血、微循环障碍。而休克和缺血经输液输血等处理后，组织得到血液再灌注，但整个缺血-再灌注过程中产生大量氧自由基，氧自由基激活补体，加速中性粒细胞活化，释放更多的氧自由基，进而导致细胞损伤和炎症反应。并且曾受缺血损害的细胞发生凋亡，可使器官功能失常。

3. 肠道屏障功能破坏假说　胃肠道是机体最大的细菌库，内含的细菌在发生应激反应时能促进全身炎症反应综合征(systemic inflammatory response syndrome, SIRS)。肠源性因素是 MODS 发生的始动器官，MODS 最先出现变化的是肠道细菌数量的改变。因此，肠道屏障损伤在 MODS 的发生过程中起到重要作用。

4. 二次打击假说　有研究显示首次损伤只是引起机体自稳定机制破坏，未真正出现 MODS。而继发打击如感染、缺氧、坏死组织、肠道菌群异常和内毒素移位等使机体出现超常反应，引起 SIRS 及 MODS。

二、临床表现与诊断

(一)多脏器功能障碍综合征的临床表现

1. 速发型　速发型是指原发急症发病 24 小时后有两个或更多的器官系统同时发生功能障碍，如急性呼吸窘迫综合征和急性肾衰竭、弥散性血管内凝血。此型发生往往由于原发急症甚为严重。但发病 24 小时内因器官衰竭致死者，一般归于复苏失效，未列为多脏器功能不全和衰竭。

2. 迟发型　迟发型是先发生一个重要系统或器官的功能障碍，常为心血管或肾或肺的功能障碍，经过一段近似稳定的维持时间，继而发生更多的器官系统功能障碍。

(二)多脏器功能障碍综合征的诊断

各系统器官的功能障碍，有的在临床方面表现明显，有的要待病变进展到严重程度才有明显的临床表现。心血管、肺、脑和肾的功能障碍大多表现明显，而肝、胃肠和凝血系统等的功能障碍,至较重时才有明显的临床表现。利用化验、心电诊断、影像和介入性监测方法,可较早且较为准确地发现器官功能障碍。多脏器功能障碍综合征的诊断需要临床表现和医技检查结果的综合分析。

目前,多脏器功能障碍综合征的诊断无统一标准,表4-3列出常用的初步诊断指标。

表4-3　多脏器功能障碍综合征的初步诊断

器官	病症	临床表现	检验或监测
心脏	急性心力衰竭	心动过速,心律失常	心电图异常
外周循环	休克	无血容量不足的情况下血压降低,肢端发凉,尿少	平均动脉压降低,微循环异常
肺	急性呼吸窘迫综合征	呼吸加快、窘迫,发绀,需吸氧和辅助呼吸	血气分析有氧降低等,监测呼吸功能异常
肾	急性肾衰竭	无血容量不足的情况下少尿	尿比重持续在1.010左右,尿钠、血肌酐增多
胃肠	应激性溃疡 肠麻痹	进展时呕血、便血 腹胀,肠鸣音弱	胃镜检查可见病变
肝	急性肝衰竭	进展时呈黄疸,神志失常	化验肝功能异常,血胆红素增多
脑	急性脑功能衰竭	意识障碍,对语言、疼痛刺激等反应减退	
凝血功能	弥散性血管内凝血	进展时有皮下出血瘀斑、呕血、咯血等	血小板减少,凝血酶原时间和部分凝血活酶时间延长,其他凝血功能试验也可异常

各地医院的技术设备条件不同,较大的医院有急诊科、ICU和较齐全的仪器装置,能够及时诊治各系统器官的功能障碍和病变。在基层医院,技术设备条件不够齐全,就不容易及时诊断多脏器功能障碍综合征,为此应做到下列几点:

1. 熟悉引起 MODS 的常见疾病　在骨科疾病中,任何严重的感染、创伤以及大手术均可发生全身炎症反应综合征,当这些患者出现不明原因的呼吸、心率的改变,血压偏低、神志变化、尿量减少,尤其出现过休克时,就应警惕 MODS 的发生。在积极病因治疗的同时应进一步地深入检查,逐一查找原因。

2. 及时进行更详细的检查　当怀疑患者可能出现 MODS 时,除进行如血常规、尿比重、心电图、胸部 X 线片和中心静脉压测定等常规检查外,还应尽快做特异性较强的检查,如血气分析、肝肾功能监测、凝血功能检查、CT、MRI、Swan-Ganz 导管中心静脉压监测等,以便能及早作出正确的估计、诊断和鉴别诊断。

3. 任何危重患者应动态监测心脏、呼吸和肾功能　由于 MODS 的表现可以是渐进的,也可能较隐晦,往往被原发病掩盖,因此,一些较明显的表现变化就应加以注意。临床上容易监测的是心脏、呼吸和肾功能,心动过速、呼吸加快、发绀、尿少等较容易被发现,如按常规治疗不能有效改善症状,就应注意是否已发生 MODS。

4. 及时观察其他器官的变化　当某一器官出现功能障碍时,要及时注意观察其他器官的变化。MODS 多数是序贯出现的。如只着眼于出现症状的器官,容易遗漏 MODS 的发生。因此,一旦某一器官功能障碍,应根据其对其他系统器官的影响、病理连锁反应的可能性,检查有关的病理生理改变。

5. 熟悉 MODS 的诊断指标 器官功能障碍与衰竭是疾病的不同阶段,器官功能衰竭较容易诊断,但难以治愈。如果 MODS 处在发展阶段,有较大的治愈可能。因此,应熟悉 MODS 的诊断指标,以早期、及时诊治 MODS。如在有肝功能异常伴大量腹水时就应作出肝功能障碍的诊断,不一定要有深度黄疸;如肺功能障碍不应到出现呼吸困难,而在呼吸加快、血气分析 PaO_2 降低,需辅助呼吸时就应作出诊断。

三、治疗

由于对 MODS 的病理过程缺乏有效的遏制手段,该病尚有相当高的死亡率。因此,如何有效预防其发生是提高危重患者救治成功率的重要措施。MODS 的治疗原则为积极治疗原发病、抗感染、器官功能支持等。

(一)积极治疗原发病

无论是否发生 MODS,为抢救患者的生命,原发病均应予以积极治疗。只有控制原发病,才能有效预防和治疗 MODS。如发生大面积的创伤时,立即清创、及时补充体液、防止感染,就容易防止和发现可能出现的肾功能障碍。

(二)重点监测患者的生命体征

生命体征是最容易反映患者器官或系统变化的征象,如果患者呼吸快、心率快,应警惕发生心、肺功能障碍,血压下降肯定要考虑周围循环衰竭。对可能发生 MODS 的高危患者,应进一步扩大监测的范围,如中心静脉压、尿量及比重、肺动脉压、心电图改变等,可早期发现 MODS。及早纠正低血容量、组织低灌流和缺氧。

(三)限制性液体复苏

休克后的黄金 1 小时快速救治中,限制性液体复苏可显著降低失血性休克患者的出血量,稳定血流动力学,保证心、脑、肾等重要脏器的血流灌注,减轻血液的过度稀释与酸中毒,降低血浆的 TNF-α 和 IL-2 水平,改善预后。

(四)器官功能支持疗法

1. 心肺支持 对于体液复苏后仍存在低血压的患者可使用去甲肾上腺素等血管收缩药物。对于发生急性呼吸窘迫综合征的患者,以氧疗和机械辅助通气治疗为主。

2. 血液净化治疗 持续性血液净化治疗是缓慢连续清除体内水和溶质的一组治疗方式,能够使 MODS 患者达到等渗清除水分、降低体温、提供营养支持、稳定血流动力学等目的。

3. 营养支持治疗及免疫调理治疗 当发生 MODS 时,机体处于严重应激状态,能量消耗明显增加,短期内出现负氮平衡和低蛋白血症,免疫功能和体重迅速下降。营养支持可使患者早期补充热量和蛋白质,减少负氮平衡,纠正高代谢反应,减少并发症的发生。肠内营养可防止肠道细菌的移位。合并应用谷氨酰胺和生长激素,包含有精氨酸、核苷酸和 ω-3 多不饱和脂肪酸的肠内营养剂等,可增强免疫功能、减少感染性并发症的发生。对难以控制的全身炎症反应综合征,增强免疫功能可能有利于防止该综合征的加剧,如应用胸腺素、人体免疫球蛋白等。

(五)抗感染治疗

感染是引起 MODS 的重要病因,防治感染对预防 MODS 有非常重要的作用。对可能感染或者已有感染的患者,在未查出明确感染微生物以前,必须合理使用广谱抗生素或联合应用抗生素药物。对明确的感染病灶,应采取各种措施使其局限化,及时做充分的外科引流,以减轻脓毒症。当发热、白细胞明显升高，但没有发现明确感染灶时，应做细致的全身理学检查、反复做血培养、采用能利用的各种辅助检查寻找隐藏的病灶。维持各种导管的通畅，加强对静脉导管的护理，并加强无菌操作。

（六）及早治疗首先发生功能障碍的器官

MODS 多从一个器官功能障碍开始，连锁反应导致更多器官的功能障碍。治疗单个器官功能障碍的效果胜过治疗 MODS。只有早期诊断器官功能障碍，才能及早进行治疗干预，阻断 MODS 的发展。

第五节　血栓栓塞性疾病

血栓栓塞性疾病是各种内在和外在因素导致动脉和静脉血管内血栓形成和（或）栓塞并导致组织和器官功能受损的病理过程。血栓栓塞性疾病包括动脉血栓栓塞性疾病和静脉血栓栓塞性疾病。

一、病因病理

血栓栓塞性疾病的病因即血栓的形成。现在认为血栓属于中医学所说的"瘀血"。

1. 血管内膜的损伤　正常血管内膜的内皮细胞为单层细胞薄膜屏障，具有抗凝和促凝两种功能。在生理情况下以抗凝作用为主。创伤导致内皮细胞损伤后，局部薄膜屏障破坏，使其抗凝功能降低，易导致血栓形成。

2. 血流动力学改变　创伤后常伴失血、失液，机体为保证生命器官的血液供应和维持血流动力学平衡，通过自身各系统的调节导致选择性的血管收缩，而这种选择性血管收缩可以严重降低毛细血管内压和血流，致使血流缓慢或涡流形成，增加了血小板与血管内皮接触和黏附的机会，易导致血栓形成。

3. 血液凝固性增高　在创伤后由于严重失血，血液中补充了大量幼稚的、新生的血小板，其黏滞性高，易发生黏集；而且其他凝血因子如Ⅻ、Ⅶ、凝血酶原及纤维蛋白原的含量也增多，从而增加了血栓形成的机会。

血栓形成常是上述几个因素共同作用的结果。

二、临床表现与诊断

（一）临床表现

1. 血栓性浅静脉炎　血栓性浅静脉炎多发生于四肢浅表静脉，如大、小隐静脉，头静脉或贵要静脉。急性期时患者局部疼痛、肿胀，沿受累静脉的行径可摸到一条有压痛的索状物，其周围皮肤温度增高、稍红肿。一般无全身症状。

2. 下肢深静脉血栓栓塞　静脉血栓形成的患者中有相当一部分并无症状，当血栓导致血管壁及其周围组织炎症反应，以及血栓堵塞静脉管腔，造成静脉血液回流障碍后，依据病变程度不同，可出现不同的临床表现，如疼痛、肿胀、浅静脉曲张，甚至出现股青肿（下肢深静脉严重淤血）和股白肿（伴有下肢动脉持续痉挛）。

3. 肺栓塞的临床表现　临床症状主要取决于栓塞的部位、范围、发生和发展的速度以及以往心肺功能状态，可出现呼吸困难、胸痛、胸闷、晕厥、咳嗽、咯血、焦虑等症状。

4. 动脉栓塞的临床表现 动脉栓塞的症状和体征及其严重程度,取决于缺血持续时间和侧支循环的代偿情况,可出现患肢疼痛、麻木、皮肤苍白、功能活动障碍、脉搏消失等症状。

5. 脑栓塞的临床表现 脑栓塞起病急,在数秒钟内即可达顶峰,一般无先驱症状。多数患者的症状局限于大脑中动脉供血区的范围内,临床局灶性损害症状随受累血管的不同,出现相应血管综合征的表现。严重脑栓塞患者常导致大面积脑梗死,并伴有广泛脑水肿,导致昏迷、持续抽搐、高热,最终发生脑疝而死亡。多数脑栓塞患者伴有原发病的症状,如心脏病、肺部疾病等。

(二) 诊断

1. 血栓性浅静脉炎一般无须特殊检查,根据临床表现可以确诊。

2. 下肢深静脉血栓栓塞的诊断

(1) 依据病史和临床表现。

(2) 实验室检查:尤其注意血小板计数,血浆 D- 二聚体测定。酶联免疫吸附法(ELISA)检测,血浆 D- 二聚体 >500μg/L 对诊断急性下肢深静脉血栓有重要参考价值,凝血功能测定也有一定参考价值。

(3) 彩超:彩超在检查诊断下肢深静脉血栓的敏感性和特异性均较高,可用于下肢深静脉血栓的筛选和动态监测。在急性血栓形成的初期,彩超就可发现其血流改变呈"暴风雪征"。彩超检查时,正常静脉被探头压迫后管腔可消失,而含有血栓的静脉被压迫后管腔不消失且腔内回声增强。彩超对股静脉、腘静脉血栓的检出率较高,对小腿深静脉血栓的检出率较低;受肠内气体和空腔脏器干扰,对髂静脉血栓彩超有时较难检出。

(4) 静脉血管造影:目前仍是诊断下肢深静脉血栓的"金标准",但其是一种有创性检查,且花费高。

(5) 其他:加压静脉超声(CUS)、下肢静脉 CT 血管成像(CTV)、下肢静脉 MR 血管成像(MRV)等。

3. 肺栓塞的诊断 出现以下情况应考虑肺栓塞的可能:

(1) 难以用基础肺部疾病解释的呼吸困难。

(2) 呼吸困难加重或创伤后呼吸困难、胸痛、咯血。

(3) 不明原因的晕厥或休克。

(4) 既往高血压,创伤后不能用出血解释的血压下降。对长期卧床等有下肢深静脉血栓形成危险因素的患者,应高度警惕肺栓塞的可能。

诊断肺栓塞主要的辅助检查方法有肺通气 - 灌注扫描、肺动脉造影(PA)、胸部 X 线片、心电图、动脉血气分析、CT、磁共振、血浆 D- 二聚体(D-dimer)等。

4. 动脉栓塞的诊断

(1) 临床表现:患者突然发生的肢体缺血征象,疼痛、苍白、感觉异常和运动障碍。

(2) 超声波检查:多普勒超声波检查能准确判断动脉栓塞的部位,当探头从体表近端动脉位置向栓塞处移动时,发出声音信号增强,越过栓塞部位时,发出钝而沉闷声或寂然无声。

(3) 增强螺旋 CT:对于较大的动脉栓塞,增强螺旋 CT 能较直观准确地显示栓塞的部位和病变范围。

(4) 磁共振血管造影(MRA):MRA 能直观、准确地显示栓塞部位及病变性质,对于判断栓塞动脉远端的开放情况非常有帮助。

（5）动脉血管造影：目前动脉血管造影仍然是测定血栓位置的最准确方法,但具有创伤性。

5. 脑栓塞的诊断 根据急骤起病、有局灶性脑损害症状和明显的原发病病史或栓子来源,一般诊断并不困难。除病史外,头颅 CT 或 MRI 检查对诊断有很大帮助。

三、治疗

1. 抗血小板药物

（1）阿司匹林：目前一般主张小剂量,成人常用量为 50~100mg,每 24 小时 1 次,口服。小剂量阿司匹林口服时,副作用少。长期服用时对消化道有刺激性,如食欲缺乏、恶心等,严重时可致消化道出血。消化性溃疡者慎用。

（2）双嘧达莫：成人应用剂量为 25~50mg,口服,每日 3 次;也可用 200~400mg/d 加生理盐水或 5% 葡萄糖注射液静脉滴注。不良反应主要是头痛、眩晕、轻度胃肠道反应等,静脉滴注时尤为明显。

（3）二磷酸腺苷（ADP）受体拮抗剂：硫酸氢氯吡格雷片,常用剂量为每天 75mg,口服。常见的不良反应有皮疹、腹泻、腹痛等,与阿司匹林相似。

2. 抗凝治疗

（1）肝素：小剂量,24 小时成人用量为 6 000~12 000U,每 8~12 小时分次用。中剂量,24 小时总量为 20 000U 左右,持续静脉滴注或每 4~6 小时分次给药。大剂量,比中剂量增加 1 倍左右,需监测凝血功能。不良反应主要包括过敏反应如荨麻疹等,出血,血小板减少等。

（2）口服抗凝药：主要是香豆素类衍生物、直接Xa 因子抑制剂、直接凝血酶抑制剂和茚二酮衍生物。香豆素抗凝剂常用的有双香豆素、双香豆素乙酯、醋硝香豆素等,直接Xa 因子抑制剂常用的有利伐沙班、阿派沙班、艾多沙班等,直接凝血酶抑制剂以达比加群酯为代表。茚二酮类抗凝剂已少用。

3. 溶栓治疗 可用尿激酶（UK）、链激酶（SK）、克栓酶及组织型纤溶蛋白酶原激活剂（t-PA）等,临床上常用尿激酶,一般剂量为 20 万 ~40 万 U/d,溶于低分子右旋糖酐或 5% 葡萄糖注射液 250~500ml 静脉滴注,每日 1 次,共 5~7 天。

4. 手术治疗

（1）介入放射学手术,根据要求利用不同功能的导管粉碎或取出栓子。

（2）外科手术取栓术。

第六节 创伤后感染

创伤后感染是指各种机械因素引起人体组织或器官的破坏后,致病微生物进入人体,破坏机体防御功能并生长繁殖,人体由此而产生局部或全身炎症反应。

一、病因病理

创伤感染的发生,取决于三个因素:全身与局部因素、病原菌因素和环境因素。

（一）全身与局部因素

创伤后的全身反应、休克程度,影响到正常体液与细胞的防御功能,与感染之间有着密切的内在联系。机体的防御功能状态对创伤感染的发生和发展起着十分重要的作用,创伤可削弱免疫功能,创伤越重,造成的免疫紊乱越严重,持续时间也越长。严重创伤引起的全身性感染是引起脓毒症、脓毒性休克和多器官功能障碍的重要因素,也是创伤后引起死亡的主要原因。

创伤感染的局部因素特别突出。创伤所致的局部生理屏障的损害,创伤局部的血凝块、失活组织、异物、无效腔等的存在,为细菌的生长繁殖提供了适宜的环境;创伤水肿所形成的局部张力,将影响到局部血液循环;空腔脏器的破裂,更使大量常驻的微生物直接散布。局部组织血供障碍,降低了组织的抗感染能力,也影响了吞噬细胞和体液免疫因子进入伤口周围组织,使感染更易发生。

（二）病原菌因素

开放性创伤常有细菌污染,污染源多来自患者自身的皮肤、衣服与环境、致伤物等,随后的污染可发生在治疗过程的任何时候。细菌污染伤口后,有一个定植、生长繁殖的过程,称为潜伏期,一般需 6~8 小时,才能形成感染,这个阶段是进行清创的"黄金时期"。不同种类的细菌有不同的致病性或毒力,毒力越大,越容易引起感染。伤口中细菌数量的多少对感染的发生、发展和转归有重要影响。污染细菌数量越多,感染的机会越多,程度也越重。

（三）环境及其他因素

环境因素如炎热的气候、潮湿的环境、坑道内污浊的空气,都能促进化脓性感染的发生。早期外科处理不当,清创不及时,不彻底,异物未清除,无效腔未消灭,引流不通畅,特别是不适宜的一期缝合,是促发感染的医源性因素。术后护理不当,无菌技术不严,也能造成继发性感染,即交叉感染。

二、临床表现与诊断

（一）创伤后化脓性感染

1. 临床表现 伤口疼痛,周围组织肿胀,伤口附近皮肤发红发热,局部压痛,创面覆盖有不同数量和颜色的脓性渗出物或坏死组织。在局部感染形成的同时,有体温升高等不同程度的全身反应。

2. 诊断要点 根据临床症状和体征进行诊断。如果创面或创口没有明显的脓性渗出物形成,可做细菌培养计数,细菌感染的临界数目为每克组织或每毫升血液中有 10^5~10^6 个细菌,如从血液中培养出活菌,可诊断为菌血症。

（二）创伤后厌氧菌感染

1. 临床表现 大多数厌氧菌都能在感染局部产生气体,其中以产气荚膜杆菌产生气体最多。感染组织的分泌物有腐败性臭味。

2. 诊断要点

（1）创伤后厌氧菌感染的诊断依据为细菌培养。培养的整个过程都要保持它的厌氧性,任何一个环节的失误都可能导致整个实验诊断的失败。下列情况应考虑厌氧菌感染的可能:①感染灶有腐败恶臭的分泌物或培养物产气;②常规需氧菌培养为阴性,但涂片染色见大量形态一致的细菌;③感染后用广谱的氨基糖苷类抗生素治疗无效者。

（2）由于厌氧菌的培养需 3~7 天,而且对取样及培养基的要求很严格,阳性率低,不能及时为临床治疗提供细菌学诊断依据,因此对创伤后厌氧菌感染进行快速鉴定及快速诊断很有必要。

（3）应用直接或间接免疫荧光法、免疫酶标组化法均可在数小时内对感染的厌氧菌做出快速的诊断；应用全自动微生物诊检系统（AMS）可快速鉴定厌氧菌。

（4）气相色谱法（gas phase chromatography）为当前国内外大医院开展的一项新技术，是一种有效可靠的分析方法，具有简便、灵敏、高效、快速等优点，该方法从收取标本1小时内就可做出初步诊断，且与厌氧菌培养符合率可达90%。

（三）创伤后脓毒症

1. 临床表现　临床发作较隐匿，发热、思维混乱、一过性低血压、尿量减少或不明原因的血小板减少。如延误治疗，可迅速发展为呼吸衰竭或肾衰竭，凝血系统异常，无反应性低血压。常见的感染灶为肺脏、腹腔、泌尿道以及原发病灶所致的菌血症。

2. 诊断要点　宿主内存在感染又同时出现以下两个或两个以上体征：

（1）体温 >37℃ 或 <36℃。

（2）心率 >90 次 /min。

（3）呼吸急促，频率 >20 次 /min，或过度换气，$PaCO_2$<4.3kPa（32mmHg）。

（4）外周血白细胞计数 >$12×10^9$/L 或 <$4×10^9$/L，或未成熟细胞总数 >0.10。

（四）创伤后破伤风

1. 临床表现　潜伏期，大多为5~14天，潜伏期越短，预后越差。前驱症状为全身乏力、头晕、头痛、烦躁不安、咀嚼无力、局部肌肉紧张、扯痛、张口不便、反射亢进等。典型症状是在肌紧张性收缩（肌强直、发硬）的基础上，阵发性强烈痉挛，通常最先受影响的肌群是咀嚼肌，顺序为面部表情肌、颈、背、腹、四肢肌，最后为膈肌。由于面部肌肉的持续性收缩可出现张口困难（牙关紧闭）、蹙眉、口角下缩、咧嘴"苦笑"、颈部强直、头后仰；背腹肌同时收缩，因项背部肌肉较腹部肌肉强大，躯干因而扭成弓形，形成"角弓反张"或"侧弓反张"；膈肌受影响时，可使呼吸困难或停止呼吸。任何轻微的刺激如光、声、震动、饮水、注射等都可引起强烈的痉挛发作。每次发作时间长短不一，短的仅几秒，长的可达数分钟，患者意识始终清楚。病程一般为3~4周，但治愈后的较长时间内，仍可出现某些肌群的紧张和反射亢进现象。常见并发症为肺不张和肺炎，50%~70% 患者的死亡原因为肺炎。

2. 诊断要点　破伤风症状较典型，根据临床表现，诊断一般并不困难。凡有外伤史，不论伤口大小、深浅，如果伤后出现肌肉紧张、扯痛、张口困难、颈部发硬、反射亢进等，均应考虑破伤风的可能。诊断时应注意与脑膜炎、低钙性抽搐、狂犬病、癔症和精神病、士的宁中毒，以及吩噻嗪、甲氧氯普胺等引起的张力障碍性反应等相鉴别。

（五）创伤后气性坏疽

1. 临床表现　伤口局部剧痛是最早出现的症状。早期感伤肢沉重，以后由于气体和液体迅速浸润组织致压力增高而出现胀裂样剧痛，用止痛药无效。周围组织水肿，皮肤苍白、紧张和发亮，皮肤表面可出现大理石样斑纹。伤口中有大量恶臭味的浆液性或血性渗出物，并出现气泡。触诊肢体有捻发音。伤口肌肉大量坏死，呈黯红色，无弹性，切割时不收缩、不出血，最后呈黑色腐肉。在局部症状出现不久，患者就出现口唇皮肤苍白，脉快无力，表情淡漠，神志恍惚，烦躁不安，呼吸急促，节奏不整，体温与脉搏不成正比，体温不高但脉搏很快。以后由于毒血症加重，体温可高达40℃以上，进而昏迷，严重贫血并发生多器官衰竭。

2. 诊断要点　伤口周围有捻发音、伤口渗出液涂片可见革兰氏阳性短粗杆菌、X线平片检查发现肌群内有积气阴影。也可采用间接免疫荧光法进行早期诊断。

三、治疗

(一) 清创

创面,尤其是开放创面一般都有污染,同时由于切口内存在异物、凝血块、坏死组织等,为各种微生物生长繁殖提供了最佳的场所,是创伤感染的重要途径。因此,合理清创对于防止创伤感染至关重要。原则上越早越好,通常在创伤后 6~8 小时内进行。对于化脓性创口,充分切开引流;在感染被控制后,进行二期缝合,或用植皮、邻近皮瓣转移等方法,尽早闭合创面。对于厌氧感染,应彻底清除坏死组织,引流脓液及排出气体,消除管道的梗阻,改善局部血液供应,提高组织内的氧张力,从而创造不利于厌氧菌生长的环境。创伤后气性坏疽诊断一经确立,应立即手术,彻底地清创引流、最大限度地切除坏死组织和切开筋膜减压是治疗的关键。

(二) 抗生素应用

抗生素是防治创伤后感染的有效手段。以下情况通常建议给予抗生素预防性治疗:

1. 所有污染或脏的伤口。

2. 所有涉及肠道、肺和尿道的外科手术或伤口。

3. 虽为干净伤口,但其部位的感染十分危险,如神经外科和心血管手术。

4. 免疫抑制患者,一般创伤后 2 小时内给予抗生素效果最好。

创伤患者的抗生素合理应用尤为重要。对于创伤后化脓性感染,应用广谱抗生素,然后根据分泌物的细菌培养和药物敏感试验结果,选用有效抗生素。以甲硝唑为代表的硝基咪唑类化合物对厌氧菌具有选择性杀菌效果,效力强、抗菌谱广、耐药菌少、安全,且能穿透血 - 脑脊液屏障,故目前被公认为抗厌氧菌感染的最有效药物。针对常见的肠道移位菌,短期全身性应用抗生素,对肠源性感染具有预防和治疗感染的双重意义,目前较普遍采用多黏菌素 E、妥布霉素和两性霉素 B 三者联合使用。

(三) 肠源性感染的预防

由于创伤后肠道黏膜屏障极易受损,使肠道成为最重要的内源性感染源,因此保护胃肠及其黏膜,应是防止创伤感染的有效措施之一。钙通道阻滞剂(如硫氮唑酮)、前列腺素 E 类、氧自由基清除剂(如过氧化氢酶、二甲基亚砜、别嘌醇等)均能有效地阻止创伤后肠道黏膜结构和功能的损害。

(四) 拮抗细菌内毒素

目前大多数抗生素不仅不能中和、灭活内毒素,而且可促进内毒素从被杀灭的细菌细胞壁上大量释放入血,加重脓毒血症反应,因此单纯抗生素难以达到有效防治感染发生和发展的目的,而采用针对内毒素的拮抗治疗,对提高创伤感染的治愈率有重要作用。拮抗内毒素的方法目前主要有三种:内毒素抗血清、内毒素单克隆抗体和重组杀菌性通透性增强蛋白质,目前应用于临床的有 E5(针对内毒素类脂 A 的鼠 IgM 抗体)、HA-IA(针对内毒素核心糖脂的人单克隆抗体)。

(五) 其他

阻断或削弱介质的作用,对于有效控制感染是十分必要的。目前拮抗炎症介质等有害物质的药物主要有:糖皮质激素、肿瘤坏死因子 -α 抗体、缓激肽抑制剂等。粒细胞 - 集落刺激因子、静脉内免疫球蛋白等能降低促炎细胞因子释放、增加抗炎介质的产生,从而恢复免疫功能,增强机体的防御功能。抗凝血治疗,如应用低分子肝素、尿激酶、抗凝血酶Ⅲ、活化蛋白 C 等可改善凝血功能,提高脓毒血症患者的存活率。

（邬学群）

复习思考题

1. 休克病理共分几期?
2. 简述休克指数的分级。
3. 挤压综合征患者为何不可抬高患肢?
4. 治疗挤压综合征的关键是什么?
5. 挤压综合征为什么要用碱性液体补液?
6. 血栓栓塞性疾病有几种临床表现?
7. 下肢深静脉血栓诊断的金标准是什么?
8. 肺栓塞的血栓大多来源于哪里?
9. 血栓栓塞性疾病的治疗药物有哪些,代表药物分别是什么?

扫一扫
测一测

◇◇◇ **第五章** ◇◇◇

颅 脑 创 伤

> **学习目标**
>
> 1. 掌握颅脑创伤的诊断和处理原则。
> 2. 熟悉颅脑创伤的检查和分类。
> 3. 了解颅脑创伤严重性的判断。

第一节　颅脑创伤的基本知识

一、病因病理

造成颅脑创伤的暴力可分为直接暴力和间接暴力两种。直接暴力是暴力直接作用于头部,在临床中占绝大多数;间接暴力是暴力作用于头部以外的脊柱或身体其他部位,再间接传递到颅底及其邻近的神经结构,这种损伤轻微,临床少见。

（一）直接暴力

1. 加速伤　加速伤是指运动着的物体（如木棒、铁器、石块等）直接打击在静止的头部所致的颅脑创伤。即运动物体使头部沿其打击力的作用方向加速运动,产生钝物撞击伤。在这种受力的方式下,脑损伤主要发生在受打击部位,因而称之为"冲击部位伤"或"加速伤"。

2. 减速伤　减速伤是指处于运动状态的头部撞击在静止的物体上（如跌倒或高处坠落头部撞击某物体上）而停止所致的颅脑创伤。在此种受力的方式下,脑损伤不仅发生在着力部位,也可发生在其对侧,因而称之为"对冲部位伤"或"减速伤"。

3. 挤压伤　挤压伤是指由两个相对方向的暴力同时作用于头部所产生的损伤。例如,头在两扇门或拉门与门框之间受挤压,婴儿头被产钳或工人头被机械钳所夹挤,倒地时头部被车轮轧过等。

（二）间接暴力

1. 传导伤　高处坠落时足或臀部着地,外力沿脊柱传导至颅底,因颅底仍处于惯性向下运动之中,两力对抗引起颅底部创伤,如枕骨大孔和邻近颅底部线形或环形骨折,延髓、小脑和颈髓上段的损伤等。

2. 挥鞭伤　外力引起躯干突然加速运动,由于惯性因素,头的运动落后于躯干,造成头部过伸、过屈或产生挥鞭样运动,或高速行驶的汽车突然急停,虽然身体停止了,但由于惯性因素头继续向前运动,使颈椎过度前屈,然后再过度后伸产生挥鞭样运动,可致颅颈交界处的延髓、脑干或颈髓损伤。

3. 胸部挤压伤 外力挤压胸部或胸腹部使胸内压升高,把胸内、右心房、上腔静脉内血液压向无静脉瓣的上半身静脉系统,特别是颈内静脉的反流冲击波,可在脑内产生出血点,而且在面、颈、胸、肩、臂等处也可见到弥漫性点状出血。

二、病史与检查

(一) 询问病史

主要应询问患者受伤当时情况和伤后表现及处理经过,若患者意识不清,或不能回忆当时的情况,应询问受伤时在场的目击者及护送人员或亲属。具体内容如下:

1. 受伤的时间 询问受伤确切的年月日和时间。

2. 致伤原因 应询问受伤的方式,如跌伤、打击伤、挤压伤、交通事故等。根据受伤原因,可判断受伤时头部所处的动、静状态。跌伤、高处坠落伤时头部处于运动状态,接触地面时突然静止,为减速伤。被打击时头部处于静止状态,着力后突然运动,为加速伤。

3. 暴力的大小 如为高处坠落伤,应询问高度和地面的硬度;如为交通事故,应询问车辆的速度和种类;如为打击伤,应询问是何种器物致伤,其重量、大小如何,可借此估计暴力的大小。

4. 着力的部位 暴力是作用于头部或身体其他部位,若直接作用于头部,是在头的前部、后部、顶部或侧方,因为着力部位不同所产生的脑损伤也不同,根据着力部位可以推断颅脑损伤的部位。

5. 受伤当时和伤后的表现 询问受伤当时患者的意识情况,有无昏迷,昏迷时间长短,有无昏迷 - 清醒 - 再昏迷或由清醒至昏迷的过程。伤后肢体能否活动,有无抽搐、呕吐。

6. 伤后的处理经过 询问伤后曾用过何种药物,用药的时间和剂量。例如脱水剂、镇静剂、抗生素、破伤风抗毒素和其他急救药物。有些药物能影响瞳孔或意识状态,对判断伤情极为重要。伤后曾进行过何种检查,如颅骨片、CT 扫描、脑血管造影等,检查结果如何,如伤口已缝合,应询问手术时的发现,如骨折、异物、脑组织有无溢出等,如能得到可靠的答复,对伤情的处理有很大帮助。

7. 伤前既往史 应询问有无高血压、精神病、癫痫、糖尿病、心脏病、头痛、易晕厥等病史,伤前是否有酒醉。如患者有昏迷,应询问是先有昏迷然后跌倒,抑或是先跌倒而后有昏迷,因为前者可能是脑卒中所致。

(二) 检查

1. 头部检查 应仔细检查头部,明确具体的受伤部位,观察是闭合还是开放。若为开放伤,应检查伤口污染情况,有无异物、骨折及碎裂的脑组织溢出等。此外,还应检查有无脑脊液鼻漏和耳漏,有无眼眶周围瘀血("熊猫眼")等颅底骨折的重要征象。

2. 全身检查 在检查头部伤的同时,千万不要忽略头部以外的其他身体部位的检查,因为颅脑损伤的患者经常合并身体其他部位损伤。如胸腹部、脊柱和四肢,若怀疑应做相应的辅助检查,以明确诊断。神经系统检查可对损伤的定位有一定参考价值。

3. 生命体征的检查 颅脑创伤可不同程度地影响血压、脉搏、呼吸和体温的变化,应及时检查并密切观察,对疾病的诊断和病情变化有一定帮助。若伤后出血量少但有休克表现者,应想到身体其他部位可能有合并伤。

4. 意识状态与瞳孔检查 颅脑创伤的患者绝大多数都有不同程度的意识障碍,且意识障碍也是颅脑创伤患者的重要症状之一。颅脑伤后瞳孔的检查至关重要,通过对瞳孔大小和对光反应的检查,是诊断颅脑创伤后颅内压升高和脑疝形成的简单、迅速而可靠的标志。

三、辅助检查

1. 颅骨 X 线拍片检查 主要用于检查有无颅骨骨折及其类型,有无颅内金属异物和其定位,骨折是否累及气窦或发生穿透性颅脑创伤而形成颅内积气。在伤员情况许可时,应常规拍摄颅骨正位、侧位、切线位(疑为凹陷骨折时)和汤氏位(疑为后颅凹血肿时)片。

2. 颅脑 CT 检查 由于 CT 具有很高的密度分辨力,它能迅速准确地显示出脑内、外损伤的部位和程度,如骨折和血肿的位置、大小、形态、范围、数量以及脑实质和脑室、脑池受压移位的情况,进而为临床诊断和治疗提供全面、准确的依据。目前已普遍成为颅脑创伤患者的首选检查方法。

3. 颅脑磁共振(MRI)检查 对于亚急性和慢性颅内血肿,尤其是 CT 检查为"等密度"的血肿,以及近颅顶或颅底和后颅窝等处 CT 检查比较困难的血肿的诊断,MRI 检查效果明显优于 CT。颅脑创伤患者一般病情都比较危急,而且常躁动不合作,不适宜进行较长时间的 MRI 检查。对于急性颅脑创伤的患者,仍以 CT 检查为首选。

4. 颅脑超声检查 颅脑超声检查主要根据脑的中线结构有无偏移,脑室有无扩大、受压或变形,脑实质的回声有无增强或减弱的团块影像等,来对颅内血肿、占位性病变、脑积水等疾病进行诊断的一种辅助检查方法。

5. 脑核医学检查 脑核医学检查可分为普通脑显像、脑功能发射计算机断层显像(ECT)和脑脊液间隙显像三种。其中 ECT 在临床上应用得比较多,其特点是不仅能显示脑组织的解剖形态变化,而且还可以显示脑功能的动态变化,如脑组织局部血流量、代谢、生理及病理等变化。通过这些变化能早期发现病变、作出诊断,而且对疾病的转归和预后也能作出一定的判断,这些特点 CT 和 MRI 难以做到。因此,颅脑损伤中的脑震荡、脑挫裂伤、脑干损伤、颅内出血及血肿、脑水肿和脑死亡以及损伤合并的脑脊液漏与脑萎缩后遗症等,均可进行核医学检查。

6. 腰椎穿刺 通过观察脑脊液内有无含血、颅内压是否升高,进而能对疾病的诊断和病情的进展提供有价值的帮助。

四、颅脑创伤的分类

颅脑损伤的分类主要是以伤后头皮、颅骨、硬脑膜和脑是否完整或向外界开放,分为开放性颅脑损伤和闭合性颅脑损伤两大类。开放性颅脑损伤又根据致伤物的性质不同分为火器性颅脑损伤和非火器性颅脑损伤两类。闭合性颅脑损伤根据暴力损伤头部组织结构的不同分为头皮伤、颅骨骨折、脑损伤和颅内血肿四类。平时多见闭合性损伤和少数锐器、火器所致的开放伤,战时则主要为火器性颅脑损伤。

(一) 开放性颅脑损伤

开放性颅脑损伤包括火器性颅脑损伤和非火器性颅脑损伤,此二类损伤可进一步划分如下:

1. 火器性颅脑损伤

(1) 头皮伤:主要损伤头皮软组织,颅骨保持完整。

(2) 颅脑非穿透伤:头皮损伤和颅骨骨折,但硬脑膜仍保持完整。

(3) 颅脑穿透伤:头皮损伤、颅骨骨折和硬脑膜破裂,脑也多遭到不同程度损伤。根据投射物作用于头部的方式或穿过组织的不同,可分为以下几种情况:

1) 非贯通伤:颅部仅有射入口,投射物存留于颅腔内。

2) 贯通伤:颅部有射入口和穿出口,投射物已飞失,见于枪伤。

3) 切线伤:投射物呈切线由颅部擦过,造成头皮、颅骨、硬脑膜和脑的损伤,创伤呈沟槽状。

2. 非火器性颅脑损伤

(1) 锐器伤:如刀、斧等所致的切伤,剑、矛和匕首等所致的戳伤,针、钉、锥等所致的刺伤。这类伤的特点是致伤物直接穿破头皮、颅骨、硬脑膜和脑,一般脑内没有或很少有头皮、头发和颅骨碎片,清创较为简单,感染发生率也低。

(2) 钝器伤:致伤物的头端不锐利,如竹筷、铁棍、木棒、瓦片和石块等,致伤物常经颅骨薄弱处或婴幼儿头部穿入颅内,致伤物常将头皮、头发、帽子和颅骨碎片带入脑伤道内,清创术比较复杂,颅内感染发生率也较高。

(二) 闭合性颅脑损伤

1. 头皮伤　分为头皮挫伤和头皮血肿。

2. 颅骨骨折　包括线形骨折、凹陷骨折、粉碎骨折和颅底骨折等。

3. 脑损伤　分为脑震荡和脑挫裂伤。

4. 颅内血肿　分为硬脑膜外血肿、硬脑膜下血肿、脑内血肿和脑室内血肿。

五、颅脑创伤的治疗

(一) 体位

颅脑创伤的患者应卧床休息,头颅抬高 15°~30°,有利于降低颅内压,而不影响脑灌流及心脏指数。深昏迷及呕吐者取侧卧位,以免误吸。

(二) 人工气道的建立

迅速建立人工气道和维持有效的肺泡通气,纠正低氧血症,是早期处理颅脑创伤患者的重要措施之一。对昏迷患者应及早行气管内插管,保持上呼吸道通畅,以改善通气与给氧,同时可行机械通气治疗。

(三) 脱水

脱水是治疗脑水肿、降低颅内高压的主要方法。常用的脱水药物有两类。

1. 渗透性脱水药　此类高渗性药液可以提高血液渗透压,造成血管内与脑组织和脑脊液的渗透压差,使脑组织和脑脊液的水分转移到血液中,引起脑组织脱水而降低颅内压。临床常用的药物是甘露醇,一般的用法是 20% 甘露醇 125ml 静脉滴注,每 8 小时 1 次。

2. 利尿性脱水药　可使尿量增加,体内脱水,脑组织也随之脱水,从而降低颅内压。临床上常用的利尿药为呋塞米,用法是每次 40mg 静脉注射或肌内注射,一般常与渗透性脱水药甘露醇合用以增加疗效。甘露醇作用迅速,用药后 15 分钟颅内压即开始下降,而呋塞米多在用药 1 小时后发挥作用,两者联合应用能延长降压时间。

（四）激素的应用

激素对脑水肿有良好的治疗效果，适用于广泛性脑挫裂伤、原发性脑干伤、下丘脑损伤、创伤性脑水肿及合并创伤性休克的患者。临床常用的药物是地塞米松，其用法是每次20~40mg，加入液体静脉滴注，每日 2 次。

（五）抗休克并维持水、电解质及酸碱平衡

严重创伤的患者应注意监测生命体征和水、电解质及酸碱平衡情况，若发现有低血容量性休克，水、电解质及酸碱平衡紊乱，应及时纠正。

（六）抗生素的应用

无论开放性与闭合性颅脑创伤，均需及早使用抗生素以预防感染。应注意选择既能通过血 - 脑屏障，又对细菌敏感的抗生素。抗菌药物的剂量应适当增大，以便提高其在脑脊液和脑组织中的浓度。对开放性颅脑创伤的患者，应常规行破伤风抗毒素 1 500IU 肌内注射。

（七）控制癫痫发作

颅内血肿、凹陷骨折和脑局灶损害均可诱发早期癫痫，凡颅脑外伤后初期有癫痫发作者，应及早用药加以控制，以免加重神经功能损伤甚至死亡。临床一般常用苯妥英钠，每天300~400mg 肌内注射。

（八）巴比妥治疗

由于巴比妥类药物有清除自由基、降低脑代谢率的作用，并能使脑血管收缩，增加血管阻力，使血液流向脑缺血区而改善缺血和缺氧情况。适用于常规方法无法控制的颅内高压的重型颅脑创伤患者。临床上常用戊巴比妥钠或硫喷妥钠。

（九）应用神经营养制剂

此类药物种类较多，如谷维素、ATP、细胞色素 C、辅酶 A 和胞磷胆碱等均可应用，以加强脑细胞代谢，改善脑细胞功能，促进患者意识恢复。

（十）人工冬眠低温治疗

人工冬眠与低温合用称为人工冬眠低温疗法。具体方法是将氯丙嗪、异丙嗪和哌替啶等药物注入患者体内，使患者进入昏睡状态，在此基础之上进行物理降温，包括头部戴冰帽或在身体的主干动脉表浅部位放置冰袋、降低室温、减少被盖、体表覆盖冰毯或冰水浴巾等。一般体温降至肛温 32~34℃、腋温 31~33℃较为理想，持续 3~5 天或根据患者病情决定时间的长短。复温时先停止物理降温，继之停止用冬眠药物，让患者缓慢自动复温，最后逐渐清醒。

（十一）手术治疗

手术治疗目的是清除颅内血肿、异物、坏死的脑组织，修复硬脑膜，以及凹陷性颅盖骨骨折的复位等，进而降低颅内高压和防止脑疝的发生，最终达到挽救生命的目的。临床常用的颅脑创伤手术有清创术、颅骨钻孔引流术、颞肌下减压术和大骨瓣去除减压术等。

第二节 头皮创伤

一、头皮裂伤

（一）临床表现与诊断

头皮裂伤指损伤引起头皮完整性破坏，皮下组织断裂。多由锐器或钝性致伤物所致，锐器伤创缘整齐,裂口规则;钝器伤创缘参差不齐,形态多样或有部分组织缺损。如果帽状腱膜断裂,则创口裂开。头颅 X 线拍片检查无骨折。

(二) 治疗

1. 剪去周围头发,常规对创面进行清创、缝合、包扎。

2. 注射破伤风抗毒素。

3. 应用抗生素预防感染。

二、头皮撕脱伤

(一) 临床表现与诊断

头皮撕脱伤多因长发女性头发卷入转动的机器中,头皮受到强烈的牵扯所致。头皮自帽状腱膜下间隙全层撕脱,或者连同部分骨膜被撕脱。伤者常因大量失血和疼痛而发生休克。

(二) 治疗

1. 急救处理

(1) 立即用大块无菌棉垫、纱布覆盖创面,加压包扎。

(2) 建立有效循环,防止休克。

(3) 使用强镇痛剂止痛。

(4) 保护撕脱头皮,尽快在无菌、无水和低温密封下将撕脱头皮随同伤者一起送往有治疗条件的医院。

2. 具体治疗方法 应根据伤后时间和创面的创伤程度等情况采用不同的方法处理。如头皮撕脱不完全、残留蒂较宽或主要血管蒂保存、头皮血管血运良好,清创后将游离头皮剃去头发并消毒后原位缝合;如治疗完全撕脱、血液循环丧失或头皮撕脱、创缘血运较差,施行吻合血管的头皮植回;如头皮撕脱伤根据其条件无法再植或已失去急诊手术时机,可将撕脱头皮的皮下切除,做成全厚或中厚皮片植回;若伤后已久,创面已有感染或经上述处理失败者,可行创面清洁换药,待肉芽组织长出后再行邮票状植皮;若骨膜缺损较大,颅骨裸露,可在颅骨上间隔密集钻孔,直达板障,从板障骨松质长出的肉芽覆盖全部裸露颅骨后,再在肉芽表面全层植皮。

三、头皮血肿

(一) 皮下血肿

1. 临床表现与诊断 血肿体积一般较小,比较局限,张力高,疼痛剧烈,无波动,中心稍软,周边隆起较硬,易被误认为凹陷骨折。头颅 X 线拍片检查无骨折。

2. 治疗 早期可冷敷以减少出血和疼痛,2~3 天后可热敷以促进血肿吸收。

(二) 帽状腱膜下血肿

1. 临床表现与诊断 血肿较大,甚至可延及全头,不受颅缝限制,触之较软,有明显波动。婴幼儿巨大硬膜下血肿可引起贫血甚至休克。

2. 治疗 血肿较小者早期可采用冷敷、加压包扎,2~3 天后热敷,促进血肿吸收;若血肿较大,5~7 天后仍未吸收,可在局部麻醉下穿刺抽除积血,加压包扎。对已有感染的血肿,需切开引流。

（三）骨膜下血肿

1. 临床表现与诊断　常见于有产伤的新生儿或有颅骨线形骨折患者,是由骨膜剥离或颅骨板障出血聚积于骨膜与颅骨表面之间所致。因骨膜附着于颅骨缝,所以血肿一般不超越颅缝。但应注意可能伴有颅骨骨折。

2. 治疗　处理原则与帽状腱膜下血肿相同,但对伴有颅骨骨折者不宜强力加压包扎,以防血液经骨折缝隙流入颅内,引起硬脑膜外血肿。

第三节　颅骨骨折

颅骨骨折指颅骨受暴力作用所致颅骨结构改变。颅骨骨折的严重性不在于颅骨骨折本身,而在于颅腔内的并发损伤,其严重性要比骨折本身大得多。

一、线形骨折

（一）临床表现与诊断

1. 线性骨折发生率最高,如未合并颅内损伤,常无显著临床症状。

2. 骨折局部头皮有挫伤或血肿。

3. 头颅 X 线拍片和 CT 检查示颅骨骨折呈线状,边缘清晰、锐利。

4. 要注意与正常颅缝、血管沟、板隙静脉沟等鉴别。

（二）治疗

1. 单纯线形骨折无颅内压增高征象及脑部症状,不需特殊处理,但应注意密切观察。

2. 骨折线通过硬脑膜血管沟(如脑膜中动脉)、静脉窦(如横窦)时,应警惕是否发生硬膜外血肿。

3. 骨折线通过鼻旁窦或岩骨时,应注意是否有硬脑膜破裂产生脑脊液漏的情况。

二、凹陷骨折

（一）临床表现与诊断

1. 骨折局部有明显的软组织损伤。

2. 局部可触及颅骨下陷。

3. 颅骨 X 线拍片检查示颅骨骨折,骨折片内陷。

4. 头颅 CT 检查能更清晰地显示骨折凹陷深度和范围。

（二）治疗

1. 轻度凹陷骨折　骨折片陷下在 0.5cm 以内,且无颅内压增高及脑部症状,可不必手术,但应注意密切观察。

2. 凹陷骨折严重　如骨片深入脑内或脑室内,或有脑脊液漏,或疑有颅内血肿,应立即手术治疗。其目的在于整复骨折,解除骨片对脑组织的压迫,减少骨折移位造成颅内出血的可能,修补硬脑膜,减少癫痫的发生率等。

三、颅底骨折

颅底骨折的临床表现主要有耳、鼻出血或脑脊液漏、脑神经损伤和皮下或黏膜下瘀血斑。头颅 X 线拍片检查的价值有限,仅 30%~50% 能显示骨折线,其诊断主要依靠临床表现和 CT 检查,CT 不仅能显示骨折部位,还能发现颅内积气。按骨折的部位可分为前、中、后颅底骨折。

(一) 临床表现与诊断

1. 颅前窝骨折

(1) 骨折多累及额骨水平部(眶顶)和筛骨。

(2) 颅前窝发生骨折后,血液可向下浸入眼眶,引起球结膜下出血,及迟发性眼睑皮下瘀血,多在伤后数小时始渐出现,呈紫蓝色,俗称"熊猫眼",对诊断有重要意义。

(3) 颅前窝骨折累及筛窝或筛板时,可撕破该处硬脑膜及鼻腔顶黏膜,而致脑脊液鼻漏,使颅腔与外界交通,故有感染之虞,应视为开放性损伤。脑脊液鼻漏早期多为血性,呈淡红色。

(4) 可有嗅觉丧失和视力障碍。

2. 颅中窝骨折

(1) 骨折可累及蝶骨和颞骨。

(2) 血液和脑脊液经蝶窦流入上鼻道,再经鼻孔流出形成鼻漏。

(3) 若骨折线累及颞骨岩部,血液和脑脊液可经中耳和破裂的鼓膜由外耳道流出,形成耳漏。

(4) 颞骨岩部骨折常发生面神经和听神经损伤,而分别出现口角歪斜和听力障碍。

3. 颅后窝骨折

(1) 骨折常累及岩骨和枕骨基底部。

(2) 在乳突和枕下部可见皮下瘀血。

(3) 在咽后壁发现黏膜下瘀血、肿胀。

(4) 骨折线居内侧者可出现舌咽神经、迷走神经、副神经和舌下神经损伤,出现饮水、吞咽呛咳,伸舌偏斜等症状。

(二) 治疗

1. 颅底骨折如无合并颅内损伤,不需特殊处理,可密切观察病情变化。

2. 有出血及脑脊液漏时严禁填塞和冲洗耳或鼻腔,以免造成脑脊液逆流感染。

3. 避免用力咳嗽、打喷嚏和擤鼻涕,清醒者头宜取高位。一般不要腰椎穿刺,以免颅内压降低,液体逆流引起颅内感染。

4. 有脑脊液漏者应适当应用抗生素预防感染,并注射破伤风抗毒素。

5. 绝大多数患者伤后 2 周内漏液多能自行停止,如果超过 1 个月漏液仍未停止,可考虑手术探查修补。

6. 偶有颅底骨折并发严重鼻出血的患者,往往因大量出血来不及抢救而死亡。主要是颅底骨折伴有颅内颈内动脉损伤、颈内动脉海绵窦动脉瘤破裂以及海绵窦损伤出血所致。需紧急处理,否则死亡率极高。主要方法:在颈部压迫患侧颈动脉(即触及颈部搏动的大血管,用拇指将其压向后方的颈椎骨上),颈外动脉造影和栓塞,必要时床旁结扎颈外动脉。若鼻腔有出血点,采用填塞法止血;气管插管,消除气道内血液,保持呼吸道通畅;快速补充血容量。病情稳定后进一步检查处理。

第四节 脑 损 伤

一、脑震荡

脑震荡是指在头部受到打击后立即出现短暂脑功能障碍的一种最轻的脑损伤,临床表现为短暂性意识丧失、逆行性遗忘,以及头痛、恶心和呕吐等症状,清醒后检查无神经系统器质性损害表现,能迅速和完全恢复。

(一) 临床表现与诊断

1. 有头部外伤史。

2. 意识障碍 伤后立即发生意识障碍,轻者仅为一时神志恍惚,重者昏迷,持续时间不超过 30 分钟。清醒后不能回忆受伤当时及受伤前后的情况,患者刚清醒时常不知刚才所发生的一切,如受伤发生的时间、地点等。对伤前不久的事情也不能记忆,但对伤前越久的事,记得越清楚,称逆行性遗忘。

3. 头晕、头痛、恶心、呕吐等症状 头痛多为钝痛和胀痛,持续数日减轻,一般呕吐数次,而儿童呕吐较重,持续时间较长。

4. 神经系统检查无阳性体征。

5. 头颅 CT 或 MRI 检查无异常。

(二) 治疗

1. 注意观察伤情 最好在伤后留院观察和治疗,以免一旦发生颅内血肿,不能及时诊断和治疗。如不能留院观察,应告知患者亲友,密切观察患者意识情况,如有异常,应立即送医院复查。

2. 卧床休息 静养 7~14 天,病室要清静,减少外界刺激,做好解释工作,消除患者恐惧心理。

3. 对症支持治疗 对情绪不稳定的患者可给予镇静剂,对头痛的患者可给予镇痛剂,给予神经营养药物,有恶心、呕吐不能进食的患者可静脉输液,补充能量。

二、脑挫裂伤

脑挫裂伤是脑挫伤和脑裂伤的总称,是一种严重的脑组织器质性损伤,损伤程度较脑震荡重。临床表现大多为昏迷的时间较长、有神经系统定位体征及脑膜刺激征。伤情严重,若处理不及时,致残率和死亡率均很高。

(一) 临床表现与诊断

1. 有头部外伤史 如用锤子击打头部,从高处坠落头部撞击地面、木板等。

2. 意识障碍 脑挫裂伤发生的意识障碍,一般比脑震荡显著严重,而且时间较长。轻度表现为嗜睡或意识蒙眬,仅持续数分钟至数小时;重者可出现昏迷,持续数日、数周甚至更长时间。一般常以伤后昏迷时间超过 30 分钟为判定脑挫裂伤的参考时限。

3. 头痛、呕吐 头痛可局限于头部某一部位,亦可为全头痛。由于伴有蛛网膜下腔出血和不同程度的脑水肿,头痛的程度往往较重;如果伤后持续剧烈头痛、频繁呕吐,或一度好转后又加重,应考虑有颅内出血。呕吐可由于外伤时第四脑室底部呕吐中枢受到脑脊液的冲击,蛛网膜下腔出血对脑膜的刺激或前庭系统受刺激所致。

4. 瞳孔变化 轻度脑挫裂伤的患者一般无瞳孔的变化,若伤后立即出现一侧瞳孔散大,对光反应迟钝或消失,无明显的意识障碍和肢体功能障碍,多为脑挫裂伤合并原发性动眼神经损伤;若一侧瞳孔散大,对光反应迟钝或消失,并伴有意识障碍进行性加重及对侧肢体偏瘫者,是颞叶钩回疝的表现;若双侧瞳孔对称性缩小,颈项强直并有其他脑膜刺激征,且有发热、头剧痛,可由于脑挫裂伤伴较重的蛛网膜下腔出血时,双侧动眼神经受刺激所致;如瞳孔缩小如针尖,则可能有脑干损伤;若双侧瞳孔在伤后立即散大,对光反应消失并出现深度昏迷,四肢强直或四肢肌张力消失,出现生命体征显著变化者,多为广泛脑挫裂伤,发生脑水肿和颅内高压,已出现双侧小脑幕切迹疝,患者已处于危急状况。

5. 生命体征 轻中度脑挫裂伤一般无明显异常,严重脑挫裂伤可出现呼吸、脉搏、血压和体温变化。体温可因中枢调节失控而高达 40℃ 左右。

6. 神经系统体征 局灶性体征有偏瘫、失语、偏侧感觉障碍、同向偏盲和局灶性癫痫等。外伤性蛛网膜下腔出血、红细胞破坏后形成胆色质,引起化学性刺激致头痛加重、颈强直、克氏征阳性等。

7. 腰椎穿刺 脑脊液呈血性,颅内压增高。若颅内压明显增高时应警惕伴发颅内血肿。

8. 头颅 X 线拍片检查 可发现颅骨骨折。

9. CT 检查 表现为不规则的片状低密度水肿区内有斑点状高密度出血灶。病变广泛时则有明显的占位表现,可见到患侧侧脑室缩小、中线结构向对侧移位的征象。几天后出血灶开始吸收,高密度逐渐为低密度影代替,也可仅表现为局部或大面积的脑肿胀水肿的低密度区。还可清晰显示颅骨骨折。

10. MRI 检查 由于脑组织出血、水肿和液化,所以早期阶段 MRI 多显示 T_1 加权像低信号、T_2 加权像高信号。以后随着时间的推移,损伤的区域在 T_1 和 T_2 加权像上会出现高低混杂信号。

(二) 治疗

1. 对于脑挫裂伤患者,应密切注意观察患者的意识、瞳孔、肢体活动、生命体征等的变化,如疑有颅内血肿应及时复查头颅 CT,以免耽误治疗。

2. 轻度脑挫裂伤不需特殊处理,卧床休息 1~2 周,并给予相应的对症支持治疗(见"脑震荡");较为严重的脑挫裂伤要注意防治脑水肿,可给予吸氧、脱水、激素等治疗,并保持呼吸道通畅,液体量应限制在 2 000ml 左右。在没有过多失钠的情况下,生理盐水 500ml/d 即已满足需要,过多可促进脑水肿。对伤后早期就出现中枢性高热、频繁去脑强直、间脑发作或癫痫持续发作者,宜行冬眠降温及(或)巴比妥治疗。

3. 对昏迷患者应注意维持呼吸道畅通,对呼吸困难者可行气管插管;对呼吸道分泌物增多、呼吸困难、影响气体交换者应行气管切开。若预计患者于短期内(3~5 天)不能清醒时,宜早行气管切开,以便及时清除分泌物,减少气道阻力及无效腔。同时应抬高床头 15°~30°,以利于颅内静脉回流,降低颅压。

4. 对于有蛛网膜下腔出血剧烈头痛者,可每日或隔日行腰椎穿刺放出一定量的血性脑脊液,既可减轻头痛,又有预防或减少外伤性脑积水发生的作用。但腰椎穿刺对颅内压增高者有诱发脑疝的危险。因此,对严重脑挫裂伤处于脑水肿高峰期者,应慎重或禁忌行腰椎穿刺。

5. 脑挫裂伤伴发早期休克的患者除抗休克治疗外,还应该检查有无胸、腹脏器损伤和四肢、脊柱骨折及血管损伤等。

6. 手术治疗 原发性脑挫裂伤一般不需要手术治疗,但当有继发性损害引起颅内高压甚至脑疝形成时,则有手术之必要。对伴有颅内血肿 30ml 以上、CT 示有占位效应、非手术治疗效果欠佳时或颅内压监护压力超过 4.0kPa(30mmHg)时,应及时施行开颅手术清除血肿。对脑挫裂伤严重,因挫碎组织及脑水肿而致进行性颅内压增高,降低颅压处理无效,颅内压达到 5.33kPa(40mmHg)时,应开颅清除糜烂组织,行内、外减压术,放置脑基底池或脑室引流;脑挫裂伤后期并发脑积水时,应先行脑室引流,待查明积水原因后再给予相应处理。

第五节 颅 内 血 肿

颅脑损伤后颅内出血积聚于颅腔内某一部位,达到一定体积,产生脑受压和颅内压增高等临床症状,称为颅内血肿。

一、分类

(一) 按血肿在颅腔内部位分类

1. 硬脑膜外血肿 血肿位于颅骨内板与硬脑膜之间。

2. 硬脑膜下血肿 血肿位于硬脑膜下与蛛网膜之间的硬脑膜下腔内。

3. 脑内血肿 血肿位于脑实质内。

(二) 按血肿症状出现的时间分类

1. 急性血肿 伤后 3 日内出现症状者。

2. 亚急性血肿 伤后 3 日到 3 周出现症状者。

3. 慢性血肿 伤后 3 周以上出现症状者。

二、病因病理

当头部受到创伤时,因创伤机制不同,可引起不同类型的颅内血肿。头部处于运动状态下致伤(如坠跌伤等)者,枕颈部着力时,着力部位和对冲部位(对侧额颞部)均可发生血肿,着力部位一般为硬膜外血肿,而对冲部位的血肿远远多于着力部位,一般为硬膜下和脑内血肿。头部处于静止状态下致伤(如打击伤等)者,一般血肿多位于受力部位。额部着力者,无论头部处于静止还是运动状态,血肿多发生于着力部位,很少发生在对冲部位。

颅内血肿的病理变化主要包括以下几个方面:

1. 脑血流循环障碍 血肿的压迫造成局部障碍、脑水肿以及颅内压增高,均会影响到静脉回流,使脑血流淤滞,产生脑缺氧;在缺氧状态下,血管通透性增加,形成弥漫性脑水肿。同时颅内压的升高又使脑血流量不断减少,自然会产生严重的脑缺氧,加重了脑水肿的程度。

2. 脑脊液循环障碍 血肿增大产生的颅内压升高及颅内静脉压升高,必将引起脑脊液分泌增加和脑脊液回吸收减慢;与此同时,脑水肿会引起脑脊液下腔及脑池闭塞;脑疝形成后也会压迫中脑导水管。以上种种因素,均会使循环发生障碍而促使颅内压不断增高。

3. 脑疝形成 脑血液循环引起的脑水肿和脑脊液循环障碍引起的颅内压升高,均会导致脑疝的形成。脑疝压迫脑干使其发生缺血性改变,甚至软化,导致脑干功能衰竭而死。

总之,脑疝形成是颅内血肿的最终后果。倘若能迅速清除血肿,及时解除脑干受压,则可以使上述病理生理改变得以逆转;如果未能及时清除血肿,失去了治疗时机,上述因素将互为因果造成恶性循环,严重地损害脑干,最终患者将因脑干功能衰竭而死亡。

三、硬脑膜外血肿

硬脑膜外血肿是指出血积聚于颅骨与硬脑膜之间的硬脑膜外腔内。在颅内血肿中占30%,仅次于硬脑膜下血肿。大多属于急性血肿(86.2%),其次为亚急性(10.3%),慢性少见(3.5%)。可发生于任何年龄,但小儿少见。

(一)硬脑膜外血肿的出血来源及血肿部位

脑膜中动脉损伤引起出血者最多见,脑膜中动脉经颅中窝底的棘孔入颅后,沿脑膜中动脉沟走行,在近翼点处分为前后两支。此处骨折容易损伤脑膜中动脉主干,形成颞部大血肿。骨折损伤脑膜中动脉前支也较多见,血肿位于额部或额顶部。骨折损伤脑膜中动脉后支者较少见。因此,硬脑膜外血肿最多见于颞部、额部或顶部。矢状窦损伤可形成矢状窦旁血肿或跨过矢状窦的骑跨性血肿。凹陷骨折时板障血管出血,形成局部血肿。偶见的前额部着力,骨折损伤筛前动脉及其分支脑膜前动脉,可产生额极或额底部硬脑膜外血肿。枕部着力引起的线形骨折,血肿多位于后颅窝硬脑膜外,亦可产生枕极和后颅窝硬膜外的骑跨性血肿。

(二)临床表现与诊断

1. 头部外伤史 多为头部一侧着力致伤,颞部有头皮软组织肿胀,多合并有颅骨骨折,血肿部位与头皮软组织损伤及颅骨骨折部位一致。

2. 意识障碍 典型的表现为伤后一度昏迷,随后完全清醒或好转,但不久又陷入昏迷(一般≤24小时)并进行性加重(昏迷→清醒或意识好转→再昏迷)。由于硬脑膜外血肿患者的原发脑损伤一般较轻,所以伤后原发性昏迷的时间较短,出现中间清醒或中间好转期较多,伤后持续昏迷者少见。如为直径较大的脑膜中动脉主干或其前支出血,病情进展迅速,中间清醒期短,继发性昏迷出现较早。脑膜前动脉、脑膜中静脉、板障静脉及静脉窦损伤时,出血较为缓慢,中间清醒期较长,继发性昏迷出现较晚。

3. 颅内压增高 患者在昏迷前或中间清醒(好转)期常有头痛、恶心、呕吐等颅压增高症状,伴有血压升高、呼吸和脉搏缓慢等生命体征改变。

4. 瞳孔改变 颅内血肿所致的颅压增高达到一定程度,便可形成脑疝。当血肿增大引起小脑幕切迹疝时,表现为早期因动眼神经受到刺激,患侧瞳孔缩小,但时间短暂,往往不被察觉;随即由于动眼神经受压,患侧瞳孔散大,对光反应由迟钝而至消失;若脑疝继续发展,脑干严重受压,中脑动眼神经核受损,则双侧瞳孔散大。

5. 神经系统体征 由于血肿位于运动区和其邻近部位较多,故中枢性面瘫、轻偏瘫、运动性失语比较常见,位于矢状窦旁血肿可出现下肢单瘫,后颅窝硬膜外血肿可出现眼球震颤和共济失调等。

6. X线拍片检查 可显示颅骨骨折。硬脑膜外血肿多合并有颅骨骨折,骨折线经过脑膜中动脉或静脉窦沟。

7. CT检查 典型的表现为颅骨内板下方呈双凸形(或梭形)、边缘清楚的高密度影,其厚度约为0.5~5cm。多数脑室有局部受压移位改变(图5-1)。因为可计算出血量的多少,所以对治疗有重要的指导作用。骨窗像对骨折的诊断也较清晰明确。

8. 头颅 MRI 检查 血肿的形态与 CT 检查相同。急性血肿 T_1 加权图像上血肿的信号与脑实质的信号强度相等,血肿内缘可见低信号强度的硬脑膜,在 T_2 加权图像上血肿则呈现为低信号强度。亚急性和慢性期,在 T_1 和 T_2 加权图像上均呈高信号强度。

(三) 治疗

1. 手术治疗 急性硬脑膜外血肿原则上一经确诊就应争分夺秒进行手术,力求在脑疝形成前施行急诊手术,清除血肿,缓解颅内高压。可根据 CT 扫描所见采用骨瓣或骨窗开颅,清除血肿,妥善止血。对脑外伤时间过长或明显颅内压增高者,需行去骨瓣减压术。对少数病情危急,来不及做 CT 扫描等检查者,应直接手术室钻孔探查,再扩大成骨窗,清除血肿。

2. 非手术治疗 仅用于病情稳定的小血肿,即 CT 扫描所示血肿量 <30ml,中线结构移位 <1cm 者。且伤后患者意识障碍无进行性恶化,无神经系统阳性体征或神经系统阳性体征未见进行性恶化,可在密切观察病情的前提下,采用止血、脱水、激素等治疗。但特别需要严密动态观察患者的意识、瞳孔和生命体征变化,必要时复查头颅 CT。若发现病情恶化或血肿增大,应立即行手术治疗。

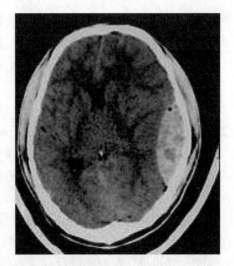

图 5-1 硬脑膜外血肿的 CT 扫描图像:左颅骨内板下方呈双凸形(或梭形)、边缘清楚的高密度影,左侧脑组织受压,脑中线向右移位

四、硬脑膜下血肿

硬脑膜下血肿是指出血积聚于硬脑膜与蛛网膜之间的硬脑膜下腔,是颅内血肿中最常见者,约占颅内血肿的 40%~50%。血肿多伴有严重的脑挫裂伤,故伤后表现与脑挫裂伤很相似,所不同的是进行性颅内压增高更为明显。容易发生脑疝,导致呼吸、循环功能衰竭。根据血肿出现的时间可分为急性、亚急性和慢性血肿,其中最常见的为急性血肿,其次为慢性血肿,亚急性血肿少见。

(一) 急性硬脑膜下血肿

1. 病因病机 急性硬脑膜下血肿主要因脑皮质挫裂伤灶中的静脉和动脉受损伤出血而致,常常发生在外伤着力部位以及对冲部位的颅骨骨折致脑表面的动脉或静脉破裂而形成硬脑膜下血肿。另一出血来源是脑表面的桥静脉,即脑表面浅静脉回流至静脉窦处被撕裂而形成硬脑膜下血肿,此类血肿多不伴有脑挫裂伤,但血肿较广泛地覆盖于大脑半球表面。

2. 临床表现与诊断

(1) 有较重的头部外伤史:根据头部着力点的不同,血肿分别出现在着力点或对冲部位。

(2) 意识障碍较重:伤后即出现昏迷,常呈持续昏迷,并进行性加重,中间清醒期多不明显,或有清醒期但持续时间很短。

(3) 颅内压增高较快:患者常有头痛剧烈,伴恶心、呕吐。

(4) 易发生脑疝:一侧瞳孔散大且固定,光反射消失,多为颞叶钩回疝。

(5) 脑膜刺激症状明显。

(6) 颅骨 X 线拍片检查:骨折发生率约占 50%,较硬脑膜外血肿的骨折发生率低。所以,无颅骨骨折的颅内血肿应考虑硬脑膜下血肿的可能性较大。

（7）头颅 CT 检查：典型的表现为颅骨内板下有新月形高密度影。由于硬脑膜下面为张力低的蛛网膜和充满脑脊液的蛛网膜下腔，故与硬脑膜外血肿相比，血肿不易局限，而范围较大且较薄。由于血肿范围广，又有较重的脑挫裂伤和脑水肿，虽然血肿厚度比硬脑膜外血肿薄，但占位表现重，脑室普遍受压，移位比硬脑膜外血肿明显，甚至脑室消失（图 5-2）。

（8）头颅 MRI 检查：血肿的形态与 CT 检查相同。急性血肿 T_1 加权图像上血肿的信号与脑实质的信号强度相等，不能分辨血肿与脑组织的界限。而 T_2 加权图像上病灶区信号略低，尤其以病灶的中心区明显。

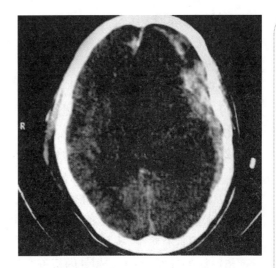

图 5-2 急性硬脑膜下血肿的 CT 扫描图像：左侧颅骨内板下方可见新月形高密度影，范围较大且较薄，左侧脑组织和脑室受压向右侧移位

3. 治疗

（1）手术治疗：一旦确诊应早期手术，清除血肿及碎裂、坏死的脑组织。手术方式有以下 3 种：

1）钻孔冲洗引流术。

2）骨窗或骨瓣开颅术：应用于钻孔探查发现血肿呈血凝块状，难以冲洗排出或有鲜血不断流出，或者血肿清除后，脑组织迅速膨起，颅内压又升高者。

3）颞肌下减压或去骨瓣减压术：适用于伴有严重脑挫裂伤的急性硬膜下血肿或并发脑肿胀时，虽经彻底清除血肿及碎裂的脑组织之后，颅内压仍不能缓解，脑组织依然膨隆者。

（2）非手术治疗：以下四种情况可作为非手术治疗的依据。

1）神志清楚，病情稳定，生命体征基本正常，症状逐渐减轻者。

2）颅内压低于 2.7kPa（20mmHg）者。

3）脑挫伤合并脑内多发性小血肿，或脑内单个或多个深部小血肿而不适于手术者。

4）伤后经一段时间才作出颅内血肿诊断，且伤后病情都在稳定状态者。

非手术治疗的方法除密切监测病情变化外，主要的措施是止血、使用脱水剂和皮质激素降低颅内压。

（二）亚急性硬脑膜下血肿

亚急性与急性硬脑膜下血肿相类似，但症状较轻，进展较慢，诊断和治疗可参考急性硬脑膜下血肿。但此时头颅 MRI 表现与急性期不同，亚急性期 T_1 和 T_2 加权图像上均为高信号强度。而 CT 则为等密度。

（三）慢性硬膜下血肿

慢性硬脑膜下血肿是指在伤后 3 周以上出现血肿症状者。仅有轻微的头部外伤史。损伤早期出血量少，不立即发生临床症状，经过 3 周以上的时间，由于血液的不断增加，才产生症状。好发于 50 岁以上老年人及儿童，由于老年人脑萎缩致使颅内空间相对增大，遇到轻微的惯性力作用时，脑组织在颅腔内的移动速度较大，使进入上矢状窦的桥静脉撕裂出血。血肿可发生于一侧或双侧，大多覆盖于额顶部大脑表面，介于硬脑膜和蛛网膜之间，形成完整的包膜。血肿增大缓慢,一般在 2~3 周之后,由于脑组织的直接受压或颅内压增高两种原因引起临床症状。部分儿童合并先天性前颞叶蛛网膜囊肿的患者,在轻微外伤后亦可发展为慢性硬脑膜下血肿。

1. 临床表现与诊断

(1) 有头部轻微外伤史:很多患者就诊时早已忘记头部外伤史,或因有精神症状、痴呆或理解力下降不能提供可靠病史。

(2) 头部外伤后,患者逐渐出现颅内压增高的症状,如头痛、头晕、恶心、呕吐和视盘水肿等。

(3) 血肿压迫所致的局灶性症状和体征,如轻偏瘫、失语和癫痫等。

(4) 脑萎缩、脑供血不足症状,如智力障碍、精神失常和记忆力减退等。

(5) 儿童常有嗜睡、头颅增大、囟门凸出、抽搐等,酷似脑积水。

(6) 头颅 CT 检查:可见颅骨内板下有新月形、半月形或双凸镜形影像表现,可为高密度、低密度和等密度。一般在早期,血肿呈过渡形的高、低混合密度,高密度部分系新鲜出血,呈点状或片状。中期血肿呈双凸形低密度。在后期,血肿呈过渡形的低密度或新月形低密度。等密度慢性硬脑膜下血肿并不少见,且诊断困难,易误诊或漏诊,若一侧侧脑室变形和中线结构移位,则提示有慢性硬脑膜下血肿可能,此时应行 CT 增强扫描,提高分辨率,以免漏诊。

(7) MRI 检查:早期慢性硬膜下血肿的信号强度与亚急性者相仿,随着时间的推移,其信号强度在 T_1 加权图像上低于亚急性者,但仍高于脑脊液的信号强度,在 T_2 加权图像上血肿为高信号。

2. 治疗 慢性硬脑膜下血肿多采用手术治疗。

(1) 钻孔冲洗引流术:为目前首选的治疗方法。要根据血肿的部位和大小选择 1~2 孔。切开硬膜后,用生理盐水反复冲洗,直至流出液澄清透明。腔内放置引流管进行闭式引流,待 2~3 天后,引流量逐渐减少、颜色变淡、血肿腔缩小时即可拔出引流管。

(2) 骨瓣开颅血肿清除术:有以下情况者,宜行骨瓣开颅清除血肿,切除囊壁:①钻孔引流方法失败;②血凝块未液化,不能引流;③囊壁已钙化,引流后残腔无法闭合。

(3) 婴儿血肿的处理:可经前囟行硬膜下穿刺抽吸积血,如有鲜血抽出及血肿不见缩小,则需改行剖开术。

五、脑内血肿

脑内血肿是指血肿位于脑实质内,约占颅内血肿的 5%~10%,常见于额叶、颞叶、顶叶或枕叶。

(一) 病因病机

颅骨凹陷骨折,骨折挫伤或骨折片刺伤脑组织,损伤脑内小血管,因而凹陷骨折处的脑内血肿比较常见;外伤时脑组织移动中与眶顶骨嵴或蝶骨嵴摩擦相冲撞,常造成额叶底部和颞极部脑挫裂伤,故脑内血肿也发生于额叶底部和颞叶前部;脑内血肿与着力部位的关系中,头部侧方着力较枕部和前额部着力为多见,侧方着力伤中,以着力同侧的脑内血肿较对冲部位为多见。此外,脑内血肿多与硬膜下血肿伴发,有时也与硬膜外血肿伴发。

(二) 临床表现与诊断

因脑内血肿多与脑挫裂伤、硬膜下血肿并存,故临床症状多较重。

1. 伤后意识障碍较重,持续性昏迷,中间清醒期不明显。

2. 颅内压增高症状明显,病情变化较快,易发生脑疝。

3. 根据血肿所在部位,可出现相应的临床神经定位体征。额叶血肿主要的表现为对侧肢体偏瘫、失语、癫痫发作、精神症状等。颞叶血肿可出现感觉性失语、耳鸣或耳聋、命名性失语、记忆障碍、颞叶癫痫等。顶叶血肿可出现皮质感觉障碍、失用症、失读症、计算力障碍、形象障碍等。枕叶血肿主要症状有视野缺损、视物变形、幻视等。

4. 颅脑 CT 检查　可见脑实质内有圆形或不规则密度增高影像,侧脑室明显受压,中线移位明显(图 5-3)。

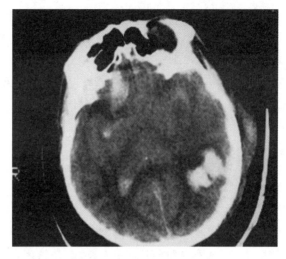

图 5-3　脑内血肿的 CT 扫描像:左侧脑实质内可见类圆形的高密度血肿影像,相应的颅骨外也见有软组织肿胀

(三) 治疗

脑内血肿伴有颅内压增高、脑受压症状者应及时行开颅手术,消除血肿及挫碎坏死的脑组织,脑水肿严重者应行去骨瓣减压。对于少部分脑内血肿者,如脑挫裂伤不重,血肿量 <30ml,临床症状轻,神志清楚,病情稳定或颅内压 <25mmHg 者,也可采取非手术治疗。但应严密观察病情变化,尤其是警惕颅内高压和脑疝的早期征象,一旦病情变化,及时复查 CT。如血肿量扩大,应根据病情,行开颅血肿清除术。

(吕　劲)

复习思考题

硬脑膜外血肿、硬脑膜下血肿、脑内血肿的意识障碍有什么不同?

扫一扫
测一测

第六章

急性脊髓创伤

学习目标

1. 掌握脊髓神经的解剖结构。
2. 熟悉脊髓创伤的基本病理、脊髓闭合性与开放性创伤的治疗原则。
3. 了解脊髓不同部位及不同程度损伤的临床表现,为临床进行脊髓创伤的诊治奠定理论基础。

　　脊髓是大脑和躯体之间传递运动和感觉信息的主要通路。脊髓中有纵行脊髓传导束(白质),它围绕于中央区域(灰质)。大部分脊髓神经元位于灰质,灰质包括运动和感觉神经元节段,进入感觉神经元的轴突和发自运动神经元的轴突经由节段性神经或神经根进出脊髓。脊髓创伤是严重的外伤之一,常合并颅脑、胸腹等其他脏器损伤及四肢骨折。脊髓受伤后可出现完全或不完全瘫痪,相继出现一系列并发症,使诊断和处理更为复杂。

第一节　脊髓神经解剖

　　脊髓神经亦称脊神经,是由脊髓发出的成对神经。人体共有 31 对,其中颈神经 8 对,胸神经 12 对,腰神经 5 对,骶神经 5 对,尾神经 1 对。脊髓上接延髓,下接马尾神经。由于上下肢的功能发达,形成了颈膨大和腰膨大;颈膨大位于 C_4~T_1,腰膨大位于 L_2~S_3。脊髓从 T_{12} 向下逐渐变细,成为脊髓圆锥,脊髓下端一般终止于第一腰椎椎体下缘。每一对脊神经由前根和后根在椎间孔处合成。前根由脊髓前角运动神经元的轴突及侧角的交感神经元或副交感神经元的轴突组成。纤维髓脊神经分布到骨骼肌、心肌、平滑肌和腺体,支配控制肌肉收缩和腺体的分泌。后根上有脊神经节,由传入神经元细胞体聚集而成,后根由感觉神经元的轴突组成,其末梢分布于全身各处,能感受各种刺激。脊神经是混合神经,典型的脊神经含有四种纤维成分:躯体运动、躯体感觉、内脏运动、内脏感觉纤维。脊神经出椎间孔后即刻分为前支、后支,每支内均含传入、传出纤维。后支一般细小,分布于脊柱附近较小区域内的皮肤和肌肉。前支粗大,分布到颈部以下其余各部位的皮肤和肌肉。其中除第 2~11 对胸神经前支沿肋间分布外,其余神经的前支都先交织成丛,再由此丛发出分支分布于所支配的区域。这些脊神经分别形成颈丛、臂丛、腰丛和骶丛,而且均左右成对。

一、颈神经

颈神经位于颈部,共有 8 对。第 1~7 对颈神经在相应颈椎椎弓上方的椎间孔出椎管;第 8 对颈神经在第 7 颈椎与第 1 胸椎之间的椎间孔处出椎管。颈神经的前支在颈部组成颈丛和臂丛。第 1~4 颈神经的前支组成颈丛,C_5~C_8 前支和第一胸神经前支的大部分组成臂丛。颈神经的后支经椎骨横突之间向后穿行,较相应的前支粗大,为感觉性传入纤维,前支为运动纤维。颈神经按照脊髓节段,呈节段性分布。颈丛神经分布于胸锁乳突肌、膈肌、胸膜及枕部、耳郭、颈前区和肩部的皮肤;臂丛神经分布于上臂的肌肉和皮肤;后支分布于枕、项、背部的肌肉和皮肤。第 1、2 颈神经根直接沿椎体进入分布区,不通过椎间孔,因此第 1、2 神经根易遭受直接外伤,但不存在椎间孔挤压的可能性。

二、胸神经

胸神经共 12 对,出椎间孔后即分出后支和前支。

后支较短,分布于躯干背侧,肌支支配胸半棘肌、多裂肌、回旋肌、胸棘肌、横突间肌、棘间肌、胸髂肋肌和胸最长肌;皮支管理肩、背、臀部(外侧)的皮肤感觉。胸神经的前支较长,除第 1 对的大部分参加臂丛、第 12 对的小部分参加腰丛之外,其余皆不成丛。第 1~11 对,各自位于相应的肋间隙内,称肋间神经;第 12 对位于第 12 肋下方,称肋下神经。肋间神经在肋间内、外肌之间,在肋间血管的下方,沿各肋沟前行,于胸腹壁侧面,发出外侧皮支,分布于胸腹侧壁的皮肤。第 4~6 肋间神经外侧皮支,还发出乳房外侧支至乳房,主干继续向前,其中上 6 对肋间神经至胸骨侧缘浅出,下 5 对肋间神经和肋下神经,斜向前下进入腹内斜肌和腹横肌之间,再穿过腹直肌鞘,浅出皮下。这些浅出的前皮支,分布于胸、腹前壁的皮肤;第 2~4 肋间神经的前支,还发出乳房内侧支分布于乳房;此外,肋间神经还发出细支,分布于胸、腹膜壁层。肋间神经和肋下神经的肌支,支配肋间内、外肌,腹内、外斜肌,腹横肌和腹直肌等。

三、腰神经

腰神经共 5 对,发自脊髓的腰节。腰神经各自穿出椎间孔后,即分为后支和前支。

腰神经的后支,在横突间内侧肌的内侧向后行,即分成内侧支和外侧支。各腰神经后支的内侧支,皆分布于多裂肌。下 3 对腰神经,还发出细支到骶部的皮肤。上 3 对腰神经后支的外侧支,斜行向外,分支支配附近的竖脊肌;其皮支穿背阔肌腱膜,在竖脊肌的外侧缘,跨过髂嵴后部,至臀部皮下,称臀上皮神经。第 1 腰神经的外侧支较小,分布于臀中肌表面的上部;第 2 腰神经外侧支,分布于臀中肌表面下部和臀大肌浅层;第 4 腰神经外侧支细小,终于骶棘肌下部;第 5 腰神经外侧支,分布于骶棘肌,并同第 1 骶神经相交通。

腰神经的前支,由上而下逐渐粗大。第 1~4 腰神经的前支,大部分组成腰神经丛(含 50% 的 T_{12} 神经的前支分支)。第 4 腰神经的小部分和第 5 腰神经合成腰骶干,参加骶神经丛的组成。

四、骶神经

骶神经有 5 对,在骶管内分为后支和前支。

骶神经的后支:上 4 对骶神经从骶后孔穿出,其中上 3 对从穿出处也分为内侧支和外侧支,第 5 对骶神经于骶尾后韧带之间从骶管裂孔穿出,穿出后再无分支。

外侧支:上 3 对骶神经后支的外侧支相互间,并与第 5 骶神经后支的外侧支之间,在骶骨背面结合成袢。从此袢发支,到骶结节韧带后面,又形成第二列神经袢。从第二列袢分出2~3 皮支,穿臀大肌和深筋膜,至浅筋膜内,分布于髂后上棘至尾骨尖端的臀部内侧皮肤,称为臀中皮神经。

内侧支:细小,终于多裂肌。

骶神经的前支:上 4 对经骶前孔进入骨盆,第 5 对在骶骨和尾骨之间进入骨盆。各支的大小不一,上部者大,愈往下愈小。这些神经的前支相互结合,形成骶丛。

五、尾神经

尾神经有 1 对,在骶管内分为后支和前支。

尾神经的后支:在骶管内和前支分开后,经骶管裂孔,并穿过骶管下部的韧带分出,不分叉,同第 5 骶神经的后支结合成袢,从袢发出皮支,分布于被盖尾骨部的皮肤。

尾神经的前支:同第 5 骶神经的前支形成尾丛,第 4 骶神经的前支以一小部分加入尾丛。第 5 骶神经前支从骶管裂孔穿出,在骶骨角的下侧,绕骶骨外侧转向前,穿尾骨肌至盆面,同第 4 骶神经前支的降支结合成小干,在尾骨肌的盆面下降。尾神经前支从骶骨裂孔穿出,绕尾骨的外侧缘,穿尾骨肌,在尾骨肌盆面和第 4、5 骶神经前支所合成的干结合,形成尾丛。从尾丛分出肛尾神经,分布于尾骨附近的皮肤。

第二节　脊髓创伤的基本知识

脊髓创伤多发生于青年人,约80%为40岁以下的男性患者。创伤部位好发于颈椎下段,其次为胸腰段。主要影响了经由损伤区域的运动、感觉以及自主神经信号的传递。

一、病因病理

脊髓创伤大多因外力间接作用所致,如重物倒塌压伤、交通事故及高处坠跌落伤引起脊柱强力过屈或过伸。头部着地易引起颈椎骨折脱位,可直接创伤颈髓,臀部或足着地易引起胸腰段骨折脱位,损伤腰骶髓或马尾神经。脊背部受重物打击或锐器创伤,可直接引起脊髓创伤。战时火器伤为脊髓创伤的常见原因。

大部分脊髓创伤可由 X 线片显示出创伤原因:如椎体骨折脱位,关节突骨折,椎体后缘骨折,关节突跳跃征,有移位的椎板骨折,棘突基底骨折并向前移位等。使脊髓发生病理变化的基本因素是压迫(如骨折、血肿、组织间隙水肿)和血液供给的丧失。

脊髓 MRI 对伤员的创伤有无、严重程度及其平面评价具有独特价值,能更直观地反映脊髓损伤的基本特点。

1. 脊髓震荡　脊髓震荡是由暴力引起脊髓神经的超限抑制和传导暂停而出现的一种可逆性暂时性功能紊乱。功能丧失一般是部分的,且能在伤后数小时、数日,最长在数周以内完全恢复。日后不留神经系统的后遗症。

2. 脊髓挫裂伤　椎体骨折、脱位、附件骨折时,骨折片、黄韧带、椎间盘、软骨板挤压脊髓,造成脊髓实质性损害。

（1）不完全性脊髓损伤的病理改变：主要为脊髓灰质点状出血，前后角少数神经细胞退变崩解及部分神经轴索的退变，仅持续到伤后 24~48 小时，这种脊髓内出血的破坏性改变并不继续进行，不发生脊髓中央坏死，而是逐渐恢复。其脊髓功能也在不同时间内逐渐恢复，不遗留或遗留部分神经缺陷。

（2）完全性脊髓损伤的病理改变：在伤后即刻至 1 小时内，由于血管损伤或毒性物质的作用，灰质出血较重，神经细胞及神经纤维退变、崩解，且出血过程进行性加剧，不断扩大。6 小时出血面积可达脊髓横断面的 50%，出现中央坏死，发展至 1 周时，大部分脊髓已坏死，终至不可恢复。

3. 脊髓受压　脊柱受伤后，椎体移位、碎骨片、血肿、破碎的椎间盘组织压迫脊髓可造成瘫痪。脊髓没有受到直接创伤，当压迫因素很快解除时，其功能可望全部或大部恢复。当脊髓受压时间过长或程度严重时，脊髓组织可因血液循环障碍发生出血、缺氧而坏死，液化以致形成瘢痕或出现萎缩，而使其功能不能恢复。

4. 脊髓创伤后全身的病理生理改变　脊髓创伤后，除创伤节段平面以下有运动、感觉、反射及括约肌功能障碍外，常有全身呼吸、循环、代谢以及体温调节等方面的变化。

（1）呼吸系统：高位脊髓创伤后，呼吸动力肌瘫痪，呼吸时胸廓可呈反方向运动而影响胸腔内压、肺容积和气体的交换。由于呼吸动力不足，部分呼吸道变成无效腔，出现气体交换不足，血氧分压降低，血二氧化碳分压增高，导致代谢产物的堆积。

（2）循环系统：急性高位颈髓创伤后，交感神经系统处于瘫痪状态，而迷走神经则处于优势。表现为心动徐缓，血管紧张度降低，外周血管阻力下降，脉压差大，血压下降。

（3）代谢变化：脊髓创伤后，糖原的利用发生障碍，而脂肪和蛋白质的消耗量增加，继而引起全身功能和代谢紊乱。

（4）体温调节障碍：高位脊髓创伤后，体温调节中枢的传导通路受到破坏，导致产热与散热失衡，皮肤及汗腺失去交感神经支配而停止发汗。

二、脊髓创伤的分类

（一）按创伤性质
按创伤性质可为开放性创伤与闭合性创伤两大类。

1. 开放性脊髓创伤　火器伤为脊髓开放性创伤的常见原因，约占 90%，分为穿透伤和非穿透伤。穿透伤又分为椎管贯通伤、椎管非贯通伤、椎管切线伤、椎体或椎旁创伤。

2. 闭合性脊髓创伤　一般是间接暴力引起脊髓震荡，或闭合性脊椎骨折或骨折脱位，造成脊髓受挤压、挫裂及出血等不同程度的创伤。

（二）按脊髓损伤程度及临床表现
按脊髓损伤程度及临床表现可分为以下几类：脊髓震荡、脊髓不完全损伤（脊髓中央性损伤、脊髓前部损伤、脊髓后部损伤、脊髓半侧损伤）、脊髓完全损伤。

三、脊髓创伤功能的检查

病理改变影响脊髓时，受累神经节段支配的区域即产生相应的症状和体征，表现为肌力、反射和感觉的异常。因此，通过肌力、反射和感觉等试验，可以对脊髓创伤作出正确的定位诊断。

（一）肌力检查

大脑皮质锥体细胞的轴突，经过脊髓的皮质脊髓束到达脊髓灰质束的前角运动细胞。锥体系统及锥体外系统两种冲动的协同作用，形成对低级运动神经元的控制系统。支配肌肉的神经冲动由脊髓的长传导束和灰质脊髓束传递。传导束的中断引起痉挛性瘫痪（上运动神经元创伤），神经根及周围神经的中断则引起弛缓性瘫痪（下运动神经元创伤）。肌力等级判定见表6-1。

表6-1　肌力等级判定表

分级	说明
0级	无肌肉收缩
1级	可见肌肉轻微收缩，但不能带动关节活动
2级	不能在抗地心引力下活动关节
3级	在抗地心引力下可以活动关节
4级	在抗地心引力下，能对抗部分阻力而完全活动关节
5级	在抗地心引力下，能对抗阻力而完全活动关节

随意运动的功能障碍称为瘫痪。随意运动的肌力完全障碍称为完全瘫痪，随意运动的肌力减弱称为轻瘫痪或不完全瘫痪。通常，锥体束的任何部位创伤都可以引起随意运动障碍及身体相关部分的瘫痪。典型的肢部畸形及截瘫平面可以提示受累神经及脊髓创伤的部位。

（二）反射检查

反射试验是神经系统损害定位诊断的最基本方法。判定反射是否正常，必须两侧进行对比，叩击的力量力求均等，叩击的部位必须准确。

患病时出现的各种异常反射称为病理反射，常与相应肢体的腱反射亢进同时出现，是上运动神经元损害的确切指征。在四肢瘫时，如果出现上运动神经元损害，则霍夫曼（Hoffmann）征阳性可在上肢引出（检查者用拇指和示指夹刮患者中指指甲，拇指末节指骨和其他手指的中、末节指骨产生屈曲动作为阳性），见图6-1。在下肢瘫痪时，巴宾斯基（Babinski）征阳性的出现提示上运动神经元损伤（检查者用钝尖物于足底表面沿着跟骨外侧缘向前足划动引起第一趾背屈，其余四趾扇形分开为阳性），见图6-2。

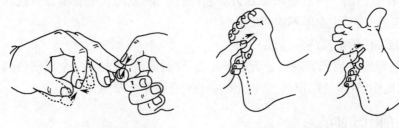

图6-1　霍夫曼征示意图　　　　图6-2　巴宾斯基征示意图

脊髓的基本反射有五种：

1. **牵引反射（靠本体感觉激发）和屈肌反射**　牵引反射和屈肌反射为一种对伤害性感觉的防御反射，由痛觉激发。

88

2. 血压反射　血压反射能维持坐位或卧位时的正常血压,其传出神经由胸段及上腰段发出。

3. 膀胱反射　膀胱反射是由膀胱膨胀引起的反射,促使逼尿肌排尿,其脊髓中枢位于下段骶髓及圆锥。

4. 排便反射　排便反射可调节结肠下端、直肠和肛门,其脊髓中枢也位于下段骶髓及圆锥。

5. 阴茎勃起反射。

以上这些反射通过脊髓内传导束接受脑部中枢的调节。脊髓休克时,脊髓传导束的功能中断,上述反射活动消失。

（三）感觉检查

痛觉和温度觉在脊髓丘脑侧束内传导。触觉在脊髓丘脑前束中传导。痛觉测试时,针尖的刺戳动作要缓慢均匀。要先找到感觉丧失区,由感觉减弱的部位向感觉正常的部位反复进行测试。感觉检查在很大程度上依靠患者的主观反应,需患者密切配合方能完成。测试完毕后,记录结果,如正常、过敏、迟钝或缺失等。

（四）脑脊液和脑脊液动力学检查

腰椎穿刺和奎肯施泰特试验（Queckenstedt test）,对诊断脊髓创伤的性质无决定性作用。但对于不完全截瘫患者,如神经功能障碍逐渐加重,且腰椎穿刺显示蛛网膜下腔梗阻时,应考虑手术探查。此项检查在急性期不列为常规检查,只在了解蛛网膜下腔是否梗阻和是否有血液时才采用。当发现脑脊液内含有血液或者脱落的脊髓组织时,可以肯定脊髓有实质性创伤,至少蛛网膜下有出血。奎肯施泰特试验有梗阻时,说明脊髓受压。两者都是早期手术的适应证。

（五）X线检查

病情允许时应及时拍摄脊柱正侧位片,必要时拍摄斜位片。正位片可显示椎体有无侧方压缩或移位,椎体横径是否增宽,棘突有无偏斜,棘突间隙有无增宽,横突有无骨折,椎弓根是否对称,肋骨头有无脱位。侧位片可显示椎体有无骨折或骨折脱位,椎体压缩程度,棘突间隙有无增宽,关节突有无骨折或脱位、交锁,椎管前后界是否平顺,椎管内有无骨片或金属异物。斜位片可显示关节突及椎弓峡部有无骨折,椎间孔有无变形。

（六）CT检查

CT检查可显示X线片不能显示的骨折、椎管形态及骨块突入侵占等情况,对检查脊柱损伤合并脊髓损伤特别重要。

（七）磁共振（MRI）检查

MRI能清楚地显示脊椎及脊髓改变和其相互关系,尤其对软组织如椎间盘突出移位,脊髓受压的部位、原因、程度和脊髓病理变化,如脊髓出血、水肿、坏死软化、囊性改变等的判断十分准确。

（八）脊髓腔造影检查

伤后早期不宜作为常规检查,可在后期做辅助诊断用。

（九）躯体感觉诱发电位（SEP）

躯体感觉诱发电位可用于估计脊髓损伤的程度、治疗效果和预后。

四、临床表现与诊断

脊髓创伤后早期常可出现脊髓休克。脊髓休克所经历的时间不一致,一般在伤后3~4

周即逐渐消失,有严重感染和极度衰竭者休克时间延长。在脊髓休克消失后,可出现不同程度的暂时性肌力增强,同时感觉和运动功能也逐渐恢复。

脊髓挫裂伤或脊髓受压,渡过脊髓休克期后,瘫痪的肢体逐渐出现肌张力增强,腱反射亢进,病理反射阳性。脊髓半侧创伤可出现典型的脊髓半侧离断综合征。由于脊髓自主神经损害,其支配区以下皮肤神经营养障碍,易出现腹胀、皮肤水肿和压疮。

诊断脊髓创伤时,要详细了解受伤经过,全面检查伤员,注意有无合并休克、颅脑创伤、胸腹脏器创伤、脊柱及四肢骨折等。开放性创伤应注意有无脑脊液漏出。当发现创伤平面以下有感觉、运动、反射或括约肌功能障碍时,应考虑有脊髓损伤。除神经系统检查外,应摄脊柱 X 线片,了解有无脊柱骨折或脱位压迫脊髓。诊断脊髓创伤时要包括以下几个方面:

1. 脊髓创伤平面定位 脊髓创伤平面的判断主要依靠感觉、运动、括约肌功能和深浅反射障碍平面,以及脊柱的创伤部位判定。感觉平面改变对胸髓损伤水平的定位具有十分重要的意义,胸 4 平乳头,胸 6 在剑突水平,胸 7~8 在肋下,胸 9 在上腹部,胸 10 平脐,胸 11 在下腹部,胸 12 在腹股沟部。腹壁反射在胸 6 节段损伤时全部消失,上、中、下腹壁反射消失,提示损伤平面分别为胸 7~8、胸 9~10 和胸 11~12。

2. 脊髓创伤程度的判定

(1) 截瘫指数:为判定和记述脊髓功能障碍程度,临床上采用截瘫指数。如果感觉、运动和括约肌三种功能都为部分障碍,则各记为 1,如果都为完全性障碍则各记为 2,综合三种功能障碍情况,即得出截瘫指数。该指数愈高,截瘫程度愈重,例如完全性截瘫指数为 6。

(2) 美国脊髓损伤协会(ASIA)对脊髓损伤分级评定标准如下(表 6-2)。

表 6-2 ASIA 脊髓损伤分级

级别	临床表现
A	完全性损害,在神经损伤平面以下(包括骶段),无感觉运动功能
B	不完全性损伤,在神经损伤平面以下,有感觉,无运动功能
C	不完全性损伤,在神经损伤平面以下,有运动功能,大部分关键肌肌力小于 3 级
D	不完全性损伤,在神经损伤平面以下,有运动功能,大部分关键肌肌力大于或等于 3 级
E	感觉和运动功能恢复正常

注:关键肌指肘屈肌群、腕伸肌群、肘伸肌群、指屈肌群(中指远端指节)、指外展肌群(小指)、髋屈肌群、膝伸肌群、踝背伸肌群、蹲长伸肌、踝跖屈肌群。

五、治疗

(一) 脊髓创伤的救治原则

1. 急救和搬运 凡疑有脊髓创伤,在急救和搬运时都必须按脊柱骨折处理,避免因搬动方法不当而加重脊髓损伤。

2. 注意防止休克及其他部位的合并伤。

3. 开放性脊髓创伤者,应在保持其良好的体位下,及早进行清创术及脊髓减压术。手术前、后使用抗生素和营养支持。

4. 高位截瘫者要保持呼吸道通畅和防治并发症,行颅骨牵引,防治肺部感染及肺不张,必要时要行紧急气管切开。

5. 已发生截瘫者,要防止尿路感染、压疮及肢体受压引起的畸形挛缩。

6. 闭合性脊柱伤合并有脊髓受压时,应在具备手术的条件下及早进行手术复位和减压。

7. 加强恢复期功能锻炼,有计划、有步骤地使具有功能的肌肉和关节早日开始功能锻炼,促进功能和体力的恢复。

（二）现场急救与医院急诊处理

现场处理首先要防止加重创伤、安全而迅速地把患者送到医院救治。搬运患者需 3~4 人,并由一人指挥,动作轻柔、协调一致、平起平放,勿使脊柱前后晃动或扭转。切忌一人抬上身另一人抬腿的错误方法。运送患者应用硬担架或平板,不得已使用软担架时患者应俯卧。搬运颈椎及颈髓创伤患者时,医护人员应双手把持患者头部,保持与躯干轴线一致,防止摆动和扭转（图 6-3、图 6-4）。

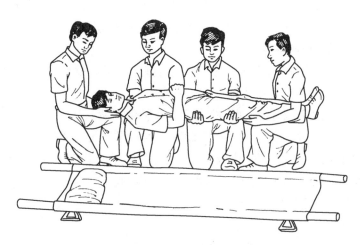

图 6-3　正确的搬运方法一

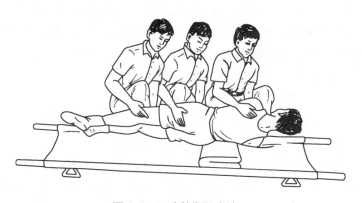

图 6-4　正确的搬运方法二

寒冷季节要注意保温,特别是高位截瘫患者（因容易发生肺部并发症或出现低体温）,但禁用热水瓶或热水袋,以免烫伤皮肤。伤口应予包扎。患者到达医院后,应首先明确有无休克,有无颅脑、内脏或其他部位合并伤。休克抢救应立即进行。首先处理威胁生命的合并伤。急救中不可使用吗啡,特别是对颈椎创伤和疑有胸部创伤者,可因呼吸抑制造成严重后果。在首次接诊时,即应对有无截瘫和截瘫性质作出判断。应行急诊 X 线摄片检查,但应待休克已纠正,全身情况允许时进行。

在急诊室进行输血、输液。尿潴留者需留置导尿管,胃肠胀气者行胃肠减压。大部分脊髓急性创伤后,脊髓可出现缺血、缺氧、水肿等一系列病理改变。因此,可静脉滴注大剂量激素、利尿剂、脱水剂,并给予氧气吸入。

（三）开放性脊髓创伤的治疗

开放性脊髓创伤,多为火器伤或刀刃伤,对脊髓组织或马尾神经本身的创伤范围较广泛,而对脊柱的稳定性多无影响。治疗的首要任务是抢救休克。其次,在应用抗生素的情况下,进行及时、细致而彻底的清创术。术中要清除伤口的异物、碎骨片及血块,切除污染、挫灭和失活的组织,彻底止血。对脊髓等重要组织不应随便切除,神经和肌腱应尽量少切除。对脊髓组织和马尾神经有压迫迹象者,应行椎板切除术,去除游离骨片和异物。如硬膜无损伤且见有搏动,则不必切开硬膜。如无搏动则应切开硬膜,并向头端探查,排除血肿和其他压迫因素,待脑脊液引流通畅后缝合硬脊膜。一般伤后 6~8 小时内,尽量争取一期缝合伤口。否则要根据伤情延期缝合处理。术后选用适当的抗生素预防感染。

（四）闭合性脊髓创伤的治疗

脊髓创伤有手术适应证的,应积极尽早地进行减压手术。没有手术条件时,也应及时将骨折复位,为脊髓功能的恢复和手术治疗创造有利条件。

脊髓功能的恢复,取决于脊髓创伤的程度。脊髓创伤所致坏死不只是骨折脱位对脊髓的直接压迫,而有一部分是创伤后脊髓血液循环发生障碍所致,特别是微循环的改变起关键性作用。因此,在脊髓创伤早期将骨折复位,进行减压手术及药物治疗等,对解除脊髓受压、改善脊髓的微循环和阻止脊髓的进行性坏死,具有积极作用。

（五）手术治疗的适应证与禁忌证

1. 有以下情况者,应手术治疗

（1）截瘫症状进行性加重,截瘫平面不断上升者。

（2）不完全性截瘫经观察后,症状仍无改善,腰椎穿刺奎肯施泰特试验证明有阻塞者。

（3）完全性截瘫,腰椎穿刺奎肯施泰特试验证明有部分阻塞或完全阻塞者。

（4）椎板骨折,X 线片证明有骨折片压迫,引起截瘫或神经根刺激症状者。

（5）脊髓创伤伴有关节突交锁,未能手法复位者。

（6）腰 1 以下骨折脱位严重,合并马尾神经创伤者。

2. 有以下情况者,不宜手术治疗

（1）一般情况差,有创伤性休克,同时合并胸、腹脏器和颅脑创伤或大面积烧伤,在休克未能得到纠正,或其他创伤没有获得适当处理前,不宜手术。

（2）考虑脊髓已断裂,而骨折已闭合整复,且脑脊液动力学检查无梗阻。

（3）颈椎过伸型创伤,表现为中央性脊髓损伤,奎肯施泰特试验脑脊液通畅。

（4）脊髓神经症状逐渐好转,X 线摄片、脊髓造影、脑脊液动力学检查均未显示有受压现象。

（5）除马尾神经以外,脊髓受压在 2~3 年以上者。

（六）常用的手术方法

1. 椎板减压术 脊髓受压的手术治疗,多数是施行椎板切除脊髓减压术。脊髓因创伤而有水肿等改变,单纯椎板减压术往往达不到预期效果,同时配合局部降温（冷疗）及全身脱水疗法,疗效可显著提高。

2. 前方脊髓减压术 颈椎多采用前方脊髓减压术。对于颈椎骨折脱位牵引治疗失败,颈、胸椎严重创伤,有骨片压迫脊髓,MRI检查证实椎间盘有向后突出压迫脊髓者,为达到彻底减压目的,必须整复脱位,清除压迫物。凡椎体骨折不能整复者,包括椎体后突部分或整个移位的椎体,均应切除。

3. 侧前方减压术　在胸、腰段脊髓创伤多采用侧前方减压术。对MRI显示有来自脊髓前方的椎体后上缘,椎间盘或游离骨片压迫脊髓使之成角的影像时,可从侧方进行减压。此种手术对脊柱的稳定性破坏较大,须于减压后做椎间植骨。

（七）药物治疗

1. 脱水疗法　急性脊髓创伤会发生不同程度的脊髓水肿,从而加重脊髓的压迫。使用药物进行脱水治疗,可以减轻脊髓水肿,减少神经元的破坏,同时对脊髓功能的保护和恢复均有一定帮助。使用脱水剂时,应限制患者每日液体入量,成人控制在2 000ml以内,如果患者出汗多,或有高热、呕吐、腹泻,应按丢失量进行适量补充液体及电解质。脱水疗法一般应用1周左右。利尿剂与脱水药物并用可增强脱水治疗的效果。

2. 肾上腺皮质激素　肾上腺皮质激素可预防和减轻脊髓水肿,减少神经组织的损害;在血液灌注量不足时,可保护细胞膜使之不受破坏,保持血管的完整性,有防止溶酶体及其他酶释放的作用;能保持神经细胞的通透性,防止钾的丢失;抑制创伤组织内儿茶酚胺的代谢与聚积;对脊髓白质有显著的稳定作用。甲泼尼龙是当前治疗急性脊髓损伤临床最常用的一种,应在伤后8小时以内应用。

3. 单唾液酸四己糖神经节苷脂（GM-1）　其对中枢神经系统的作用有以下几方面:

(1) 保护细胞膜,防止细胞内Ca^{2+}积聚。

(2) 降低脂质过氧化反应。

(3) 促进轴突生长等。

(4) 减轻急性脊髓损伤的继发损伤,并可促进神经轴突恢复。其可用于伤后72小时内,故可作为甲强龙治疗后继续治疗药物。

4. 神经生长因子（NGF）　其主要作用有以下几方面:

(1) 局部应用:可保护神经细胞,减轻或避免断端坏死,有利于脊髓修复。

(2) 保护后根节细胞,利于感觉恢复。

(3) 促进轴突再生。

5. 其他药物

(1) 甲状腺素能促进脊髓功能恢复,增加脊髓血流。促甲状腺激素释放激素(thyrotropin-releasing hormone,TRH)疗效与MP相当,其抗脂质过氧化作用比MP更强。

(2) 纳洛酮:大剂量纳洛酮(0.1mg/kg)可明显增加脑和脊髓血流量,改善损伤区血供,促进脊髓功能恢复。

(3) 维生素E:具有膜稳定作用、抗氧化作用,大剂量(200mg/d)早期开始应用对急性脊髓损伤具有一定辅助治疗作用。

(4) 氨基己酸:可对抗纤维蛋白酶的溶解,增加凝血块的稳定性,使脊髓内出血停止。

（八）高压氧治疗

可提高脊髓损伤段氧张力及氧弥散率,改善脊髓缺氧状态,防止神经进行性破坏及退变坏死。

（九）全身支持疗法

对脊髓创伤患者既要重视局部处理,也要重视全身情况。注意维持营养,积极预防、治疗压疮和泌尿系感染。在截瘫早期,每2~3日肌内注射丙酸睾酮50mg,或苯丙酸诺龙25mg,以促进食欲和体内蛋白质合成。2~3周后,新陈代谢趋于正常,可给予高蛋白、高热量和高维生素饮食。纠正水电解质平衡紊乱和贫血,必要时可输血,以提高机体的免疫力,促进创伤的早日康复。

（十）脊髓创伤并发症的预防及治疗

1. 呼吸系统的并发症 呼吸功能障碍和呼吸道阻塞是脊髓创伤患者早期死亡的重要原因之一。造成呼吸道阻塞及呼吸功能障碍的原因有以下几方面:

（1）颈脊髓损伤造成肋间肌及膈肌等主要呼吸肌麻痹。

（2）合并胸部损伤加重呼吸困难。

（3）呼吸道感染,咳嗽无力造成呼吸道痰涎堵塞及肺不张。

2. 泌尿系统并发症 为尽早建立自主排尿功能,防止或减轻尿路感染,目前常用的方法是采用留置导尿及间断导尿。指导患者进行腹肌的锻炼,饮水控制和寻找诱发膀胱排尿反射的因素。在截瘫早期,留置导尿管应定期夹管,使膀胱习惯于节律性充盈与排空,有助于反射性收缩功能的恢复。伤后4周,一般已过脊髓休克期,可用以下方法检查膀胱括约肌功能是否已建立:

（1）针刺肛门周围皮肤黏膜交界处,出现肛门反射。

（2）用一手轻轻揉挤龟头或阴蒂,另一手以戴指套的手指置肛门内能同时感到肛门括约肌有收缩（图6-5）。

（3）以一手牵拉留置的导尿管,另一手以戴指套的手指放入肛门内并感到有收缩（图6-6）。

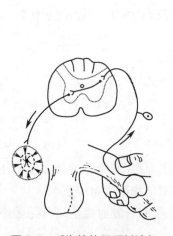
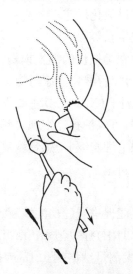

图6-5 球海绵体肌反射途径　　　　图6-6 牵拉留置导尿管引起肛门收缩

（4）膀胱排空试验:以60ml冷无菌液体由导尿管注入膀胱,夹住尿管,然后突然放开,液体能在1分钟内排出。膀胱括约肌的功能有所恢复以后,鼓励患者练习自行排尿,若有尿液沿留置导尿管的周围流出,说明已恢复排尿功能,即可拔除导尿管。

3. 压疮 脊髓创伤导致截瘫的患者自主神经功能及皮肤营养障碍,长期卧床使皮肤持续受压,加之大小便浸渍,甚易发生压疮。

4. 四肢挛缩与畸形 截瘫患者长期卧床,全身代谢功能受到抑制,生理功能衰退,肌肉萎缩,关节僵直。加强对不完全瘫肌肉关节的功能锻炼,可改善代谢功能,促进血液循环,增进食欲,防止肺炎、压疮和泌尿系感染等并发症,且能加速功能代偿和重建。

第三节　脊　髓　震　荡

脊髓创伤后发生短期内的脊髓功能受到抑制的现象,是脊髓神经细胞遭受强烈刺激而发生的超限抑制,大体上看不到明显的器质性改变,称为脊髓震荡。临床表现为创伤平面以下运动、感觉和反射的完全丧失。脊髓震荡的经历时间不定,一般伤后数十分钟感觉运动开始逐渐恢复,数小时至数周后可完全恢复,不留任何神经系统的后遗症。

一、病因病理

多数脊髓震荡与脊柱骨折和脱位伴随发生。患者由高处坠下,足部或臀部着地,全身体重的反作用力由下而上使脊柱骤然过度前屈所致。在同一原理下,重物由高处落下,冲击患者的头、背部,同样可引起脊柱的骨折脱位伴发脊髓震荡。车祸、跳水等亦是造成脊髓震荡的常见原因。

脊髓震荡是脊髓的一种可逆性功能紊乱,脊髓功能暂处于生理停滞状态,脊髓的实质无器质性损害。镜下也看不到神经细胞和神经纤维的破坏,或仅有少量渗出、出血。

二、临床表现与诊断

脊髓震荡临床表现为患者发生骨折和脱位平面下的所有反射和运动功能消失,呈弛缓性瘫痪,肌纤维紧张性和腱反射完全消失,巴宾斯基征阴性。脊髓震荡持续的时间差别很大。最短数小时,多在 24 小时内恢复,极少数可持续数周。一般与患者年龄、全身状况、损伤程度及反射中枢的位置有关。患者年龄小、体质好、损伤轻、反射中枢靠近脊髓远端则脊髓震荡持续时间短,反射功能恢复较快。反之,患者年龄大、体质差、损伤重、反射中枢靠近脊髓近端则脊髓震荡持续时间较长,反射功能恢复较慢。反射功能的出现,意味着脊髓震荡期的终止。腱反射出现的时间从伤后 1~3 天至数周不等。反射恢复的次序是由下而上,先从肛门反射、球海绵体肌反射和跖屈反射开始。

脊髓震荡期的表现与器质性脊髓创伤的初期症状很相似,均为弛缓性,有时即使手术探查亦不能确定脊髓是否有器质性损伤,只有继续观察才能判断患者的预后。脊髓震荡系一回顾性诊断,早期很难与完全截瘫相鉴别。

若在受伤开始或数小时内,即有完全的知觉消失,更主要的是震动知觉消失以及肌力消失,说明脊髓不仅处于休克状态而且有实质病变的可能。

三、治疗

1. 在急救和搬运时,必须按脊柱骨折处理,要避免因搬动方法不当而加重脊髓的损伤程度。

2. 高位截瘫要保持呼吸道通畅,要有良好的颅骨牵引,防治肺部感染,要做好气管切开的准备。

3. 预防泌尿系感染、压疮及肢体受压引起的畸形挛缩。

4. 药物治疗　①选用敏感抗生素预防感染;②适当短期使用激素。

5. 增加营养及代谢　对于高位截瘫的患者早期要补液,同时注意水电解质的平衡,每天热量不要少于 2 000cal(1cal=4.186 8J)。

第四节　脊髓闭合性创伤

一、病因病理

脊柱因暴力发生骨折或脱位,导致脊髓受到机械性压迫和创伤,脊髓可呈部分或完全断裂。伤后脊髓表现为点片状或局部出血合并水肿、液化坏死,以及蛛网膜下腔脑脊液含血液。脊髓损伤的病理改变如下:

急性期是在伤后数日内,蛛网膜下腔和脊髓实质表面的出血,外观呈紫红色。灰、白质间的界限变得不清。伤后 24~48 小时出现脊髓微循环障碍。由于局部神经组织缺血而水肿,神经元呈现不同程度的缺血坏死,神经纤维断裂,髓鞘破裂,轴索裸露并有退行性变。

中期和晚期的变化主要是组织吸收和恢复阶段。中期主要是大量淋巴细胞浸润,大吞噬细胞的增多和神经胶质的增殖。后期是纤维组织和胶质瘢痕形成,创伤脊髓实质萎缩,蛛网膜粘连增厚,脊髓内有大小不等空泡形成。

脊髓损伤的程度除与致伤能量的大小有关外,亦与损伤后脊髓受压时间的长短、脊髓缺血的程度及持续时间有密切关系。随着受压时间和缺血程度的加重,脊髓损伤也将发生由部分到完全、由可逆到不可逆的病理学改变,因此脊髓损伤后的病理表现也是一个动态的发展变化的过程。

二、临床表现与诊断

1. 脊髓不完全性损伤　脊髓遭受严重创伤,但未完全横断,表现为损伤平面以下运动、感觉、括约肌和反射不同程度的保留,是临床最常见的实质性损伤,有以下几种类型。

(1) 脊髓中央性损伤:是脊髓中央灰质损害。由于脊髓丘脑束纤维在此交叉,故可出现损伤平面以下的分离性感觉障碍,即痛觉、温度觉消失而触觉基本存在(精细触觉经薄束、楔束传导保留)。因皮质脊髓束纤维的排列是上肢位于脊髓内侧,下肢靠外侧,所以在颈段脊髓中央损伤时,上肢瘫痪重于下肢,手部瘫痪最重。

(2) 脊髓前部损伤:主要累及皮质脊髓前束和脊髓丘脑前束,而后侧的薄束、楔束完整。表现为损伤平面以下的完全性瘫痪,痛觉、温度觉迟钝或消失,而位置觉、震动觉等深感觉存在。

(3) 脊髓后部损伤:是损伤在脊髓后索的薄束、楔束,而前索和侧索完整,表现为损伤平面以下的深感觉障碍,而浅感觉迟钝或正常,运动、肌力正常。

(4) 脊髓半侧损伤:也称为布朗-塞卡综合征、脊髓半切综合征,浅感觉传导束(脊髓丘脑束)进入脊髓后先交叉再上行,而深感觉传导径路则先上行后交叉,因此损伤侧出现运动和本体深感觉丧失,呈上运动神经元痉挛性瘫痪。痛、温觉仍然保存,触觉仅稍减退。而对侧仍具有良好的运动和本体深感觉,但痛、温觉丧失,触觉仅稍减退。

(5) 圆锥创伤综合征:脊髓在腰 1 以下缩小呈圆锥形,称为脊髓圆锥。该处主要为马尾神经。严重的脊柱错位或直接暴力能引起马尾神经挫伤或断裂,其瘫痪症状多不完全。马尾神经轻度损伤后,和其他周围神经一样可以再生,直至完全恢复,但膀胱括约肌障碍不易恢复,也不能经过训练而成为自主膀胱。

2. 脊髓完全性损伤 脊髓完全性损伤导致与高级中枢的联系完全中断。损伤平面以下立即出现迟缓性瘫痪,感觉消失,肌张力消失,不能维持正常体温,内脏和血管反射活动暂时丧失,为脊髓休克。脊髓休克期过后,最先恢复的是球海绵体肌反射或肛门反射。当上述反射之一恢复,而损伤平面以下的深浅感觉完全丧失,包括鞍区感觉和下肢震动觉丧失,运动功能完全丧失,其他深浅反射均消失,大小便失去控制,预示为完全性脊髓损伤。伤后数月可由弛缓性瘫痪演变为痉挛性瘫痪,表现为肌张力增高,腱反射亢进,髌、踝阵挛,病理征阳性。

脊髓完全性损伤时,不同节段损伤的临床表现大致如下:

(1) 颈脊髓1~4节段完全损伤:损伤水平高,可使膈肌和其他呼吸肌瘫痪,患者呼吸困难,伤员可在短时内死亡。若损伤只限于颈4(如刀刺伤),仍能保持膈肌的功能。损伤水平以下躯干和四肢痉挛性瘫痪。四肢反射活跃或亢进,伴有病理反射。所有感觉、膀胱、直肠、排汗、血管舒缩功能和体温调节皆消失。

(2) 颈5节段平面:膈肌功能很差,呼吸困难。颈部以下所有感觉全部消失。上臂三角肌、肱二头肌、肱肌、肱桡肌、肘后肌瘫痪,双上肢完全无自主活动,肌腱反射消失。

(3) 颈6节段平面:膈肌功能受到明显影响,呼吸困难。肩部失去下垂和内旋功能,肘部失去伸展功能。由于肩胛提肌、斜方肌、三角肌及肱二头肌仍可收缩,故使肩部升高,上臂外展和前臂屈曲。所有手部、躯干和下肢肌肉瘫痪。

(4) 颈7节段平面:呈腹式呼吸。上臂轻度外展,肘部屈曲位。旋前圆肌、桡侧腕屈肌、屈指浅肌、屈指深肌和屈拇长肌的肌力减弱。肱二头肌肌力正常。感觉的丧失除躯干外,还包括上臂和前臂内侧以及手的尺侧。

(5) 颈8节段平面:屈拇长肌、伸拇短肌、骨间肌、蚓状肌、对掌肌、对指肌肌力减弱或消失。由于伸指总肌和屈指深肌的作用,呈"爪形手"。交感神经中枢受累,可出现双侧霍纳综合征。感觉丧失范围包括第4~5指、小鱼际及前臂内侧、躯干及下肢。肱三头肌及腹壁反射、提睾反射、膝腱反射、跟腱反射障碍。

(6) 胸脊髓1节段平面:可出现霍纳综合征。拇收肌、骨间肌、蚓状肌部分瘫痪,肋间肌及下肢完全瘫痪。感觉障碍在上臂远端及前臂内侧与上臂下段。躯干及下肢感觉障碍亦明显。上肢除肱三头肌反射存在外,其余反射均消失。腹壁反射、提睾反射、膝腱反射、跟腱反射明显障碍。

(7) 胸2~5节段平面:可呈腹式呼吸。损伤平面越低,对肋间肌影响越小,呼吸功能就越好。故胸5脊髓节段完全损伤时,呼吸功能不受明显影响。损伤平面以下肋间肌、腹肌、躯干及下肢瘫痪。损伤平面以下感觉完全消失。腹壁反射、提睾反射、膝腱反射及跟腱反射均消失。

(8) 胸6~12节段平面:脐上部腹部肌肉功能完好,脐下部腹部肌肉瘫痪,做短促呼吸动作或咳嗽时,即可见肚脐向上移动,为比弗征(Beevor sign)阳性。胸10节段完全损伤时,因腹内斜肌和腹横肌的下部纤维瘫痪,腹直肌的下部无瘫痪,当患者咳嗽时,下腹部两侧膨起。胸6节段完全损伤时,所有腹壁反射消失。损伤在胸10节段以下时,腹壁上部和中部的反射存在,而下腹壁反射消失。胸12节段完全损伤时,腹壁反射不受影响,但提睾反射消失,膝、踝反射亢进或消失。

(9) 腰 1 节段平面:腰部肌肉力量减弱,所有下肢肌肉瘫痪(包括提睾肌、髂腰肌、缝匠肌以及关节的外展肌);膀胱、直肠括约肌不能自主控制。整个下肢、腹股沟、臀部及会阴部均有感觉障碍。

(10) 腰 2 节段平面:腹肌和提睾肌不受影响,髂腰肌和缝匠肌功能减弱。股薄肌有微弱收缩功能。缝匠肌是唯一可以随意收缩的肌肉。下肢其余肌瘫痪,肛门、直肠括约肌失控。感觉改变除大腿上 1/3 外,整个下肢及会阴部鞍区均有感觉缺失。膝腱反射、跟腱反射、足跖反射障碍。

(11) 腰 3 节段平面:由于股内收长肌、耻骨肌和股薄肌的作用,下肢内收力增强,并呈轻度外旋畸形,股直肌肌力减弱。膝关节以下肌肉瘫痪。大腿下 1/3 平面以下及鞍区感觉缺失。膝反射消失或明显减退,跟腱反射及跖屈反射阴性,提睾反射可以存在。

(12) 腰 4 节段平面:臀中肌瘫痪,行走步态不稳,呈摇摆状。足的跖屈和外翻功能障碍,但背屈和内翻功能存在。膀胱和直肠括约肌无功能。鞍区及小腿以下感觉消失。膝反射消失或减弱,跟腱反射与跖屈反射消失。

(13) 腰 5 节段平面:髋关节呈屈曲内收畸形。股二头肌、半腱肌、半膜肌肌力减弱或瘫痪,行走时有膝过伸现象。阔筋膜张肌及臀中肌力减弱,行走时呈摇摆步态。腓骨长肌、小腿三头肌瘫痪,可出现内翻足。膀胱及直肠括约肌失控。足背、小腿外侧及偏后方、鞍区感觉缺失。膝腱反射正常,跟腱反射消失。

(14) 骶 1 节段平面:小腿三头肌及屈趾肌瘫痪而伸肌有力,表现为仰趾足。股二头肌瘫痪,半腱肌、半膜肌肌力减弱,膀胱及直肠括约肌无功能。足底、足跟、足外侧、小腿外侧、股后部和鞍区感觉丧失。膝腱反射存在,跟腱反射消失。

(15) 骶 2 节段平面:屈趾长肌和足内在肌瘫痪,不能用足尖站立。由于跖屈肌力弱,伸肌力强,刺激跖面可出现足趾背伸。足内在肌瘫痪,可出现"爪状趾"。括约肌失控,小腿后上部、腹后外部和鞍状区感觉消失。跟腱反射可能减弱。

(16) 骶 3~5 节段平面:所有下肢肌力正常,肢体的运动功能良好,膀胱有部分功能,直肠与性功能障碍。阴囊 2/3、龟头、会阴、肛门周围、大腿后上 1/3 皮肤感觉障碍。肛门反射及球海绵体肌反射减弱。鞍区感觉麻痹。

三、治疗

1. 脊髓损伤如合并颅脑、胸腹脏器及大血管的创伤而威胁生命者,应先抢救生命。

2. 脊髓休克期治疗 此期着重于并发症预防,如泌尿系感染、肺部感染、压疮等。

3. 药物疗法 脊髓损伤后,常有肿胀、出血和坏死等。在早期应进行全身性药物治疗。

(1) 脱水疗法:常用脱水较强的药物有 30% 呋噻米、20% 甘露醇。一般给药 10~30 分钟显效,可持续 3~4 小时。用量为 1.5~2.5g/kg,快速静脉输注,紧急时可在 5 分钟内 1 次注完。

(2) 肾上腺皮质激素:一般选用甲泼尼龙(MP),其神经保护作用及机制为:①抑制脂质过氧化作用;②抑制脂质水解(花生四烯酸的释放)和二十四碳四烯酸形成;③维持组织血流;④维持需氧的能量代谢;⑤抑制细胞内钙离子的蓄积;⑥减少神经丝退化;⑦增强神经的兴奋性和突触的传递。应用大剂量甲泼尼龙 30mg/kg,具有明显的保护损伤后神经细胞和其他细胞膜的作用,急性脊髓损伤 8 小时内采用甲泼尼龙治疗能减轻脊髓损伤缺血性的发展,但不能逆转其进展。用量及用法:首次 30mg/kg,作为冲击量于 15 分钟内静脉输入,间隔 45 分钟,然后每小时 5.4mg/kg,连续 23 小时,静脉滴入。

（3）单唾液酸四己糖神经节苷脂（GM-1）：用于急性脊髓损伤，可使感觉与运动恢复。用法：单唾液酸四己糖神经节苷脂 100mg，静脉滴注，每日 1 次，连续 18~32 天（一般为 20~21 天），其后如继续应用，可用 40mg，静脉滴注或肌内注射，连用 3 周。

（4）低分子右旋糖酐：低分子右旋糖酐能改善组织的微循环，减少缺血坏死，促进水肿消退，缩短治疗时间，有助于损伤脊髓功能的恢复，对中央性脊髓损伤效果尤佳。

（5）预防感染：应选用敏感的抗生素防治感染。

4. 截瘫并发症的防治

（1）呼吸系统的并发症：截瘫平面较高而肺活量小于 500ml 者，可预防性气管切开。截瘫平面较低，在观察过程中呼吸变得困难，且有进行性加重，或继发肺部感染，气管分泌物增多，影响气体交换者应尽早气管切开。气管切开术可以保证呼吸道通畅、呼吸阻力减少、无效腔缩小，吸痰方便，并可经由切开处直接给药。遇有呼吸停止时，可经由气管切开处进行人工呼吸，或使用自动呼吸器辅助呼吸。气管切开的位置应在环状软骨以下，第四气管环以上。

（2）泌尿系统并发症：应予以留置导尿管持续引流。持续引流导尿的同时，要防止尿液逆流，多饮水，每日冲洗膀胱，常清洁尿道口，及时更换导尿管，严防泌尿系感染。对尿潴留患者可针刺关元、气海、中极、曲骨、三阴交。对尿失禁患者除可针刺上述穴位外，还可选用百会、大赫、会阴、涌泉、委中、八髎等穴位。

（3）便秘：发生截瘫时，肛门外括约肌的随意控制及直肠的排便反射均消失，肠蠕动减慢，直肠平滑肌松弛，故粪便潴留，日久因水分吸收而成粪块，称为便秘。由于毒素吸收，患者可有腹胀、食欲缺乏、消化功能减退等症状。可采取口服缓泻剂，如番泻叶、麻仁丸、液状石蜡等；灌肠；针灸或刺激扳机点，如叩击尾骶部；手掏法：用戴手套的手指伸入肛门，掏出硬结大便。

第五节　脊髓开放性创伤

脊髓开放性创伤是指有开放性伤口，并发脑脊液漏或脊髓组织外露的脊髓创伤。主要发生在战时，平时少见。此类创伤伤情重，休克、感染的发生率和早期死亡率都较高。

一、病因病理

脊髓开放性创伤多发生于锐器伤及火器伤。创伤部位以胸腰椎多见。

锐器伤是由锐利的致伤物，如刃器刺入脊椎管内引起的脊髓损伤，创口处可有肌肉外突或脑脊液流出。

火器伤时，按致伤物的性质，可分为枪弹伤与弹片伤；根据伤道的特点分为贯通伤、非贯通伤和切线伤，均可造成不同程度的脊髓创伤；以椎管壁为标志又可分为穿透伤与非穿透伤。按伤道与椎管的关系，火器伤又可分为五种类型：椎管贯通伤、椎管非贯通伤、椎管切线伤、椎体伤、椎旁伤。可由枪弹或炮弹弹片直接穿过脊髓或马尾而造成损伤。有些弹片虽未直接损伤脊髓或马尾，但由于脊柱损伤后的骨折片刺伤或压迫脊髓，或因弹道邻近脊柱，由于震荡和热力的影响引起脊髓损伤。一般在脊髓圆锥以上多为完全性脊髓损伤，马尾部为部分性损伤。

伤后脊髓可以完全断裂,有的为轻度挫伤和水肿,有的在硬膜下出现血肿,或在脊髓组织中找到碎骨片及异物,有的虽脊髓外观正常,日后却会留有永久性瘫痪。严重的火器伤可同时合并脊柱骨折脱位而使脊髓发生钝性创伤。无论是火器伤还是钝性创伤,白质中断裂的轴突受溶酶体或自噬溶酶体的作用,发生自溶而形成囊腔,断裂部分的出血可使囊腔扩大。单纯挫伤的脊髓可有薄壁血管的破裂,灰质出血,血栓形成及伤部血流减少而缺血等现象。此外,开放性脊髓伤可直接破坏脊髓实质及其供应的血管,合并化脓性感染可加重脊髓损伤。

二、临床表现与诊断

单纯椎旁伤所致的脊髓震荡,表现为创伤节段以下暂时性的脊髓功能障碍,脑脊液化验和动力学试验多正常。经过一般对症处理,于伤后数小时或数日后可逐渐恢复,大多不留任何后遗症。

脊髓开放性创伤后,瘫痪成为主要矛盾,截瘫可分为完全和不完全两大类。

脊髓开放性创伤所致的完全性截瘫,表现为受伤平面以下的运动和感觉功能全部消失。但早期完全截瘫症状不能判定脊髓已完全断裂,要经过2~3周脊髓休克解除后,根据感觉、运动及反射恢复程度来确定创伤的性质。脊髓休克期后,瘫痪由弛缓性变为痉挛性,感觉无恢复,腱反射由缺如变为亢进,腹壁和提睾反射往往有部分恢复,膀胱反射的恢复所需时间较长,可以出现反射性膀胱。反射亢进和肌张力增强严重时,可出现病理反射。

为判断脊髓创伤的程度,可将患者下肢分别抬起,并令其保持抬起位置,观察其自然下落情况。当缓慢下落而刺激下肢有模糊不清的痛觉,位置觉减退,大多表示为不完全性损伤。

三、治疗

脊髓开放性创伤的救治,应强调做好现场救护。脊髓开放性创伤常合并胸腹部及大血管创伤,应首先治疗威胁生命的严重合并伤。注意保持好体位,颈椎伤严防窒息,尽早作好初期外科处理,对有适应证者争取早期行椎板减压术,修补破裂的硬脊膜,加强抗感染治疗,减少并发症,降低死亡率。

1. 注意防治休克。

2. 颈部脊髓创伤有呼吸困难时行紧急气管切开术。

3. 有尿潴留的脊髓损伤,应留置导尿管,并服用抗菌药物,以防感染。

4. 截瘫伤员应注意预防压疮。

5. 局部处理　开放性脊髓伤伴有细菌污染,应尽早进行细微而彻底的清创术。

(1) 切开伤道,彻底清除伤道内的异物、碎骨片、积血、血肿,切除污染、挫灭和失活的组织,止血。

(2) 清创减压要彻底,用等渗盐水冲洗伤口,硬脊膜破口张力不大时应予缝合。如缺损较大时,应取未污染的脊筋膜修补,尽可能缝合硬脊膜,关闭伤口。

(3) 脊髓断端的处理:对断裂的脊髓,将其上下端齿状韧带固定在一起,在胸段也可以将上下脊神经根固定在一起,使脊髓的切缘紧密接触,不留间隙。马尾神经断裂后应找出断端进行吻合,但要分清运动神经和感觉神经,否则效果不佳。

(4) 硬膜的处理:硬膜有缺损或者由于脊神经肿胀缝合有困难时,应采用肌筋膜修补缝合。缝合线应使用细线,以防止脑脊液漏出。为预防感染进入脊髓周围的蛛网膜下腔,应在

笔记栏

硬膜外放置引流条,引流 24~48 小时,肌肉做疏松分层缝合,缝合皮肤。

(5) 椎板切除术:截瘫伤员于伤后 12 小时来院,X 线片显示椎管内存留有金属异物、凹陷骨折或者碎骨片时,应当切除椎板探查椎管。截瘫平面有进行性升高也是椎管探查的适应证。一般感觉障碍平面可以用来确定椎板切除的范围。探查脊髓发现其外观正常时,应扩大椎板切除范围,进一步查找受伤的脊髓。

对完全性脊髓损伤者,主张暂不宜手术;对不完全性脊髓损伤者,应尽早手术松解瘢痕粘连,能收到良好的效果。

6. 抗生素及破伤风抗毒素的应用 结合受伤环境和创伤部位进行致病菌的初步判断,选择使用敏感抗生素。伤后早期应用大剂量广谱抗生素,用药时机应愈早愈好。破伤风抗毒素的使用应在早期抢救休克时就给予注射,越早越好。

7. 激素及脱水剂 为减轻受伤脊髓水肿及出血、坏死等病变,要早期使用激素及作用较强的脱水药物。如甲泼尼龙、呋噻米及甘露醇和葡萄糖。

●(王卫国)

复习思考题

如何判断是脊髓震荡还是完全性脊髓损伤?

扫一扫
测一测

◇◇◇ **第七章** ◇◇◇

胸 部 创 伤

📝 **学习目标**

1. 掌握胸部常见创伤的分类、病因病理、临床表现。
2. 熟悉准确、早期识别多发伤患者的方法，尤其是胸部创伤患者出现的危险信号。
3. 了解多发伤患者的临床诊治原则。

第一节　胸部创伤基本知识

胸部创伤是指各种暴力使密闭胸腔稳定结构以及相关组织和脏器受到损伤所引发的一系列症状体征，常合并有血气胸、主动脉和肺、心脏、食管、气管等创伤。可直接威胁生命的胸部创伤有 6 种，包括气道梗阻、张力性气胸、开放性气胸、大量血胸、连枷胸和心脏压塞，需注意创伤性窒息及膈疝、胸腹联合创伤等复合伤，死亡率较高。

一、胸部创伤分类

一般可将胸部创伤分为闭合性胸部创伤和开放性胸部创伤两大类。

1. 闭合性胸部创伤　常见的致伤原因有交通伤、减速伤、高空坠落伤、塌方挤压伤、钝器伤、爆震伤等。特点是胸膜腔与外界不直接相通。

2. 开放性胸部创伤　开放性胸部创伤常常是由于锐器、火器等暴力直接刺破胸膜，伤及胸腔和腹腔内组织、脏器。特点是胸膜破裂，胸膜腔与外界相通。

二、常见症状

1. 疼痛　疼痛是胸部创伤最常见的症状。胸壁及壁层胸膜神经丰富，常因胸壁损伤和肋骨骨折引发疼痛，影响呼吸运动。"膈肌疝"时常出现放射痛。

2. 呼吸困难　呼吸困难是胸部创伤常见症状，其严重程度取决于胸部及其脏器损伤的类型和程度。特点：出现气促、胸闷、端坐呼吸、发绀、烦躁、"三凹征"、窒息等症状。原因：呼吸道被分泌物、血块、异物等堵塞；开放性或张力性气胸、血胸，腹部脏器挤入胸腔形成巨大膈疝使肺受压萎陷，顺应性降低，气体交换量减少；严重肺挫伤、创伤性湿肺、气管或支气管断裂等导致呼气换气功能障碍；连枷胸引起的反常呼吸；纵隔摆动；创伤后急性呼吸窘迫综合征（acute respiratory distress syndrome，ARDS）。

3. 休克 严重的胸部创伤常伴有不同程度的休克表现,如休克症状进展迅速且难以纠正应考虑大血管或脏器损伤。严重胸部创伤导致胸膜、肺实质损伤;开放性胸部创伤,空气进入胸膜腔,对满布神经末梢的胸膜和肺产生强烈刺激,以及由于纵隔摆动刺激肺门神经丛,引起呼吸循环功能紊乱而导致或加重休克,称为胸膜-肺休克。

4. 咯血 气管或支气管损伤可直接咯出鲜红色血液,肺实质损伤或肺爆震伤可咯出血性泡沫样痰。

5. 皮下气肿 受伤部位触之有握雪感、捻发音表明存在皮下气肿。气肿是由于外伤致肺、气管、支气管或食管的裂伤,空气经裂伤的壁层胸膜、纵隔胸膜或肺泡细支气管周围疏松间隙沿支气管蔓延至皮下组织,胸壁皮下气肿最先出现,若颈部皮下触及捻发音提示有食管破裂或气管、支气管断裂。严重时(如张力性气胸),气肿可迅速沿皮下广泛蔓延,上达颈面部,下达腹壁、阴囊及腹股沟区。张力性纵隔气肿还可压迫气管及大血管而产生呼吸、循环障碍。

6. 胸廓畸形 多根多段肋骨骨折可产生胸壁的软化而浮动,呼气时胸壁向外凸出,吸气时胸壁向内塌陷而出现反常呼吸运动(图 7-1);创伤后胸壁创口软组织形成内外活瓣,气体进入胸腔多,排出少,形成高压性气胸,胸廓膨隆畸形,叩诊为过清音,气管偏向健侧,颈静脉怒张,可听到气体进出胸腔的吸吮音。

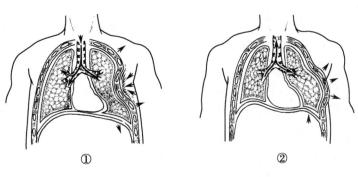

图 7-1 反常呼吸运动
①吸气时;②呼气时

7. 颈静脉怒张 颈静脉怒张是上腔静脉受压的主要体征。心脏压塞、张力性气胸、纵隔巨大血肿、胸腔大量积血等原因致静脉回流受阻(静脉压增高),均可出现颈静脉怒张。

8. 创伤性窒息 胸部及上腹部因暴力挤压使胸内压力急剧升高,声门紧闭,气管及肺内空气不能外溢,胸内高压使右心血液经上腔静脉逆流,造成头、颈、臂部静脉压力迅速升高,局部淤血或毛细血管破裂,出现眼结膜充血,头、颈、上胸部、肩臂部广泛瘀斑,严重者可致视力障碍、失明、脑水肿、昏迷等症状。

三、胸部创伤的治疗原则

人体许多重要器官都位于胸腔,严重胸部创伤可导致急性呼吸循环衰竭,应争分夺秒抢救生命,注重保护、恢复脑功能,以及心、肺、肝、肾多脏器功能,以降低患者的死亡率和伤残率。通常需要多学科共同配合。

胸部创伤现场紧急处理应遵循 VIPCIT 程序。V(ventilation):保证有通畅的气道及保持正常的通气和给氧;I(infusion):输血、输液、扩充血容量;P(pulsation):监护心脏搏动;C(control bleeding):控制明显或隐匿性大出血;I(immobilization):可靠制动;T(translation):安全转运。

早期救治的关键:改善呼吸功能和循环功能。

1. 开放气道,通气给氧　及时清理口腔异物和气道分泌物,给氧、镇痛,呼吸窘迫应迅速建立人工气道和机械通气(气胸者须先行胸腔引流)。

2. 抗休克　尽快建立输液通道补充血容量,纠正休克,保证重要脏器的有效灌注,防止全身组织器官缺血缺氧性损害,同时纠正体液的酸碱平衡紊乱。

3. 立即处理开放性气胸和张力性气胸　开放性气胸和张力性气胸使胸腔内压力发生变化,引起肺不张、纵隔移位,导致呼吸、循环功能障碍。开放性气胸须尽快闭合创口,张力性气胸须尽快穿刺减压。

4. 连枷胸的处理　多根多处肋骨骨折将使局部胸壁失去完整骨性支撑而软化,出现反常呼吸运动,即吸气时软化区胸壁内陷,呼气时外突,又称为"连枷胸"。"连枷胸"至少有2个相邻肋骨的多段骨折(多为超过两处骨折或5根以上相邻肋骨骨折)。如连枷胸患者合并第1、2肋骨骨折,则病情极为凶险。具有肩胛骨和锁骨保护的第1、2肋骨较短,一般不易骨折,一旦发生第1肋骨骨折说明暴力强大,是胸部严重创伤的标志,需考虑合并大血管损伤,多伴有锁骨下动、静脉和主动脉损伤、臂丛神经损伤,同时需高度警惕创伤性主动脉夹层的发生(极具隐匿性)和胸内器官组织的严重损伤。左侧第4、5肋骨骨折应注意有无心脏挫伤和心脏压塞。下胸部肋骨骨折应警惕膈肌和腹腔脏器损伤。连枷胸的反常呼吸可临时用敷料、衣物或弹力胸带压迫(图7-2),限制胸廓反常运动。对于合并严重肺挫伤连枷胸,出现 ARDS 或合并休克、昏迷患者除尽快固定胸壁外,需尽早气管插管进行机械通气;当病情已控制而反常呼吸仍然存在时,再考虑连枷胸手术内固定以稳定胸壁。

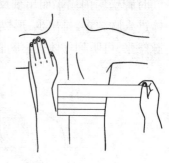

图7-2　外固定肋骨骨折

5. 胸部穿透伤和异物存留的治疗原则　对于心脏大血管穿透伤,积极开胸手术是唯一有效的治疗手段。胸部创伤异物摘除适应证:有症状的异物;无症状异物存在游走和再损伤潜在危险性者均应手术摘除。对于异物柄外露的处置:不可轻易拔出伤器,以免出现致命性大出血或心脏压塞,应适当镇静,充分止痛,包扎固定伤器外露部分,紧急剖胸探查,术中取出异物。

6. 对血胸的处理　胸腔穿刺即可明确诊断。对于中等量(>500ml)及以上的血胸应尽早行胸腔闭式引流,利于肺膨胀及胸腔内负压的恢复,防止凝固性血胸、纤维胸及胸腔继发感染形成脓胸的发生。在已放置胸腔闭式引流的血胸患者,应密切观察胸腔引流血液的量和速度。

7. 胸部创伤为主的多发伤　以胸部创伤为主的多发伤病情凶险,应遵循多发伤"ABCDE"急救原则:A(airway)保证气道通畅;B(breathing)给氧并保证有效通气;C(circulation)保证生命器官有效灌注并使平均动脉压在 50~60mmHg 之间,在出血控制前,寻求血压与出血之间的平衡;D(disability)检查意识、感觉和运动障碍;E(exposure)适当保暖并充分暴露全身检查。低血容量休克常提示存在胸、腹腔脏器损伤及全身多处骨折等。"ABC"若稳定,有意识障碍的要警惕是否合并颅脑损伤,血尿是否合并泌尿系统损伤等。解决主要矛盾,动态监测病情变化,评判伤情,积极抢救生命。

8. 手术探查　手术的指征:①进行性血胸;②肺严重裂伤或气管、支气管破裂;③急性心脏压塞和心脏大血管损伤;④食管破裂;⑤膈肌破裂或膈疝形成;⑥胸腔内异物。

第二节 气胸与血胸

一、创伤性气胸

胸膜腔密闭潜在不含空气的负压腔隙,由壁层胸膜和脏层胸膜构成。气胸是指任何原因导致气体进入胸膜腔内,使胸腔内负压消失甚至变成正压,肺脏被压缩,严重者可致纵隔偏移或摆动,静脉回心血流受阻,导致呼吸、循环功能障碍。根据肺组织被压迫的程度,分为小量(肺压缩≤30%)、中量(肺压缩30%~60%)、大量(肺压缩≥60%)气胸。根据气胸的致伤机制,分为闭合性气胸、开放性气胸和张力性气胸三类。

(一)闭合性气胸

1. 病因病理 创伤性气胸多为闭合性,多为肋骨骨折端刺破肺脏导致。如肺裂伤时空气被送入胸膜腔,裂口随即封闭;或是小的胸壁穿透伤,空气经穿透伤口进入胸膜腔,胸壁伤道立即闭合,胸膜腔不再与外界相通;医源性损伤,例如颈、胸部有创检查和胸部针灸等。

胸膜腔积气量决定伤侧肺萎陷的程度。随着胸腔内积气与肺萎陷程度增加,肺表面裂口缩小直至吸气时也不开放,气胸则可趋于稳定。肺萎陷使肺呼吸面积减少,影响肺通气和换气功能,通气血流比率失衡。闭合性气胸 CT 肺窗示左侧气胸、左肺压缩约50%(图7-3)。伤侧胸内压增加可引起纵隔向健侧移位,出现呼吸困难。

2. 临床表现与诊断 有胸部外伤史。少量积气可无明显症状体征;中等量以上气胸可有呼吸困难、胸痛、胸闷等,伤侧胸廓饱满,呼吸动度减弱,听诊呼吸音减弱或消失,叩诊呈鼓音。胸部 X 线检查可显示不同程度的肺萎陷和胸膜腔积气,有时可伴有胸腔积液。

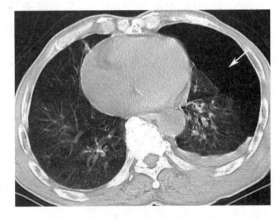

图 7-3 闭合性气胸 CT 肺窗

3. 治疗 发生气胸时间较长且积气量少的患者,无须特殊处理,胸腔内的积气一般可在1~2周内自行吸收。中、大量气胸需进行胸膜腔穿刺,抽尽积气,或行胸腔闭式引流术,促使肺尽早膨胀。

(二)开放性气胸

1. 病因病理 开放性气胸是创伤致空气经胸壁缺损处,随呼吸进出胸膜腔,伤侧肺萎陷且胸内负压消失,纵隔向健侧移位。伴随呼吸运动出现纵隔摆动(图7-4),引起心脏大血管扭曲,静脉血回流受阻,心排血量减少。胸壁开放性创口愈大,所引起的呼吸与循环功能紊乱愈严重。

2. 临床表现与诊断 患者常有胸腔穿透伤病史。创伤后出现明显呼吸困难、鼻翼煽动、口唇发绀、颈静脉怒张。胸壁有开放性伤口,气管向健侧移位,伤侧胸部叩诊鼓音,听诊呼吸音减弱或消失,严重者伴有休克。胸部 X 线检查可见伤侧胸腔大量积气,肺萎陷,纵隔移向健侧。

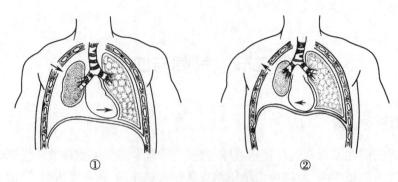

图 7-4 开放性气胸的纵隔摆动
①吸气时；②呼气时

3. 治疗 现场处置时须迅速将开放性气胸变为闭合性气胸，并迅速转运。用无菌敷料如凡士林纱布、棉垫等有效封盖伤口并加压包扎（图 7-5）。中途出现呼吸困难加重应立即穿刺减压以排出高压气体。近年来主张使用三边敷料以封闭胸壁缺损（图 7-6、图 7-7），这是一个阀门机制，能让积气逸出，防止张力增高。

吸氧、抗休克，胸腔闭式引流，清创缝合胸壁创口；评估有无胸腔内脏器损伤或进行性出血，做好剖胸探查手术准备。

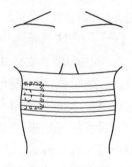

图 7-5 开放性气胸的固定包扎

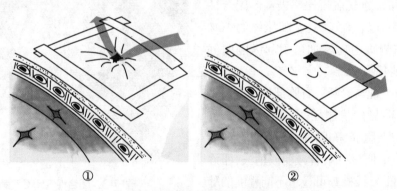

图 7-6 三边敷料，类似单向阀门使胸腔张力减压
①阻挡空气进入胸腔；②排出胸腔高压气体

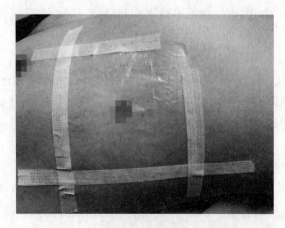

图 7-7 三边敷料制作的单向阀门举例

(三) 张力性气胸

1. **病因病理** 张力性气胸是组织裂口处形成活瓣,吸气时气体进入胸膜腔而不随呼气排出,积气增多导致胸膜腔内压力高于大气压。患侧肺严重萎陷,纵隔向健侧明显移位且肺受压,静脉回流严重障碍,同时易形成广泛皮下气肿。

2. **临床表现与诊断** 极度呼吸困难、烦躁、意识障碍、大汗淋漓、发绀,心率快、血压低,颈静脉怒张,触诊气管明显移向健侧,可有皮下捻发音。患侧胸部饱满,叩诊呈鼓音,听诊呼吸音消失(图7-8)。胸部X线示:胸壁软组织影肿胀,胸腔严重积气,肺萎陷、纵隔移位,并可有纵隔影增宽。张力性气胸CT肺窗示右侧气胸、胸腔积液,右肺压缩约80%,纵隔明显向左侧移位(图7-9)。

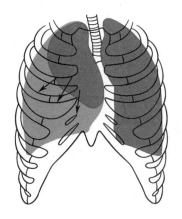

图7-8 张力性气胸

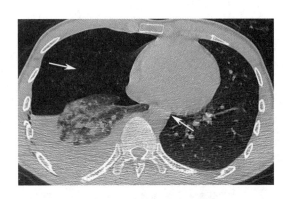

图7-9 张力性气胸CT肺窗

3. **治疗** 张力性气胸可迅速致死,首要措施是立即排气,迅速用粗针头穿刺胸膜腔减压,外接活瓣,使胸腔内高压气体只出不进(图7-10)。行胸膜腔闭式引流术(图7-11),促使肺膨胀。待漏气停止24小时后,X线证实肺已膨胀,方可拔除引流管。持续漏气而肺难以膨胀时须考虑剖胸探查或胸腔镜探查。

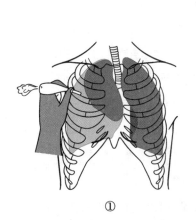

① ②

图7-10 张力性气胸的现场处理
①紧急穿刺;②临时固定

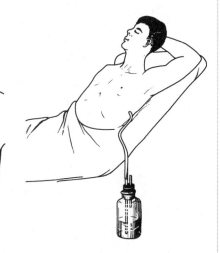

图7-11 闭式胸膜腔引流

💻 **知识链接**

气胸的中医诊断和辨证论治

1. 瘀血阻滞证 胸部刺痛,固定不移,疼痛难忍,干咳无痰,咳时疼痛加剧,气急或气喘,甚至不能平卧,唇甲青紫,舌质紫黯或有瘀斑,脉涩。

治法:活血行气、宁络止痛。推荐方:血府逐瘀汤(《医林改错》)加减。常用药:当归、生地黄、桃仁、红花、枳壳、赤芍、柴胡、甘草、桔梗、川芎、牛膝等。加减:胸痛较甚者加乳香、延胡索,活血行气止痛。

2. 肝郁气滞证 常因大怒或劳伤后起病,突感胸闷胸痛,上气喘急,咳嗽,呼吸或咳嗽时疼痛加重,平素情志抑郁,善太息,病情多与情绪相关,夜寐不安,舌红苔薄白,脉弦。

治法:理气开郁、降气止痛。推荐方:柴胡疏肝散(《景岳全书》)加减。常用药:陈皮、柴胡、枳壳、白芍、香附、川芎、炙甘草等。加减:肝郁气滞较重者,可加用郁金、青皮疏肝理气。

3. 痰热壅肺证 胸痛,气短,气喘不能平卧,咳嗽,大便干结,小便色黄,舌红苔黄腻,脉滑数。

治法:清热化痰、止咳平喘。推荐方:桑白皮汤(《景岳全书》)加减。常用药:桑白皮、法半夏、紫苏子、杏仁、贝母、黄芩、黄连、山栀子、生姜等。加减:如身热重,可加石膏清热泻火。

4. 肺气不固证 突发胸闷痛,气短,动则喘甚,咳嗽,咳声无力,心慌,倦怠懒言,语声低怯,自汗畏风,平素易感冒,舌色淡,苔薄白,脉细。

治法:补益肺气、降逆止咳。推荐方:补肺汤(《永类钤方》)加减。常用药:人参、黄芪、熟地黄、五味子、紫菀、桑白皮等。加减:喘咳较著者,可加用沉香、紫苏子、杏仁、百部、诃子降气止咳;偏阴虚者加用沙参、麦门冬、玉竹、百合滋养肺阴。

5. 肺肾两虚证 久咳不愈,排便或劳累后突然胸胁疼痛,喘促,呼多吸少,气不得续,咳嗽,胸闷心慌,少气懒言,形瘦神惫,腰膝酸软,偏阳虚者见畏寒肢冷,小便清长,舌淡,苔薄白,脉细弱;偏阴虚者见颧红盗汗、潮热烦躁,口咽干燥,舌红,少苔或无苔,脉细弱。

治法:补肺益肾、纳气定喘。推荐方:金匮肾气丸(《金匮要略》)合补肺汤(《永类钤方》)加减。常用药:桂枝、附子、熟地黄、山茱萸肉、山药、茯苓、牡丹皮、泽泻、人参、黄芪、熟地黄、五味子、紫菀、桑白皮等。加减:肾虚不纳、动则气喘者,可加用补骨脂、胡桃肉、紫河车补肾纳气;四肢不温、口唇发绀者,加肉桂、干姜温阳通脉。

二、创伤性血胸

(一) 病因病理

创伤致胸膜腔内积血称为创伤性血胸,与气胸同时存在称为血气胸。胸膜腔积血主要是胸部创伤致心脏、胸内大血管及其分支、胸壁、肺组织、气管、支气管、膈肌和心包血管等组织出血积于胸膜腔内。脊柱骨折尤其是第4~6胸椎骨折亦可形成血胸。急性的出血引发有效循环血量骤减,胸腔积血压迫肺脏、纵隔,影响腔静脉回流导致呼吸、循环功能障碍。血胸

CT肺窗示右侧胸腔高密度影,胸腔积血,右肺压缩约40%(图7-12)。积聚在胸腔的血液在肺、心包和膈肌运动时起到去纤维蛋白作用,形成不凝血,当出血迅猛,胸腔内积血则发生凝固,形成凝固性血胸。凝血块机化后形成纤维板,限制肺与胸廓活动,损害呼吸功能,即为纤维胸。血液是良好的培养基,细菌经伤口或肺破裂口侵入,会在积血中迅速繁殖,引起胸腔感染,形成脓胸。少数患者因肋骨骨折断端刺破肋间血管或血管破裂处血凝块脱落,延迟出现胸腔内积血,称为迟发性血胸。

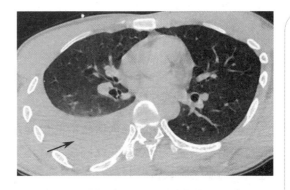

图7-12　血胸CT肺窗

（二）临床表现与诊断

有胸部外伤史。临床症状与出血量、出血速度和个人体质有关。少量和中等量血胸患者一般无明显症状,大量血胸患者会出现面色苍白、心率快、血压低和末梢血管充盈不良等低血容量休克表现,以及呼吸急促、肋间隙饱满、气管向健侧移位、患侧叩诊浊音,听诊呼吸音减低。胸部X线显示:胸腔积血量<0.5L为少量,可见肋膈角变钝;胸腔积血量在0.5~1.0L为中量,见液平面平肺门;胸腔积血量>1.0L为大量,血胸液平面超过肺门(图7-13)。平卧位胸片呈现不同程度的毛玻璃样改变。胸膜腔穿刺抽出血液可明确诊断。

具备以下征象则提示进行性血胸:持续脉搏加快、血压降低,或虽经补充血容量血压仍不稳定;闭式胸腔引流量为每小时超过200ml,持续3小时;血常规检查示:血红蛋白量、红细胞计数和红细胞比容进行性降低。检测胸腔积血引流液的血红蛋白量和红细胞计数与周围血相接近,且迅速凝固。

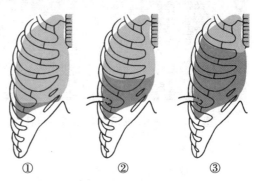

图7-13　创伤性血胸
①少量;②中量;③大量

胸腔闭式引流术前准备

（三）治疗

非进行性血胸大多采用胸腔闭式引流术治疗(图7-14),及时排出积血(图7-15),促使肺

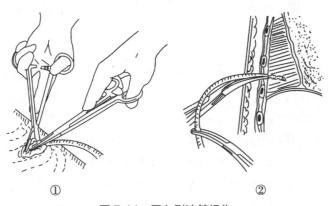

图7-14　置入引流管操作
①置管时;②置管后

膨胀,改善呼吸功能。进行性血胸应及时手术探查。胸腔镜具有创伤小、恢复快、疗效好等优点,已被广泛用于胸腔探查术中。

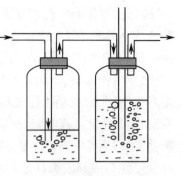

图 7-15 可调压力水封瓶

附:胸腔闭式引流

胸腔闭式引流是胸部创伤救治的最常用方法,约 85% 的胸部创伤仅需临床观察和胸腔引流。指征包括:①中等量以上的血气胸;②任何气胸行气管插管机械通气前都应安置胸腔闭式引流,以避免机械通气正压呼吸后导致的张力性气胸。为避免损伤膈肌,胸腔闭式引流管插管位置为乳头水平与腋中线的交点(避免损伤隔膜),向后向上插入引流管(图 7-16、图 7-17)。

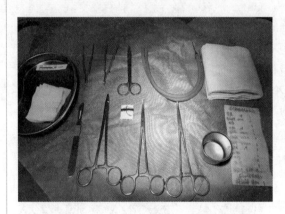

图 7-16 胸腔闭式引流手术置管用品

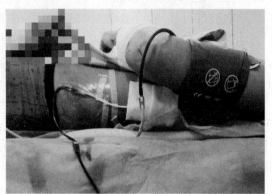

图 7-17 胸腔闭式引流实例

第三节 气管与肺部创伤

一、气管与支气管破裂

(一) 病因病理

气管及主支气管创伤临床上常见于胸部闭合创伤,可分为闭合性和开放性(穿透性)创伤。

闭合性创伤常见的原因有:胸部受压时瞬间声门紧闭,气管和主支气管内压力骤增引发破裂;胸部受挤压后前后径变小,使两肺移向侧方,隆嵴处受牵拉导致主支气管起始部破裂;减速伤和旋转产生的剪切力作用于肺门,在气管固定点撕裂支气管;头颈部猛地后仰,气管过伸使胸廓入口处气管断裂。

穿透性气管、支气管损伤直接与伤道或弹道路径有关。医源性介入操作都可能导致气管或主支气管破裂。破裂部位最常见的是以气管隆嵴为中心的 3cm 处以内。按破裂程度可分为膜性撕裂、部分撕裂、完全断裂。气管、支气管损伤后,大量气体迅速进入胸腔和纵隔,造成纵隔气肿和张力性气胸、肺水肿及出血等,引起呼吸和循环功能障碍。完全性主支气管或肺叶支气管破裂可引发一侧或一叶肺不张,影响肺脏换气能力。颈部气管伤常伴有甲状腺、大血管与食管损伤,胸内气管、主支气管损伤常伴有食管和血管损伤。

（二）临床表现与诊断

患者常出现咳嗽、血痰、呼吸困难、发绀、烦躁不安等。气肿可迅速向颈、胸、面部扩散,形成广泛的皮下气肿,可触及握雪感或捻发感;纵隔胸膜破裂后出现一侧或两侧气胸,可呈张力性气胸表现,导致气管、纵隔移位,胸部叩诊呈鼓音,听诊呼吸音减弱或消失;同时可伴有不同程度的血胸表现。特别是安放胸腔闭式引流后,气体持续不断排出而呼吸功能仍不能改善,首先考虑气管、支气管破裂的可能。气管镜检查是探查气管支气管树完整性的金标准。

（三）治疗

气管镜下若发现支气管无明显漏气的小膜部裂口,可动态观察,一旦发现有并发症出现立即手术。明确气管破裂的立即气管插管机械通气,充分镇静、镇痛,优选可视喉镜下气管插管,以免盲目插管加重创伤,及时手术探查修补气管。

二、肺创伤

肺创伤常常是由于严重的胸部创伤所致。肺创伤包括肺爆震(冲击)伤、肺挫伤、肺裂伤和肺血肿。

（一）肺爆震伤

1. 病因病理　肺爆震伤为闭合性创伤。爆炸瞬间释放出巨大的能量,高压气浪或水波浪暴力冲击作用于胸壁而导致肺爆震(冲击)伤。肺爆震伤的主要病理改变是肺出血、肺水肿、肺破裂、肺大疱、肺气肿和肺萎陷等。

2. 临床表现与诊断　轻、中度的肺爆震(冲击)伤患者仅有短暂的胸闷、胸痛、咳嗽、咯血或血丝痰,少数有呼吸困难。重度患者可出现呼吸窘迫、咯血、泡沫血性痰甚至窒息;肺部查体叩诊实音,听诊呼吸音减弱或出现管状呼吸音和广泛的湿啰音等。胸部 X 线或 CT 提示肺部有大片密度增高影。

3. 治疗　限制活动,镇痛、保持呼吸道通畅;吸氧;防治肺水肿;创伤性 ARDS 需机械通气;对于并发血气胸的应及时行胸腔闭式引流。

（二）肺挫伤

1. 病因病理　肺挫伤大多为钝性暴力致伤,引发肺和肺毛细血管组织损伤,在伤后炎症反应中毛细血管通透性增加,炎症细胞沉积和炎症介质释放,使损伤区域肺间质和肺泡水肿,严重影响肺泡换气功能,导致呼吸困难和低氧血症。

2. 临床表现与诊断　轻症患者无明显症状,有的咳嗽时痰中带血;重者频繁咳嗽、咯血、呼吸困难,发绀、心动过速、血压下降。严重肺挫伤的患者会出现 ARDS。胸部 X 线表现:轻者表现为局限条索状阴影,或单个、多个散在片状、结节状阴影;严重者可呈现一叶、一侧或两侧肺有均匀的实质阴影,血气分析、血氧饱和度监测及 CT 检查等以辅助诊断。

3. 治疗　轻度肺挫伤可对症治疗;对于肺挫伤较重的应采取镇痛、保持呼吸道通畅、吸入湿化氧气;对于严重呼吸困难的应尽快气管切开,给予间歇正压人工呼吸;如果单叶肺挫伤严重的,非手术治疗无效时,可行肺叶切除。

（三）肺裂伤和肺血肿

1. 病因病理　胸部挤压伤后常造成肺实质深部裂伤,肺表面裂伤。肺裂伤伴有脏胸膜裂伤者可发生血气胸,而脏胸膜完整者则多形成肺内血肿。

2. 临床表现及诊断 肺裂伤多有肺表面破裂,气体进入胸腔而出现血气胸。患者出现呼吸困难、发绀、咯血、血性泡沫痰,重者出现低氧血症、失血性休克。胸部 X 线检查可显示胸腔积血、积气或肺不张。肺纹理见斑片状浸润影,伤后 24~48 小时为甚,CT 检查准确率高。肺内血肿大多表现为肺内圆形或椭圆形、边缘清楚、密度增高的团块状阴影,常在 2 周至数月自行吸收。

3. 治疗 及时处理合并伤,保持呼吸道通畅,吸入氧气,限制晶体液过量输入,持续低氧血症予机械通气支持治疗。

第四节 食管和胸导管创伤

一、食管创伤

食管创伤较为少见,创伤性食管穿孔特别是胸内食管穿孔是一种最迅速致死的消化道创伤。

(一) 病因病理

根据食管创伤致伤原因,分为食管穿刺性创伤和食管非穿刺性创伤;根据食管创伤的部位,又分为颈部食管、胸部食管和腹部食管创伤。

食管穿刺性创伤常见于医源性创伤。食管的医源性创伤可发生在食管的任何部位(图 7-18)。食管非穿刺性创伤常见于剧烈呕吐造成食管全层破裂;上腹部突然受到暴力,腹内高压导致剧烈咳嗽引发胸内食管破裂,极易发生纵隔感染。

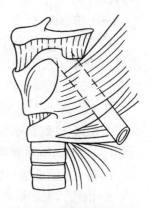

图 7-18 食管易穿孔部位

(二) 临床表现与诊断

不同原因引起食管创伤的症状和体征不同。而穿孔的部位、程度不同,穿孔后到就诊的时间不同,其临床表现也有不同。颈部食管破裂通常有颈部疼痛、吞咽困难、吞咽疼痛和皮下气肿。胸部食管穿孔常表现为下胸痛、皮下气肿、不同程度的吞咽困难。如果裂伤部位与胸膜腔有交通,患者还会出现气胸和膈肌激惹症状和体征。食管腹部段穿孔常会有急性腹痛和腹膜刺激征等症状。食管穿孔极易导致脓毒血症,大多伴有发热和炎症指标升高。

颈部和胸部创伤位于食管附近,尤其是伤道经过食管走行或跨越中线时,应常规行食管造影和内镜检查,但阴性不能完全排除食管穿孔。食管穿孔的诊断较为困难,多见于刀伤、枪弹伤、爆震伤和冲击波,如生产事故的高压气体,轮胎爆炸的气浪冲击等,伴有 Mackler 三联征(即呕吐、胸痛、下颈部皮下气肿)时应迅速怀疑食管穿孔的可能,X 线可见颈部和纵隔内有气体,一定要和胃/十二指肠溃疡穿孔、胰腺炎、心肌梗死、降主动脉瘤、肺炎、自发性气胸等鉴别。

(三) 治疗

食管穿孔的紧急处理是保持气道通畅、吸氧、稳定病情,大都需急诊手术。

1. 非手术治疗

(1) 适应证:症状轻微,无全身感染征象;溃疡性狭窄和贲门失弛缓症或食管静脉曲张用硬化剂治疗后,在扩张时引起的穿孔,食管周围有纤维化形成,能限制纵隔的污染;从食管穿孔发病到诊断已间隔几天,但症状轻微;穿孔较小者;食管瘘和胸腔或腹腔无交通;食管造影无造影剂溢出。

(2) 一般处理:一旦怀疑食管破裂,立即停止经口饮食,减少吞咽动作;胃肠减压;早期选用广谱有效抗生素;建立有效的肠道营养如鼻肠管或空肠造瘘;及时纠正和维持水、电解质平衡。非手术治疗 24 小时症状未见好转或加重时则应考虑手术治疗。

2. 手术治疗

(1) 适应证:诊断及时明确,患者较年轻,全身情况较好,穿孔较大,穿孔伴有气胸、胸腔积液、纵隔气肿或脓肿、气腹、有异物存留,伴有食管远端狭窄和食管恶性疾病,以及非医源性疾病和食管破裂,应该优先选择手术治疗。

(2) 手术治疗的原则是清除所有炎症和坏死组织。根据不同部位,选择适当的手术切口,闭合穿孔;矫正并除去食管穿孔远侧梗阻。当损伤发生在食管梗阻的近段或在梗阻的部位,或当诊断 >24 小时时,直接修补损伤的食管则是禁忌的,而防止纵隔及胸膜腔的感染和维持营养则是非常必要的。

二、胸导管创伤

胸导管起自乳糜池,在主动脉的右后方沿脊柱前方上行,穿膈主动脉裂孔入后纵隔,位于胸膜之外。至第 4~5 胸椎平面时,越过中线至脊柱的左前方,最后出胸廓上口,进入颈根部,注入左静脉角。同侧的颈内静脉和锁骨下静脉汇合成头臂静脉(又称无名静脉),汇合处的夹角称静脉角。左侧静脉角有胸导管注入,右侧静脉角有右淋巴导管注入。

(一) 病因病理

胸部穿透伤或钝性伤、爆震伤、挤压伤均可损伤胸导管。由于胸导管相对地固定于脊柱前方,当脊柱突然过度伸展或脊柱骨折时均可以造成胸导管撕裂或断裂;胸部钝性伤、爆震伤、挤压伤、剧烈运动以及剧烈咳嗽均可使右膈肌脚猛烈收缩,间接损伤胸导管;胸导管附近的手术操作或胸部穿透伤导致胸导管主干及其分支损伤,形成乳糜胸。创伤性乳糜胸的发病率比较高。

(二) 临床表现与诊断

结合外伤史、症状、体征以及胸腔抽出液实验室检查可以明确乳糜胸的诊断。胸部外伤后,患者突发气短、呼吸困难,甚至出现发绀、心率增快、血压下降等症状,继而表现为胸腔大量积液,穿刺抽液为典型的乳白色液;大量乳糜液积压肺和纵隔,引起呼吸困难,阻碍静脉回流导致颈静脉怒张和心排血量减少,严重者发生呼吸、循环功能障碍。患者可能有低热,持久的乳糜胸可引起纤维胸。

(三) 治疗

1. 非手术治疗 胸导管损伤的早期或闭式引流后引流液较少,患者一般情况好,先考虑非手术治疗。及时补充乳糜液丢失的营养物质,纠正和防止代谢紊乱;对症治疗,密切监护,观察病情变化。

2. 手术治疗 患者出现明显消耗;每天引流量无减少趋势;已形成纤维胸,使肺萎陷无法膨胀复张的,采取手术治疗。

第五节　心脏和胸主动脉创伤

一、心脏创伤

心脏创伤可分为钝性心脏创伤与穿透性心脏创伤。钝性创伤多由胸前区撞击、减速、挤压、高处坠落、冲击等暴力所致,心脏在等容收缩期遭受钝性暴力的后果最为严重。穿透伤多由锐器、刃器或火器所致。

（一）钝性心脏创伤

1. 病因病理

（1）直接作用:一定强度的暴力直接作用于心前区造成损伤,常伴有胸骨和肋骨骨折。

（2）间接作用:腹部遭受突然强大的撞击或挤压暴力,腹腔内压力剧增,膈肌突然上升,胸腔负压骤变,腹腔内大量血液骤然涌入心脏和大血管引起心脏创伤或破裂。

（3）减速作用:高速运动的人体突然减速,因惯性作用,心脏可冲撞于前胸壁或脊柱上引起损伤。

（4）挤压作用:心脏被挤压于坚硬的胸骨与脊柱之间而受到损伤。

（5）爆震作用:爆炸形成的冲击波所产生的超压作用,使大循环的静脉血突然涌入右心,右心负担突然加大以致急性扩张,甚至破裂。强大的冲击波作用于胸壁以致心脏震伤。

心脏钝性伤包括:①心包创伤:创伤致心包点状出血或渗血,发生心包积血。严重的可引起心包破裂、创伤性心包炎,通常与心脏其他部位损伤并存。②心肌挫伤:轻者小片状心外膜或内膜下出血瘀斑,重者心肌全层撕裂致出血、水肿、坏死。③心脏破裂:多数发生在受伤即刻,引起大出血和急性心包压塞;极少数为伤后数日或数周后突发严重胸痛和心包压塞,典型表现为颈静脉怒张、奇脉和心音遥远。④游离壁或肌间隔破裂:在舒张末期和收缩早期心腔充盈和瓣膜均关闭时突受暴力使心脏压力骤升而引起的间隔撕裂。⑤瓣膜损伤:以主动脉瓣撕裂或穿孔多见,其次为二尖瓣,常为腱索或乳头肌断裂。⑥冠状动脉损伤:多为左冠脉前降支裂伤。⑦创伤性室壁瘤:为心肌挫伤后坏死或冠状动脉阻塞引起的真性室壁瘤。心脏闭合伤常合并有胸骨、肋骨骨折及血气胸等。

2. 临床表现与诊断　轻度心肌挫伤可无明显症状(仅有心电图异常),中、重度挫伤常有胸痛、气促、心悸以及心律失常、心源性休克甚至急性心肌梗死的急症表现。患者多伴有胸前壁软组织损伤和胸骨骨折。心肌挫伤的诊断主要依赖有经验医师的病史采集及查体与辅助检查。

（1）心电图:可存在 ST 段抬高、T 波低平或倒置,室性、房性期前收缩或心动过速等心律失常,伤后 12 小时几乎都会发生心电图改变。

（2）血清心肌酶学检测:血清谷草转氨酶、肌酸磷酸激酶及其同工酶测定、心肌肌钙蛋白测定,针对心肌病变准确性好、特异性高。

（3）超声心动图:可显示心脏结构和功能改变。经食管超声心动图检出率更高。

3. 治疗　卧床休息、心电监护、吸氧、镇痛、抗心律失常、预防和治疗心衰,防治并发症。超声明确心包压塞应迅速进行心包穿刺减压。如果明确患者有心脏破裂、瓣膜穿孔、室间隔损伤、创伤性室壁瘤等应及时手术治疗。

（二）穿透性心脏损伤

1. 病因病理　穿透性心脏损伤多由火器、锐器致伤。火器导致的心脏贯通伤,多数死于受伤现场,异物留存心脏也较多见。锐器致伤多为非贯通伤。医源性心脏穿透伤为心脏介入心导管手术所致,大多发生在心房的心耳处。

2. 临床表现与诊断　穿透性心脏创伤(图 7-19)的病理生理及临床表现取决于心脏创伤程度和心包引流情况。创伤轻者裂口较小,心包裂口易被血凝块阻塞,心脏破口出血导致心脏压塞,90% 患者出现 Beck 三联征(低血压、颈静脉怒张、心音低钝)。迅速穿刺或手术解除心脏压塞并控制破口出血,可以成功地挽救患者生命。创伤重者心包和心脏裂口较大,大部分出血直接流入胸腔,主要表现为意识障碍、休克、呼吸困难。诊断依据:①胸部穿透伤口位于心脏体表投影区域或其附近;②Beck 三联征或失血性休克和大量血胸的体征。

需重视在心脏体表投影附近区域的创伤部位,提高心脏创伤的警惕性。穿透性心脏创伤的病情进展迅速,急救时不可依靠辅助检查,以免延误救治,如有条件可由急诊医师操作床边心脏超声(FAST)。

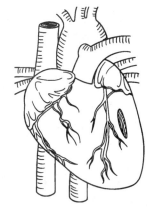

图 7-19　穿透性心脏损伤

3. 治疗　心脏压塞或失血性休克者,立即施行开胸手术引流减压并控制出血;迅速补充血容量;情况稳定后,修补心脏裂口。心脏介入诊治过程中发生的心脏损伤,多为导管尖端所致,口径较小,发现后应立即终止操作、拔除心导管,给予抗凝治疗,病情紧急必须立即进行心包穿刺或手术治疗。对于穿透性心脏创伤经抢救存活者,应注意心脏内有无遗留的异物及其他病变,如创伤性室间隔缺损、瓣膜损伤、创伤性室壁瘤、假性动脉瘤或反复发作的心包炎等,注意监测病情变化,及时处理。

二、胸主动脉创伤

胸部的动脉主干是胸主动脉。主动脉在主动脉弓弯向左后方达第 4 胸椎下缘时移行成胸主动脉,沿脊柱左前方下行,穿膈肌的主动脉裂孔到腹腔移行为腹主动脉。胸主动脉由壁支(肋间后动脉等)和脏支(食管支、气管支等)组成。胸主动脉的左侧有纵隔胸膜遮盖,左后方有半奇静脉,右侧上半有食管、胸导管和奇静脉。

（一）病因病理

胸主动脉创伤多为直接暴力开放性创伤,立即致死,战争时多见。日常胸主动脉创伤绝大多数是由垂直减速、水平减速和(或)挤压暴力等闭合性创伤导致,伤后患者往往短时间内死于大量失血。胸内大血管创伤最常见的是主动脉破裂。胸主动脉破裂可分为:血管内膜破裂,血管内膜及中膜破裂,血管内膜、中膜、外膜均破裂。

（二）临床表现与诊断

胸部创伤后患者突感胸前区闷、胀,胸骨后剧烈疼痛并放射到肩部,呼吸困难,休克等症状,常见合并多发肋骨骨折、胸骨骨折,临床症状相似而使胸主动脉创伤极具隐匿性。胸主动脉内膜、肌层断裂而外膜尚未破裂形成瘤样扩张或搏动性血肿,即外伤性主动脉瘤(创伤性主动脉夹层),根据受压部位不同可产生呼吸困难、声嘶、Horner 综合征等压迫症状。有半数患者出现"诊断性三联征",即上肢血压增高,脉压差大;下肢血压降低,脉压差小;X 线显示上纵隔增宽。胸部 X 线检查可显示,纵隔阴影增宽,气管被推向右侧,左主支气管被向下推移,并可伴有血胸。胸部严重创伤如X线检查呈现纵隔阴影增宽,即使临床症状不明显,亦应高度怀疑胸主动脉破裂。主动脉造影使用导管经股动脉或右侧肱动脉进入到胸主动脉内可明确诊断。

胸主动脉开放性创伤因出血量多,伤情危急,不允许为明确诊断而进行胸部X线检查和主动脉造影术而延误抢救时机,仅能根据创口部位、弹道方向,结合心脏压塞、大量血胸或创口大量失血判定主动脉创伤及其部位而紧急手术。

(三)治疗

高度怀疑主动脉破裂或经明确诊断后,立即手术是挽救患者生命的唯一希望。临床上怀疑主动脉破裂的患者,如呈现左侧大量血胸、重度休克,经大量快速输血,情况未能好转或纵隔阴影在数分钟或数十分钟内迅速增大,以及呈现心脏压塞症状者,应立即行剖胸术。如抗休克治疗后,血压尚较稳定,X线检查显示纵隔阴影增宽,则可经主动脉造影明确诊断后施行手术。

第六节　胸腹联合伤

胸腹联合伤是指下胸部开放性或闭合性创伤,同时合并腹腔内脏器损伤和(或)膈肌破裂。

一、病因病理

下胸部或上腹部的刀伤、刺伤、火器伤等锐器伤直接暴力可引发开放性创伤,车祸、高处坠落、塌方等强大间接暴力可致胸腹部闭合伤。强大的暴力作用于胸腹部,使腹腔内压力可增高10倍以上,这种突发增高的压力梯度集中作用于膈肌,同时因胸腔负压的特点,可致膈肌破裂,使腹腔脏器或组织通过膈肌裂口疝入胸腔,形成创伤性膈疝。临床上左侧较右侧多见。由于膈肌破裂,腹腔内脏器或组织经膈肌伤口疝入胸腔,发生的病理变化有以下几种:①胸部局部产生逆向性呼吸运动,膈肌活动受限;②疝入的腹腔器官及组织压迫肺脏产生萎缩,降低了气体交换量;③纵隔受压移位影响血液回流;④疝入胸腔内的组织器官,被卡挤发生血液循环障碍,引发组织器官缺血坏死或梗阻。

二、临床表现与诊断

结合胸腹部创伤病史,胸腹联合伤的临床症状、体征出现下列情况的多发伤患者,应考虑有胸腹联合伤的可能。

1. 胸部创伤后出现明显的呼吸、循环障碍或不明原因的休克,下胸部或上腹部出现剧烈疼痛并向肩背部放射。

2. 体征　发绀、低血压、呼吸困难;患侧胸部隆起,气管明显向对侧移位,颈静脉怒张,叩诊呈鼓音,听诊心音遥远、呼吸音减弱或消失;如疝入胸腔的为胃肠空腔器官,可闻及肠鸣音;若伴有腹腔实质性器官破裂,会出现腹壁压痛、反跳痛、腹肌紧张、肝浊音界升高、腹部移动性浊音阳性等体征。

3. 诊断　早期可采用胸部X线或超声、CT检查。以下几点有助于早期诊断:①有胃肠梗阻的症状,而腹部平软或疑有气血胸而胸膜腔穿刺阴性者。②行胸腔穿刺或胸腔闭式引流发现有胃液、胆汁或混浊性液体,可以确立诊断。③腹部创伤出现呼吸困难不能用血气胸解释者。④不能用血胸及其他创伤解释的失血性休克。凡下胸部、上腹部的锐器伤或枪弹伤者。⑤下胸部肋骨骨折伴肝、脾、肾损伤者应考虑有膈肌损伤。⑥胸部 X 线显示腹内脏器疝入胸腔,如胃泡。⑦对于腹腔积血不明显,又存在难以用胸部创伤解释的失血性休克,应考虑出血经膈肌裂口进入胸腔的可能;反之,胸腔积血亦可经膈肌裂口流入腹腔而漏掉血胸的诊断。

4. 若呼吸、循环稳定,尽早行胸腹部 CT 检查。近年来推荐增强 CT 用于多发伤的首选检查,有助于明确损伤、出血部位。

5. 若呼吸、循环仍不稳定,不宜搬动患者,应在床边摄片,有条件则由急诊医师操作床边超声(FAST)检查,并及时请各专科会诊,多学科协作抢救。

三、治疗

胸腹联合伤患者更应积极抢救,遵循多发伤"ABCDE"原则,挽救生命。

1. 非手术治疗　保持呼吸道通畅,充分供氧;胃肠减压;纠正低血容量性休克,胸腔闭式引流等,动态观察病情变化,警惕实质性脏器破裂迟发性出血,一旦有手术指征,立即手术探查。

2. 手术治疗　经非手术治疗后病情仍恶化,完善术前检查,及时手术探查。多数胸腹联合伤者需剖腹、剖胸探查的目的在于清创、止血、探查、修补、清除异物,优先处理危及生命的损伤。

(1) 剖胸探查术指征:患者呼吸、循环功能不稳定,难以进行腹部手术者;心包积血经穿刺后仍有心脏压塞症状者;气管、支气管或食管创伤;下胸部或上腹部贯通伤;胸腹伤伤势严重,但具体内脏伤尚未确定时;胸腔内存有异物者;创伤性膈肌破裂并发膈疝一经诊断立即手术(图 7-20)。

(2) 剖腹探查术指征:持续性出血的单纯肝脏或脾脏伤;下腹部伤,患者呼吸、循环功能已稳定者;腹内多发脏器损伤。

(3) 胸腹联合手术探查术指征:经胸或经腹切口探查不能同时解决胸部、腹部损伤的应积极采取胸腹探查。

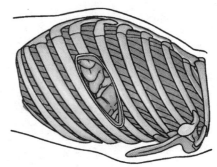

图 7-20　创伤性膈疝

病案分析

【病案实例】

患者,男性,45 岁,5 小时前被轿车撞伤,自觉左胸部广泛疼痛,伴有胸闷气促,无昏迷,无呕吐,无咯血,无腹痛。查体:T 36.5℃,P 80 次/min,R 20 次/min,BP 110/75mmHg,神清,胸廓对称,左胸部广泛压痛,未触及捻发感和骨擦感,两肺呼吸音清,无啰音,叩诊清音。心律齐,HR 80 次/min,心音有力。腹部平坦,腹肌软,全腹无压痛及反跳痛,移动性浊音阴性,肝区、肾区无叩击痛,胸部 CT 提示"左肺挫伤,左侧气胸,胸腔积液"(图 7-21)。

【分析】

问题1:该患者胸部创伤应考虑哪些常见致命性或潜在致命性损伤?

思路:胸部是心、肺及大血管等重要脏器所在部位,常见的胸部严重创伤包括12种,即6种致命伤和6种隐匿伤。其中,致命伤包括气道梗阻、张力性气胸、心脏压塞、开放性气胸、大量血胸、浮动胸壁;隐匿伤包括主动脉破裂、气管支气管破裂、心脏挫伤、膈肌撕裂、食管穿孔、肺挫伤。

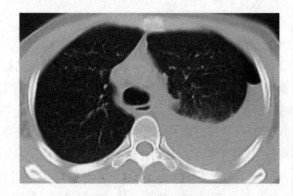

图7-21 患者CT肺窗

问题2:该患者胸部创伤的诊断是什么?有何依据?

思路:该患者考虑胸部钝挫伤,包括肺挫伤、气胸、血胸、肋骨骨折等。

诊断依据:外伤史明确,临床表现为左胸部广泛疼痛,伴有胸闷,受伤部位压痛明显,CT可见左肺挫伤,左侧气胸,胸腔积液。

问题3:该患者胸部创伤的紧急救治策略是什么?

思路:该患者明确中等量创伤性血胸,应尽快安置胸腔闭式引流,促进肺复张,恢复通气功能,并观察出血量,做好手术止血准备。

(邓海霞)

复习思考题

1. 不同情况的胸部创伤应选择什么检查方法进行确定诊断?
2. 简述创伤性气胸、创伤性血胸、心脏创伤、胸主动脉创伤的治疗原则。

扫一扫
测一测

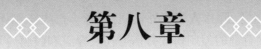

第八章

腹部创伤

> **学习目标**
>
> 1. 掌握腹部常见创伤的分类、病因病理、临床表现。
> 2. 熟悉腹部创伤的手术指征。
> 3. 了解腹部创伤的临床诊治原则。

第一节　腹部创伤的基本知识

腹部创伤为常见的急性损伤之一,一般分为四类:按部位深浅分为腹壁伤和腹腔脏器伤;按是否与外界相通,分为闭合伤和开放伤;按复杂性分为单一脏器伤和复合、多脏器伤;按创伤性质分为挫伤、切割伤、撕裂伤、断裂伤和脏器脱出伤。以上各种创伤常同时合并存在,往往因暴力的性质、速度、方向、部位的不同而不同。

一、腹壁损伤

常因锐器伤、钝性伤(硬物撞击、挤压)等引起。锐器伤者有创口及出血,钝器伤者有局部肿胀、皮下瘀血、压痛拒按。若患者有腹部创伤史及临床表现,早期局部穿刺有新鲜血液,需尽早排除腹内脏器损伤。

二、腹部脏器损伤

腹部实质脏器有肝、脾、胰、肾等,这些器官具有极丰富的血运,质脆而软,受伤后极易破裂;空腔脏器有胃、十二指肠、空回肠、结肠、胆囊和膀胱等,它们在充盈状态下受伤时易破裂,而它们的韧带和系膜均有固定位置,当受暴力后脏器不能避让易受伤。腹部脏器伤多为直接暴力引起,如刀枪伤、撞碰伤、坠落伤等;但也有间接暴力损伤,如急刹车时的惯性伤,爆炸时的冲击波伤等,当原脏器有病变时,可在外力作用下发生破裂。腹部脏器的损伤,病情多危急复杂,抢救时应争分夺秒,边检查,边抢救,边详细询问病史。

1. 腹腔开放性(穿透性)创伤　最多见于枪伤和刀伤。大多数有腹腔脏器损伤,并有异物存留(子弹、衣物碎片等)。伤者情况常较危急。

对于腹部开放伤,首先检查伤者有无失血性休克。紧急检查腹部伤口,注意伤口部位、深度、方向、入口与出口、出血活跃度和血的颜色等,还需检查有无内脏脱出(如大网膜、肠管

笔记栏

等),有无尿液或粪便外溢等,除检查腹部外,还要注意检查胸部和背部,刀刺伤在第6肋以下常可伤及腹内脏器,腰背部的刀刺伤或弹伤可伤及肾脏和腹膜后大血管。腹部的触诊主要检查有无压痛、反跳痛、肌强直、皮下捻发感(音)等,叩诊有无移动性浊音,听诊注意肠鸣音是否存在,阴性者须做腹腔穿刺或腹腔灌洗穿刺检查。此外,还需检查尿道口有无出血。

腹腔开放性创伤的患者需详细询问受伤史,不同的致伤物对协助诊断有重要的参考价值,同时要了解伤后的处理情况,如是否有肠脱出后被还纳;必要时行诊断性腹腔穿刺或腹腔灌洗后腹腔穿刺;对开放伤口小,有移动性浊音者,可行浊音区腹腔穿刺;若腹腔液体少,不能除外脏器破损者,可行灌洗腹腔穿刺;辅助检查可行 X 线、彩超、CT、磁共振等,以明确受伤脏器、受伤部位。对急性大出血应急诊行强制性剖腹探查,其不仅是一种确定诊断的措施,而且还是一个有效的抢救治疗手段。

2. 腹腔闭合性创伤 最多见于钝性创伤,如车祸、坠落、踢伤、棍击伤等。其特点为腹腔内出血和腹膜刺激。

对腹部闭合性创伤的患者首先要检查全身状况,监测生命体征、神志、表情的变化,排除休克;同时需要排除骨折及其他合并损伤,以便确定抢救的主要目标;然后再依次检查腹壁是否有瘀血、挫伤、肌肉断裂、压痛、反跳痛和肌肉抵抗感,肝浊音界是否缩小或消失;有无腹内移动性浊音(腹腔出血或膀胱破裂常为阳性);肠鸣音是否存在或消失,与开放性损伤不同,闭合性损伤的早期肠鸣音往往明显减弱或消失;检查腹胀程度,除了腹腔内出血,腹膜后血肿、大量尿液漏出时也可引起严重腹胀;肠型的出现不容忽视,早期肠管损伤后可出现痉挛,出现腹膜炎后消失;要注意尿道口的检查,泌尿系损伤时尿道口可有鲜血迹,结合排尿检查明确伤处;肛门指检可判断直肠或结肠情况。

明确诊断闭合性腹部外伤应仔细询问病史,了解受伤时间、受伤过程、受伤部位、受伤的性质以及伤后的救治情况,以初步估计损伤的严重性;询问病史同时进行查体。以下情况提示有腹腔脏器损伤的可能:①早期出现休克,经大力输液和输血后短时好转,但随后恶化者;②剧烈持续腹痛、恶心、频繁呕吐等症状者;③呕血、尿血或便血者;④出现腹部移动性浊音,肝浊音界缩小或消失者;⑤有明显腹膜炎体征者或以腹腔内出血为主要表现时,则有实质脏器破裂。有时空腔脏器损伤与实质脏器损伤可同时存在,主要根据腹部的望、触、叩、听诊与必要的辅助检查进行综合分析和判断。如腹部 X 线透视或拍片,有膈下游离气带时,为胃肠破裂的可靠证据;如右侧膈肌升高,肝区阴影扩大,提示肝有损伤;如腹部正侧位片出现后腹膜积气,并出现清晰的肾脏轮廓,提示有十二指肠横部破裂;诊断性腹腔穿刺有实际意义,如抽吸为不凝固血液,说明有腹腔积血;如抽吸为混浊液体,化验为脓细胞,则说明有腹膜炎;如抽吸为黄色带有尿味的液体,则说明有膀胱破裂;抽吸为黄绿色液体,说明有胆道或胆囊破裂;如穿刺液量很少或穿刺阴性,可做腹腔灌洗法穿刺,其阳性率较高。穿刺阴性者不代表无脏器损伤;同时行超声波检查、CT 检查、MRI 检查,明确实质性脏器的损伤;化验室检查随时观察血红蛋白、血细胞比容的变化,血 pH 值和二氧化碳结合力(CO_2CP)作为辅助诊断的指标。

第二节 急性创伤性腹膜炎

闭合性或开放性创伤均可造成腹腔壁层和脏腹膜的损伤,空腔脏器内容物或从外界带入的细菌感染均可引起急性创伤性腹膜炎。常见的细菌依次为大肠杆菌、链球菌、葡萄球菌、肺炎双球菌、铜绿假单胞菌、变形杆菌以及某些厌氧菌,常为多种细菌混合感染,处理不及时很容易引起脓毒血症或败血症。

一、病因病理

创伤性腹膜炎早期因脏器损伤后溢出的血液或化学液刺激腹膜引起非细菌性炎症,但很快由于细菌的繁殖,而转化为细菌性腹膜炎。炎症的范围取决于伤者身体的抵抗力、细菌毒力、脏器损伤的程度、损伤时间和采取的治疗措施等。一般炎症开始为弥漫性的,如抵抗力强的伤者,则可使炎症趋于局限化,形成局限性炎症,或逐渐吸收痊愈。如抵抗力低下,而细菌毒力强,炎症则可进一步恶化形成化脓性腹膜炎,后果严重。

二、临床表现与诊断

(一) 临床表现

1. 症状 突发性腹部剧痛,开始疼痛位于创伤部位,后扩展为全腹,持续腹痛如刀割样或针刺样,病情较晚或身体极度衰弱者,疼痛可不明显甚或无痛。常伴有恶心、呕吐、腹胀,呈渐进性,呕吐呈反射性,为胃内容物、胆汁或血性物等。

2. 体征 全身状况危急,痛苦貌,面色苍白,出冷汗,呼吸浅快,腹式呼吸减弱或消失,体温升高。伤者喜侧卧,下肢蜷曲,四肢厥冷,指(趾)端黯灰或黯紫色,唇干、睑陷、皮皱等脱水状。腹部检查时,闭合伤可见腹部皮下瘀血或肿块,开放伤可见有伤口和出血,伤口可能有大网膜或肠管外露等,也可能有致伤物存留(如刀、木刺等)。触诊:可触及皮下捻发音,腹肌紧张,压痛及反跳痛,胆汁性腹膜炎时肌紧张最显著,血液刺激腹膜引起的肌紧张比较轻。叩诊:腹胀满叩诊鼓音,肝浊音界缩小或消失。听诊:肠蠕动音减弱或消失,晚期则完全消失而腹胀膨隆。

(二) 诊断

患者有明确的腹部创伤病史及典型的临床表现,结合辅助检查进行诊断:

1. X线检查 胃肠破裂可在透视下见膈下游离气带;肝破裂时可显示右膈肌升高,肝阴影扩大;脾破裂时可显示脾区阴影增大,左膈肌升高,活动度受限等。发现腹内金属异物存留的部位和数量。

2. B超或彩超 B超或彩超可发现实质性器官的损伤和腹腔内出血情况。

3. CT检查 因其图像清晰及准确率高,近年常用于腹部创伤的早期诊断。

4. 诊断性腹腔穿刺 在腹侧移动性浊音区行腹腔穿刺,抽吸液体应送化验检查。如果腹腔穿刺阴性,临床又不能排除脏器破裂,可通过穿刺针向腹腔内注入200ml生理盐水灌洗后,再行腹腔穿刺,抽出液体送检,可提高其阳性率。

5. 肛门指诊及直肠镜检查 通过肛门指诊确认肛门直肠陷窝区是否饱满、触痛,如有则穿刺抽吸,并送化验。对指诊不能排除直肠损伤者,应进行直肠镜检查。

6. 全血常规检查 每小时测定血红蛋白变化,血细胞比容检查,血化学检查如 Na^+、K^+、Cl^-、CO_2CP 等。

三、治疗

(一) 非手术疗法

非手术治疗应严密观察、慎重选择,当出现以下三种情况可选择非手术疗法:①伤者病情危重,休克尚未纠正,不能耐受麻醉和手术治疗者;②病情趋于稳定,腹膜炎症趋于局限化;③诊断尚未明确,治疗的同时尚需密切观察病情变化者。

非手术治疗包括绝对禁食、半卧位(休克除外)、保暖、胃肠减压、吸氧,并保持呼吸道通畅、维持血容量、纠正或防止休克发生、维持电解质和酸碱平衡、合理使用抗生素等;疼痛明显者在诊断明确或手术前可使用止痛药物。

（二）手术治疗

一经诊断或疑有腹腔内脏器破裂或大出血者,应立即进行剖腹探查,对非手术治疗的病例,要严密观察病情变化,趋于恶化或非手术治疗不能控制时,应采用手术探查。

第三节　胃、十二指肠创伤

一、病因病理

胃与十二指肠位于腹腔左上方,胃贲门上连食管,其下幽门与十二指肠相连,且十二指肠位置较深,十二指肠下接空肠,胆总管与胰腺管开口于十二指肠壶腹部,内含多种消化液,因此,胃、十二指肠破裂常出现急性腹膜炎。单纯的闭合性胃、十二指肠创伤较少见,但开放性则多见,多合并邻近脏器的损伤,病情较复杂和严重。钝性暴力在饱腹时易造成破裂,锐性暴力伤可引起胃、十二指肠穿孔或裂伤,手术误伤也可引起。胃、十二指肠内容物进入腹腔,引起化学性腹膜炎,又由于污染而导致细菌性急性腹膜炎,病情危重,可引起毒血症或败血症。

二、临床表现与诊断

（一）临床表现

1. 症状　胃创伤破裂引起的上腹部剧痛,迅速遍及全腹,不敢深呼吸,有憋闷感,出冷汗,呕血,呕出物为食物残渣,也可伴有血液;十二指肠损伤引起的腹痛于伤后一段时间出现,逐渐加重,除右上腹疼痛外,还可涉及腰背部,甚至引起睾丸痛和异常阴茎勃起;两者均有恶心、呕吐。

2. 体征　侧卧蜷曲位,痛苦面容,面色苍白,四肢厥冷,呼吸浅快,胸式呼吸。胃创伤全腹压痛,尤以上腹部压痛明显,且有肌肉紧张、抵抗感、反跳痛、叩击痛,肝浊音界缩小或消失,移动性浊音阳性,肠鸣音减弱或消失。晚期腹部出现胀满而膨隆。开放创伤时,腹部伤口出血,或流出胃内容物。十二指肠损伤表现为右上腹压痛、叩击痛伴有肌紧张,或伴有背部压痛,局部皮肤红肿,并可能触及皮下捻发音,肠鸣音减弱或消失。

（二）诊断

有明确的上腹部外伤病史和典型的临床表现。均有腹痛,十二指肠腹膜后破裂时,腹痛的症状表现为渐进性加重,尤其有背部痛区的阳性体征;胃创伤 X 线检查 70%~90% 伤者在透视下可见膈下有游离气带,小的穿孔可不出现气带,必要时在胃管内注入 30~50ml 气体,然后左侧卧位数分钟后,坐位进行 X 线检查,可能出现阳性。十二指肠损伤腹部正侧位 X线平片,范围显示右肾区周围有气体存在。当十二指肠前壁(腹腔内)破裂时,透视下可见右膈下游离气带。CT 和 MRI 可明确损伤部位和范围,有很高的诊断价值。

三、治疗

(一) 非手术疗法

对于胃壁挫伤,可保守治疗,早期采取半卧位,禁食,胃肠减压,输液或输血,待肠蠕动恢复后,伤后 5~6 天可进流质饮食。

(二) 手术疗法

对胃、十二指肠开放损伤、破裂,或合并其他脏器损伤时,以及非手术治疗无效且病情有恶化者,应尽早采用手术探查,修补裂孔、填塞缝合、及时引流。十二指肠损伤不仅要仔细检查其降部和横部,也应检查胆管有无损伤。前壁破裂时应两层缝合,网膜覆盖加固缝合。如完全断裂可端端吻合,或胃空肠吻合。如腹膜后区破裂,可切开外侧腹膜,十二指肠内翻缝合,并将后腹膜间隙予以引流。手术时要清洗腹腔,取出异物,并探查其他脏器是否完整。

第四节 胰腺创伤

一、病因病理

胰腺的位置较深,单一损伤少见。胰腺创伤可因钝性暴力和锐性暴力引起。前者如腹部冲击伤、坠落伤等;后者如刀刺伤、枪弹伤等,为穿透性损伤。胆管或脾脏手术时也可以引起医源性损伤。胰腺创伤常合并有大血管、胃、肝、脾、十二指肠、结肠和小肠等其他脏器伤。

胰腺创伤可分为四种类型:单纯表浅挫伤和轻度胰腺实质挫伤,但无胰管破裂;深部撕裂伤,尾部横断伤伴有胰管断裂;胰头横断伤或压碎伤,有或没有胰管断裂;胰十二指肠复合伤(图 8-1)。

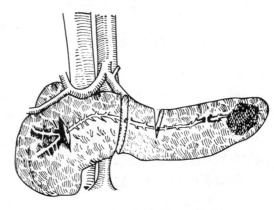

图 8-1 胰腺创伤的不同类型

二、临床表现与诊断

(一) 临床表现

创伤较轻时,有上腹疼痛和压痛,经数周后,可出现上腹内假性囊肿。创伤严重时,会迅速出现休克,上腹部明显压痛和反跳痛,腹肌紧张,并由于胰液刺激膈肌,引起恶心或肩部放射痛,随病情的发展,可出现全腹弥漫性腹膜炎,上腹壁皮下有不规则瘀斑,称卡伦(Cullen)征。

(二) 诊断

患者有上腹部创伤史或上腹部手术史,典型的临床表现。腹腔穿刺液多呈血性,检测胰淀粉酶含量。腹部平片可显示腹膜后肿块,十二指肠袢增宽或结肠移位。若伴十二指肠腹膜后破裂时,有肾周气体,则有诊断价值。MRI 或 CT 检查可清楚显示损伤状态,诊断价值高。超声波扫描检查,对损伤的诊断有参考价值,可以反复进行。

三、治疗

凡疑有胰腺急性创伤,均应尽早手术探查。原则是彻底止血、切除坏死组织、引流胰液;对轻度挫伤者(包膜无破裂时),只需引流;如包膜破损应缝合并留置引流;胰体的严重损伤,结扎近侧胰管,断端缝合,远侧断端与空肠行 Y 形断端吻合;胰尾损伤时可切除;胰头断裂伤时,将断端缝合,切除部分胰尾,并将其切断,与空肠行 Y 形吻合;如胰头与十二指肠均有严重损伤,可行胰头十二指肠切除术。

第五节 肝 脏 创 伤

一、病因病理

肝脏创伤由钝性和锐性两种暴力引起,开放性损伤多为锐性暴力直接引起,如刀、枪等。闭合性损伤多为钝力直接或间接引起,如撞击、坠落等。根据创伤因素和程度不同,肝创伤分为被膜下破裂、中央破裂和真性破裂三种类型。被膜下破裂只有肝实质表面损伤,较少见;中央破裂为肝实质中央部破裂,被膜完整,肝内血肿较大,坏死范围也较大,易感染;真性破裂为肝实质与被膜均有破裂,可呈多发性线状裂伤,也可呈粉碎性破裂,如横贯左、右两叶的横向大撕裂时,更为严重,死亡率极高。

二、临床表现与诊断

(一) 临床表现

闭合性创伤主要表现为腹腔内出血和腹膜刺激症状。真性破裂出血多,表现为失血性休克,多来不及抢救而死亡。对被膜完整的两种类型,其出血症状不如前者明显和迅速,但均可出现腹膜刺激症状,由于刺激膈肌而出现反射性右肩牵涉痛;如胆汁外漏,可出现急性腹膜炎的表现;如并发感染,则有高烧等表现。开放性创伤时,除伤口和流血外,还可能有其他脏器损伤和外露,也可能有致伤物存留。

(二) 诊断

右上腹或右季肋部外伤史,典型的临床表现。X 线检查可见肝区阴影扩大,右膈肌升高,病员危重情况下不宜进行。诊断性腹腔穿刺抽出血性不凝固液体,并测定胆红素定量和胆红素,具有诊断意义。超声波检查可探测到肝实质破裂的部位和范围。腹腔 MRI 和 CT 检查可清楚显示肝实质损伤的部位和范围。

三、治疗

原则上对被膜下肝破裂,应在严密观察下,采取相应的保守治疗;对其他型肝破裂,均应果断采用手术治疗。手术的原则是:可靠有效的止血;切除已失活的肝组织;修补缝合伤口和可靠而通畅的引流。手术的关键措施为有效止血,应根据肝破裂的部位和严重程度而采取不同方法。当发现腹腔内有出血,用纱垫填压,并沿每一象限检查寻找出血部位。对表浅的肝破裂,出血不多,可用粗肠线做数针间断或褥式缝合,结扎前用大网膜或吸收性明胶海绵填入后结扎(图 8-2)。

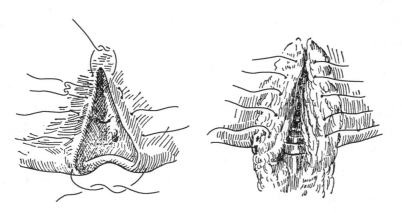

图 8-2 肝破裂的缝合

破裂面较小时彼此对合良好,即可止血;如裂面较大,并有较大肝血管或胆管破裂,应以细线一一结扎,用大网膜填充到创面内再缝合破裂的肝脏以止血。如仍出血,出血可能来自肝静脉和下腔静脉,修补缝合时须在右第 7、8 肋间开胸阻断肝门血流(间隔 15 分钟内),直视下缝合肝静脉和下腔静脉。如果肝破碎严重,可行肝段、肝叶或半肝切除术。如果伴有大胆管破裂时,应在胆总管放置 T 形管引流,以防胆瘘发生。如肝的贯通伤伤及肝动脉,而肝实质破裂轻微者,可做肝叶动脉结扎术。如果同时有门静脉损伤,则不能结扎肝动脉,至少要保留一叶的肝动脉血流,以防肝坏死。任何开放伤所带有的异物、污染或留有大而规则的内腔,均应予以引流,不予缝合。手术后,应仔细监护血容量和心功能。术后每 4 小时查 1次血细胞比容、血小板和凝血因子。对肝部分切除术后者,应查血糖,予以锁骨下静脉高营养疗法。需要注意的是,应随时预防再次发生出血或其他危急情况,预防术后并发症,如肺炎、肺不张、术后感染等。

第六节 胆 道 创 伤

一、病因病理

胆道创伤常为多发脏器损伤的一部分,单纯的胆道创伤较少见。胆道损伤包括胆囊损伤、肝外胆管损伤、胆囊管损伤。多由上腹部的非贯穿性暴力,如车撞、坠落、跌伤和踢伤等,造成胆道损伤,往往合并肝破裂或胃、十二指肠破裂。贯通性暴力如刀戳、枪弹伤等,除造成脏器复合伤外,还可有大血管损伤。而手术损伤常因解剖变异、炎症、粘连或技术操作失误造成。

胆道创伤后,由于出血和胆汁外溢,可引起胆汁性腹膜炎,刺激腹膜而使大量液体渗出,产生低容量性休克,继发感染而致化脓性腹膜炎。胆囊挫伤后,可发生迟发性坏死破裂致胆瘘。

二、临床表现与诊断

通常上腹创伤后会迅速出现不同程度的休克。清醒期常有右上腹持续性剧痛,延至全腹,压痛、反跳痛、腹肌紧张,短时间内出现腹胀和移动性浊音,肠鸣音减弱和消失。如胆囊延迟坏死穿孔者,多在伤后 7~10 天出现。如伤者术后 1~2 天出现皮肤、巩膜黄染,大便白,小便深黄,体温升高,脉细数,为胆管梗阻的征象。开放贯通伤除伤口出血外,尚有胆汁样物流出,而且常有其他脏器外露。通常胆道损伤者有腹部外伤或手术史、典型的临床表现,腹腔穿刺抽出胆汁。

三、治疗

一经确诊,即可手术治疗。根据破裂程度采用缝合、胆囊切除、胆囊造瘘等。如肝外胆管损伤时,部分破裂者可修补缝合;全断者可对端吻合;但两者均需内置 T 形管引流。如损伤在胆总管下端,可行胆总管十二指肠吻合术或胆总管空肠 Y 式吻合术。胆管破裂时,应在24 小时内行胆管重建术,如数日后,只能做外引流。如 3~6 个月,纠正伤者一般状况后,可将狭窄处切除,行对端吻合术,内置 T 形管引流,也可行"胆管空肠 Y 式套入术"。

第七节 脾脏创伤

一、病因病理

闭合性和开放性暴力创伤均可引起脾破裂,或因脾脏已有肿大,受到轻微外伤而引起破裂。闭合性多因跌仆、撞击等所致,开放性多为刀戳、枪伤等所致。

脾破裂在病理上可分为四型:被膜下破裂(破在脾实质周边部分)、中央型破裂(破在脾实质深部)、真性破裂(破损累及被膜)和迟发性破裂。前两种因被膜完整,出血量受到限制,临床上不易被发现;真性破裂最为严重,也最常见,常造成大失血,出现失血性休克。迟发性破裂系因被膜下破裂和中央型破裂可继续发展,使实质及被膜胀裂而发展成真性破裂,该类型出血较少、较慢,易被漏诊,往往因活动或突发性急性大出血导致休克而死亡。

二、临床表现与诊断

因脾破裂的病理类型不同,临床表现亦不同。中央破裂和被膜下破裂者,表现为左季肋区剧痛,咳嗽或深呼吸加重,无恶心、呕吐。但完全性破裂者,症状表现急剧,出血少时,仅有左季肋部剧痛和腹膜刺激症状。出血多时,全腹痛,但仍以左季肋区明显。反射性呕吐较常见。由于血液刺激左膈肌而引起反射性左肩痛,且深呼吸时加重,称凯尔(kehr)征阳性。在短时间内呈现出血性休克,乃至昏迷,或因循环衰竭而死亡。

检查脾脏肿大,腹肌弥漫性压痛,肌抵抗明显,左季肋部脾浊音区扩大,移动性浊音阳性。如伤者左侧卧位,右腰区叩诊空音,如向右侧卧位,左腰区有固定的叩浊音,此称巴兰斯(Ballance)征阳性。

脾脏损伤的患者通常有左季肋部受伤史,或伤者既往有脾大病史(少数);有典型的临床表现;腹腔穿刺抽出血性液体,或腹膜灌洗阳性;当脾被膜完整时,超声波显示脾大。X 线检查可见脾区阴影扩大,左膈肌升高,活动度受限。腹腔 CT 和 MRI 检查,可清楚显示脾脏实质损伤的部位和范围,具有明确的诊断意义。

三、治疗

(一) 非手术疗法
要在严密观察下进行,凡脾创伤后观察治疗超过 24~48 小时,血压稳定在 90mmHg 以上,血红蛋白、血细胞比容等变化不大时,可以采用非手术疗法。

(二)手术疗法

脾创伤后病情危急而不能采用保守治疗者,应及时剖腹探查,行全脾切除术或部分切除术;如部分破裂,应予缝合,或用一块聚四氟乙烯布或网膜作为支撑,行褥式缝合。近年来,有人应用纤维蛋白黏合剂,可直接黏合脾破区创面,操作简单,止血效果完全,不必游离脾,提高了脾保留率。

第八节　小肠、结肠与肠系膜创伤

一、病因病理

闭合性小肠、结肠与肠系膜损伤多为钝性暴力引起,如撞击伤、碾轧伤等。少数可因爆炸伤的水波、气波等冲击波损伤引起。个别情况可因腹部用力致肌肉强烈收缩等间接暴力引起小肠及其系膜损伤。开放性损伤多为锐性暴力引起,如枪伤、刀伤等,结肠创伤更多见于开放性或穿透性伤。医源性损伤如手术时误伤,严重粘连剥离,或穿刺时所伤,或放置硬橡皮管长期压迫肠管坏死,继发小肠穿孔等;乙状结肠镜检查时易误伤致结肠损伤。

小肠的损伤常造成管壁的挫伤和破裂(完全性与不完全性),可分为单处和多处损伤,尤其开放损伤,往往是多孔道、多肠管的贯通伤,有时两孔相距甚远。挫伤轻微时可以自愈,但如肠黏膜形成溃疡,后期可发生迟发性穿孔,也可以痊愈后形成瘢痕而狭窄。开放损伤还常伴有其他脏器损伤或大血管伤而出血。开放伤因腹壁腹膜裂开,小肠可以脱出腹外。闭合性损伤,往往因暴力作用使肠管挤压于脊柱或骶骨岬区,造成肠管较大裂伤,这种裂伤由两个原因造成,一是直接被挤伤而破(如高速行驶急刹车时方向盘挤压),二是由于冲击力过大,使肠管离开固定区距离速度过大,而致肠壁撕裂。由高处坠落,双足跟或臀部着地,或因举重物过猛,腹内压骤然增加,由于震荡和惯力作用,使小肠与其系膜撕破。肠系膜撕裂后,可使小肠发生缺血坏死而穿孔。

结肠因其解剖和功能上的特点,决定了其创伤后的特殊性。其特点是:升、降结肠较固定,一部分处于腹膜外区,破裂后易引起腹膜后间隙感染而易漏诊;结肠壁薄,血液循环差,愈合力较小肠差;结肠内容物较小肠内容物干燥且细菌力强,因此若处理不得当,易发生严重感染,死亡率高。

二、临床表现与诊断

临床表现取决于小肠损伤的程度和是否伴有其他脏器损伤。主要表现为腹膜刺激和腹膜炎,一般均有腹痛、呕吐、腹肌压痛、反跳痛、肌肉强直、肠鸣音减弱或消失,移动性浊音阳性。如果裂口较小,而且在回肠末段,上述表现可能非常明显,可局限,也可迅速恶化。如果裂口大而且多发,或伴有系膜撕裂,则常迅速出现休克、出冷汗、四肢厥冷、面色苍白、呼吸短浅、多为胸式呼吸、血压下降、脉细数等。腹部被挤压伤时,往往可出现腹壁血肿、瘀血、腹肌断裂,甚至可见肠型、腹壁皮下气肿等。开放性损伤时,除腹壁伤口和出血外,还可有肠袢或网膜脱出,也可有致伤物存留于伤口中。结肠损伤与小肠损伤相同,但其早期表现不如小肠破裂时明显,而晚期,毒血症表现较小肠损伤更为明显,并可出现腹膜后间隙感染的症状与体征。由于骨盆骨折刺伤者除有便鲜血外,肛门指诊可有血染。有时腹前壁有气肿出现。

小肠、结肠、肠系膜损伤的患者通常有创伤病史、坠落史及用力过猛或骨盆骨折史及典型的临床表现。腹部透视或摄片发现膈下气体或骨盆软组织中或沿盆部直肠分成碎片状的气体存在;B超、CT及肠镜检查有助于诊断。诊断性腹腔穿刺或腹腔灌洗抽吸液检查阳性。对于贯通伤,应注意多处或其他脏器损伤,勿漏诊。

三、治疗

(一) 非手术疗法

对小肠肠壁挫伤血肿型者,或出现局限性腹膜炎趋于稳定者,可采用禁食,胃肠减压,输液或输血,纠正水电解质平衡,抗生素控制感染等方法;待病情进一步好转,肠蠕动完全恢复,由流质饮食逐渐恢复正常饮食。

(二) 手术疗法

绝大多数的小肠外伤需手术治疗,结肠损伤应及时手术治疗,两者处理略有不同。小肠小裂口可缝合修补;损伤严重或坏死行肠段切除端端吻合术。如有肠管脱出腹外,应彻底清创和冲洗后置入腹腔,并予以引流。除非伤者情况十分危急,一般不应行小肠外置造口术,空肠造口术更应尽量避免。结肠损伤首先开腹止血,然后处理损伤的结肠。如裂口小、污染轻,可将裂口两层缝合,浆膜层对合好,放置引流;如损伤严重或其活力不能肯定时,应将结肠外置造口,不做一期切除吻合术;如直肠、乙状结肠相接处损伤,应缝合裂口,放置引流,并于缝合近端做造口。肠外置术对横结肠容易进行,结肠其他部分则需切开腹后壁的腹膜,方能拉至腹外。肠外置术是结肠破裂时的"急救手术"。术后应有足够有效的广谱抗生素治疗。

第九节　肾与输尿管创伤

一、病因病理

肾损伤较多见,而单纯输尿管损伤少见。

(一) 闭合性损伤

直接暴力如腰或腹部受撞击、压轧等。间接暴力如高处坠落着地剧烈震动引起肾损伤。输尿管损伤一般见于盆腔手术误伤或内镜检查、金属器械诊治尿路疾病时所伤。骨盆骨折尖锐折端可刺伤输尿管下1/3段。

(二) 开放性损伤

多见于刀戳、枪弹等创伤,常有肾和输尿管同时损伤,也常伴有其他脏器损伤。肾创伤后可有四种病理变化(图8-3)。

1. **肾挫伤**　肾实质轻微损伤,被膜和肾盂肾盏完整,可以自愈。
2. **肾部分裂伤**　肾实质破裂和被膜或肾盂黏膜中某一层破裂,可形成肾周血肿或肉眼血尿。
3. **肾全层破裂**　肾全层损伤,有大量血尿出现。
4. **肾蒂断裂**　常因大出血而失去抢救机会。

输尿管损伤多属管壁部分断裂、缺损、完全断裂或手术时误伤等。

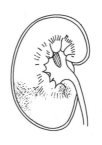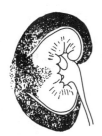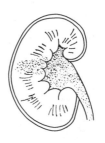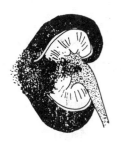

图 8-3 肾创伤的病理变化

二、临床表现与诊断

(一)临床表现

1. 肾创伤　容易因创伤失血引起休克；可见肉眼血尿或镜下血尿等；出现肾区叩压痛、腰部胀痛、刀割样疼痛等；亦有血、尿进入腹腔引起腹膜炎，出现恶心、呕吐、肠鸣音减弱或消失、腹胀等症状；开放伤有伤口并有尿液。

2. 输尿管损伤　可出现反射性腰痛，腰部压叩痛。输尿管被误扎梗阻引起肾盂积水，引起腰背剧烈胀痛，并可向同侧会阴区放射；亦可引起反射性尿闭；尿瘘或尿液性腹水，自手术切口区溢出，流入腹腔则引起腹膜刺激症状。

(二)诊断

临床通过腰背或侧腹部的创伤史、专科或盆腔手术史、泌尿系器械检查史、临床症状、静脉肾盂造影、经尿道逆行造影、泌尿系 B 超、CT、MRI 等综合判断、分析，得出正确诊断。

三、治疗

(一)非手术治疗

一般适用于闭合性肾挫伤，出血轻，无其他脏器合并损伤者。应密切观察，绝对卧床休息，止血、止痛，防止继发感染，定时检查血压，血液、尿液变化，注意腰部包块的变化。同时予以输液、输血等，维持血压及脉搏的稳定，防止再度出血。如血尿颜色由浓变淡，患者自觉症状好转，表明出血已趋停止。

(二)手术治疗

1. 手术适应证　出血较多，有严重休克者；合并腹腔内其他脏器损伤者；有明显的尿外渗或严重的局部感染者；经非手术治疗 24~48 小时内血尿不见减轻，腰部包块逐渐增大者。若肾血管断裂、肾盂广泛撕裂合并输尿管断裂、肾实质多处撕裂且撕裂累及肾盂无法修补、伤肾合并其他疾患或发生梗死有继发严重感染或继发性出血的危险时，可行肾全切或部分切除术。

2. 肾、输尿管损伤常用的手术方法

(1) 肾损伤手术方法：如伤肾仅有被膜及实质部分裂伤，可以采用褥式缝合或肠线加丝线缝合法(图 8-4)。

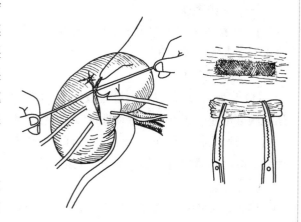

图 8-4 肾裂伤缝合法

（2）输尿管损伤手术方法：有尿外渗者，应做后腹腔充分引流。输尿管断裂伤时，应及时对端缝合（图 8-5）及输尿管导管引流；如断裂靠近膀胱时，应行输尿管向膀胱内植入吻合术（图 8-6）；如发现输尿管被结扎切断，应做肾造瘘术，情况好转后，再行吻合术。

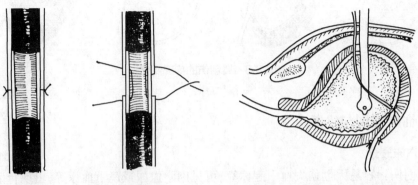

图 8-5 输尿管对端缝合法　　　　　图 8-6 输尿管植入膀胱缝合法

第十节　腹部大血管创伤

腹部大血管损伤包括腹主动脉，髂内、外动静脉，下腔静脉的损伤。

一、病因病理

腹部大血管损伤多合并其他脏器损伤，可由闭合性、开放性或穿透性损伤引起。闭合性损伤多为直接钝性暴力引起，如严重车祸挤压腹部、骨折断端刺伤等；间接钝性暴力如高处坠落伤致肠系膜血管撕裂等。开放伤多为直接锐性暴力引起，如枪弹伤、刀戳伤等，也可来自医源性损伤，如腹部手术剥离粘连误切割或撕裂伤，结扎血管线结滑脱，或吻合血管区破裂等。

血管损伤可分为：创伤性血管痉挛、挫伤、部分裂伤、贯通伤、完全断裂伤、受压、损伤性动脉瘤、损伤性动静脉瘘等。

二、临床表现与诊断

（一）临床表现

1. 全身情况　急性大出血时，伤者面色苍白，表情淡漠，四肢厥冷，血压下降，脉细数，严重者神志恍惚或昏迷。

2. 局部表现

（1）出血：开放伤口见大量血液外流，如为搏动性鲜血外流，表明有大动脉破裂。闭合损伤见腹部迅速膨满、压痛、移动性浊音、肠鸣音减弱或消失，反跳痛及腹肌紧张不显著。

（2）缺血：血管损伤后，其所供器官或肢体发生缺血表现，出现伤侧股动脉搏动减弱或消失，肢体凉而呈蜡黄色，感觉和运动功能丧失。

（二）诊断

腹部血管创伤的患者通常有腹部创伤史或手术史，有出血、缺血的表现。X 线片可以显示合并损伤情况（如骨折、空腔脏器破裂等）。动脉造影或 CTA（CT 血管成像）多在可疑血管栓塞或动脉瘤时采用,危急时不宜造影。腹腔穿刺抽出不凝固的血液。诊断性剖腹检查可迅速确诊。

三、治疗

一旦确诊或怀疑腹腔内大血管急性创伤出血,均需紧急行剖腹探查手术,边手术边快速输血、输液,必要时动脉输血。进入腹腔后,在有效吸引器械的协助下,迅速找出出血区,压迫止血,吸净余血和清理术野,进一步阻断或部分阻断血管,行单纯缝合,如腔静脉出血,可采用血管钳部分阻断法或腔静脉上下端塑料带阻断法(图8-7)。

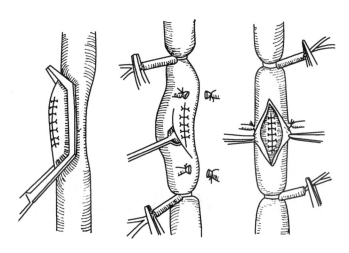

图 8-7 腔静脉上下端塑料带阻断法

如有动脉栓塞时,应在阻断血流的情况下,切开管腔,取出栓子,管壁切口连续缝合。术后需抗凝血治疗,即先用肝素 3~5 天,继口服香豆素类药物 2 周;如后期出现损伤性动脉瘤,可择期手术,做动脉瘤切除,人造血管移植,或动脉瘤旷置,缝扎及人造血管旁路移植术。治疗血管损伤的同时,对脏器破裂要及时作出相应处理。

● (陈明光　谢兴文)

复习思考题

1. 创伤性急性腹膜炎诊断时应注意哪些问题?
2. 脾破裂的诊断要点及治疗方法是什么?

扫一扫
测一测

◆◆◆ **第九章** ◆◆◆

骨盆和会阴部创伤

◢ **学习目标**

1. 掌握骨盆和会阴部创伤的治疗方法和预后,特别是并发症的处理。
2. 熟悉骨盆和会阴部创伤的临床表现与诊断。
3. 了解骨盆和会阴部创伤的病因病机。

第一节　骨盆和会阴部的解剖生理

一、骨盆的应用解剖

骨盆分为盆壁、盆腔,盆壁由盆骨与骨连接构成,骨盆由两侧的髋骨、后方的骶骨和尾骨组成,两侧的髋骨向前延伸、环绕,借耻骨联合相连而形成一个骨性环。正常情况下,人体直立时骨盆向前倾斜,为50°~60°,骨盆下口平面与水平面形成约15°角。

骶骨是由脊椎演变而成,略呈三角形,上面大,下面小;两旁各有一宽大的关节软骨面,称"耳状面",与髂骨关节面相连接而构成骶髂关节。骶髂关节具有一般关节的结构,但不是一个运动关节,因为骶骨前面宽而后面窄,所以关节是由后内斜向前外,关节面也不在一个平面上,只能有少许旋转活动。骶髂关节的上半部为韧带关节,无软骨关节面,骶骨与髂骨之间借助纤维组织相连,关节韧带极为坚强有力,故骶髂关节脱位少见。骶髂关节下半部有耳状软骨面,少量滑膜及前后关节囊韧带,是真正的关节,比较薄弱。骶骨前后面各有4个骨孔,骶前、后神经由孔中穿出。

髋骨在幼童期是由三块骨组成,即髂骨、坐骨和耻骨,其间由骨骺软骨相连接,16岁以后逐渐开始融合,至18岁三骨融合为一个整体,两侧的耻骨在前面互相接触,借纤维软骨构成耻骨联合。耻骨联合形似关节,但没有关节软骨,而由纤维软骨和坚强的韧带相连接。上方有耻骨股上韧带,前面有纤维交叉致密的耻骨前韧带,下面有坚强的弓状韧带,将耻骨联合上、下方及两侧耻骨致密地连接在一起。因此,当外力作用时,常可引起耻骨骨折,而不易发生耻骨联合分离。

耻骨与坐骨相连接构成闭孔。坐骨有增厚的结节,在坐位时支持躯干。在髂骨、坐骨、耻骨三骨连结的外面有一圆形陷窝,即髋臼,它与股骨头构成髋关节。

骨盆位于身体的中部,起着承上启下载荷作用。骨盆具有保护盆内脏器、连接躯干和下肢、支持并传递重力的作用。骨盆的功能除作为骨盆内外诸肌肉的起止点和保护盆腔脏器如膀胱、直肠等外，并借其弓形构造在坐位和站立位时支持体重。骨盆又可分为前后两部，即承重弓和联结弓；依盆腔内容可分为三层：盆腹膜腔、盆腹膜下腔和皮下腔。盆腔内有盆腔脏器、血管、神经等重要结构。

骨盆诸骨主要为松质骨，血供良好，在盆腔内及耻骨后弓有丰富的血管，故当骨盆骨折时出血较多易致休克，但骨折后易于愈合。

盆内大血管主要为髂内、髂外动、静脉，在腰大肌的内侧，向下、向外、向后下行，分为壁支与脏支，壁支供应盆壁和外生殖器，脏支供应盆腔内脏器。髂外动脉在腹股沟附近的分支有腹壁下动脉和旋髂深动脉，髂内动脉又包括闭孔动脉、阴部内动脉、臀下动脉、脐动脉、膀胱下动脉、子宫动脉、阴道动脉、直肠下动脉、臀上动脉、髂腰动脉和骶外侧动脉。由于盆腔内血运丰富、血管密布的特点，使骨盆骨折后极易发生致命性大出血。

神经为来源于第 4~5 腰神经和第 1~4 骶神经的前支骶神经丛。骶丛神经又分为臀上神经、臀下神经、阴部神经、股后皮神经及坐骨神经。上述神经在骨盆壁上的位置较固定，骨盆骨折移位时，易引起神经牵拉性损伤，也可因血肿压迫、瘢痕或骨痂压迫，造成相应区域的感觉、运动障碍。骨盆骨折往往合并盆腔内的脏器、血管、神经的损伤，这些损伤往往非常严重，甚至超过骨折本身。

二、膀胱的应用解剖

膀胱位于盆腔的前下方，它的作用是存尿和排尿。男性膀胱与直肠之间的间隙较小，有输精管、前列腺等；女性膀胱与直肠之间的间隙较大，有输卵管、子宫、阴道等。

膀胱前边是耻骨联合，其间区叫膀胱前区，充满着蜂窝组织和静脉丛。此区易出血，又易感染。

上方为腹膜所遮盖，但前下方、后下方及侧面则没有腹膜。当膀胱极度充盈时，顶部可超出耻骨联合之上，腹膜被推上去，因而在上方与耻骨联合之间就没有腹膜遮盖，在此部位进行膀胱穿刺排尿，不会刺伤腹膜。

下方为尿道开始之处。在男性，膀胱口及尿道内口周围，被前列腺紧紧包裹。当后尿道横断时，前列腺即可向上移位，为诊断尿道断裂的一个重要依据。在女性，膀胱与尿道生殖膈相连。

三、尿道的应用解剖

尿道为膀胱通向外界的管道，男性较长，女性较短；女性尿道仅有排尿功能。尿道有两个明显的狭窄处，一个是外口部，一个是膜部。膜部狭窄、固定，尤其在已穿出三角韧带而未进入球部之处，有个小区域缺少周围覆盖，因而易被器械穿通。女性尿道短、宽且直，又开口于阴道前庭，距阴道口和肛门较近，故易引起逆行性感染。

男性尿道有三处管径较粗，即前列腺部、球部和舟状窝部。

在后尿道损伤的处理或做手术时，应尽量保护前列腺段尿道的完整；在前尿道损伤时，常与阴茎同时受伤，必须注意保护阴茎海绵体的血液循环。

四、直肠、肛管的应用解剖

直肠是大肠的末端，在第 3 骶椎上缘处上接乙状结肠，在骶、尾骨前面下行，于尾骨尖下

笔记栏

方与肛管相接。肛管下端为肛门,肛门为肛管的外口,其位置在会阴部的中线,且处于肛门三角的中心,周围有肛门外括约肌和肛提肌等围绕固定。男女两性直肠前方的毗邻关系有很大差别。在男性,直肠膀胱底上部和精囊隔有两层腹膜,底以下直肠借直肠膀胱隔与膀胱底下部、前列腺、输精管壶腹及输尿管盆部相邻。在女性,直肠与子宫颈及阴道穹后部相隔两层腹膜,底以下直肠借直肠阴道隔与阴道后壁相邻。

直肠和肛管在盆腔中及会阴部的位置,依赖于肛门内、外括约肌和肛提肌等肌肉、韧带、筋膜及其他组织的支持和固定。直肠和肛管的血液分布主要是直肠上、下动脉,肛管动脉(痔下动脉)和骶中动脉。直肠的神经支配与结肠相同,属自主神经系统的交感神经和副交感神经。由于直肠和肛管的神经分布不同,齿线以上的直肠黏膜一般无痛感,但满胀或压捻时可感到不适,而肛管和肛门周围皮肤则感觉异常敏感,炎症或外伤刺激可引起剧烈疼痛,而且可以反射性地引起肛提肌和肛外括约肌痉挛,甚至导致排尿困难和尿潴留。

第二节　骨盆创伤

一、病因病理

1. 直接外力　任何直接冲击骨盆的外力,如高处坠落时臀部着地跌伤、车辆撞伤等,均可引起局限性骨盆骨折。髂骨翼骨折最常见,其次是尾骨骨折。

2. 间接外力　如骨盆受到来自两侧或前后的挤压,外力作用于整个骨盆环时,则可造成骨盆环前后与两侧骨折,如车轮压伤、墙倒屋塌时砸伤常可发生骨盆骨折。此种骨折往往先发生于骨盆的联合弓,最薄弱的耻骨支骨折最常见。

3. 肌肉牵拉　肌肉强烈牵拉偶可引起骨盆撕脱骨折,如髂前上棘、髂前下棘、坐骨结节的撕脱骨折。多见于青少年,在剧烈运动时,肌肉发生突然而未加控制的收缩,从而发生上述部位的撕脱骨折。

4. 垂直剪力　垂直暴力引起的骨折,常由高处坠落单足落地时发生。自上而下的重力与地面沿下肢传导的反作用力,共同作用于骨盆,产生巨大剪力,导致同侧骶髂关节脱位或骶髂骨骨折,同时对侧或同侧耻骨上下支骨折。患侧骨盆明显上移。

二、临床表现与诊断

骨盆骨折往往合并有脏器损伤及大量内出血,所以应仔细检查全身情况,记录血压、脉搏、腹部及尿情况,首先确定有无内脏损伤及内出血。

骨盆骨折患者骨折部疼痛最明显。患者因疼痛不能站立、步行和主动活动下肢,可见有肿胀和瘀斑,畸形多不明显。查体可见骨盆挤压试验阳性、骨盆分离试验阳性。髋臼骨折者,髋关节活动受限,合并股骨头中心型脱位者双下肢不等长。尾骨骨折者,骨折部压痛,肛指试验阳性。

X线片检查骨盆正位片可显示有骨折,并可确定骨折部位及程度。有时髋臼骨折需拍斜位片检查。CT重建能更好地反映骨折情况。对大血管或中等血管损伤,多可从股动脉插管行动脉插管造影检查而查出出血的血管及部位;对中等血管出血可做栓塞止血治疗。

三、治疗

骨盆骨折患者经常因为其严重并发症而出现生命危险,在稳定骨折的基础上积极治疗并发症是骨盆骨折治疗的关键。

1. 盆腔内出血、休克 是骨盆骨折最严重的并发症,是造成骨盆骨折死亡的主要原因。对盆腔内出血的危重患者,要采取有效的急救措施。需要注意的是,这些病例需要大量输血,输血量超过全身总血量的情况并不少见,输血的同时应注意配输一定量的新鲜血浆。还应注意到这种大量输血所引起的代谢影响。在病情允许的情况下或抗休克的同时,应及时进行骨折的复位与固定。应尽量减少不必要的搬动。

2. 腹腔内出血 骨盆骨折易伤及腹部脏器,可有实质性脏器和空腔脏器损伤,实质性脏器损伤有腹内出血,可有移动性浊音,空腔脏器破裂有腹痛、腹胀、腹肌紧张、压痛、肠蠕动减弱等腹膜刺激症状,肠鸣音消失、肝浊音界消失。

3. 膀胱与尿道的损伤 是骨盆骨折最常见的合并伤,耻骨支或耻骨联合每一个部位的骨盆骨折,都必须仔细排除生殖泌尿道的损伤。会阴挫伤、尿潴留,特别是在尿道口有新鲜血滴出时,意味着有泌尿道损伤的可能,这是一个重要体征。膀胱充盈时损伤,尿液流入腹腔,出现腹膜刺激症状;空虚时损伤,尿液渗入会阴部,会阴部有血液流出。

4. 肠道并发症 骨盆骨折很少并发直肠损伤,多由骶骨骨折端直接刺伤直肠所致,也可因骶骨、坐骨骨折移位而撕裂直肠。伤后早期并无症状,阴部检查及肛门指诊有血是本合并伤的重要体征。

5. 横膈破裂 一个常被忽视的腹部并发症是损伤性横膈破裂。所有严重变位的骨盆骨折都应进行常规的胸前后位 X 线摄片,以免漏诊。

6. 神经损伤 神经损伤发生率在 1% 左右。常伴有移位的骶骨骨折,这与髋关节骨折脱位中,股神经麻痹的发生率为 16% 是显著的对照。临床医生切不可因忙于失血性休克、内脏损伤的抢救及骨折本身的处置而忽略了神经系统的检查,延误诊断。

7. 开放性损伤 骨盆开放性骨折与其他开放性骨折的处理原则相同。但须记住,该部位的开放性损伤很可能并发盆腔内或腹腔内的软组织损伤,因此需要剖腹探查。

第三节 膀 胱 创 伤

一、病因病理

膀胱是个体积较大的空腔内脏,而且在充盈时暴露在盆腔以上,所以受外伤机会较多;膀胱又与神经骨骼等各方面关联较多,也增加了受创伤的机会。

1. 钝性损伤 主要指外界的打击挤压等伤害。多发生在膀胱胀满时,骨折时,移位的骨折段可以挤压部分膀胱。挫伤膀胱受到钝性外力的撞击,膀胱壁未穿通,只在浆膜层、肌肉或黏膜有病理改变,出现瘀血斑、出血或形成小血肿,甚者形成血块,影响排尿。

2. 穿通性损伤 指膀胱壁全层被穿通。可由外向膀胱内穿破,也可以由膀胱内向外穿破。如:刀刺伤,耻骨或骨盆骨折端刺伤,手术剪钳、木棒、子弹和弹片伤等。

3. 破裂性损伤 最多见为弹片伤,能使膀胱壁有大块缺损,同时也多合并其他器官损伤。破裂损伤系指较大的创伤出现,尿外渗和出血,腹膜外破裂多由骨折端刺伤所致,绝大多数发生在侧前壁。腹膜内破裂指创伤在腹膜遮盖处,创口直接通入腹腔。此种破裂大多发生在膀胱膨胀时,暴力撞击来自腹前壁。因在膀胱膨胀时,腹膜遮盖处向上推移,但后下方及直肠前壁的腹膜反折并不上升,故在前方外力与后方直肠夹击下,腹腔成为最薄弱区,因此膀胱向腹腔"崩开"。破裂后,大网膜和邻近处的小肠祥向破口集合,封闭破口,如破口过大,渗尿过多,则难于封闭。尿外渗是膀胱破裂的主要危害之一。

二、临床表现与诊断

轻度挫伤表现为局部的疼痛和压痛,严重破裂者出现休克,甚至死亡。耻骨区及下腹部疼痛显著,有明显的排尿感,有尿血。腹膜外破裂常伴有耻骨骨折,耻骨支处压痛明显,下腹部疼痛明显,耻骨上区叩诊呈实音。渗出尿液可引起感染。腹膜内破裂较重,大量尿液进入腹腔,对腹膜产生化学性刺激,出现剧烈腹痛。如感染,腹痛剧烈,腹部弥漫性压痛,腹肌紧张。

首先检查患者是否休克,是否有大出血,血压、脉搏、血红蛋白等情况。局部触诊有压痛,叩诊有实音,可触及骨折部。肛诊能触到盆腔内尿外渗的包块。尿外渗发生于腹膜内破裂者,有腹部压痛和腹肌紧张。发生于腹膜外破裂者,肛指试验阳性。到晚期组织坏死感染后,局部表面红肿,有全身中毒症状。X线平片检查:只要有条件,都应进行。它可显示有否骨折,有无异物及异物大小、位置等情况。导尿术应严格无菌操作。观察导出的尿量、血色及有无血块。在插入导尿管时,如不能顺利插入,应考虑到尿道损伤。膀胱造影术是简单而可靠的诊断方法,应常规采用。为了避免造影剂进入膀胱周围组织引起刺激,通常用静脉注射造影剂,5%~10% 碘化钠注射液,150~200ml。膀胱镜检查术应慎用。手术探查可以确定诊断。

三、治疗

(一) 非手术治疗

主要是对挫伤的治疗,包括输血、补液、镇痛等抗休克和抗感染措施。留置导尿管持续引流,保持膀胱空虚,可使受伤组织得到休息,有利恢复。也可以冲洗一两次,以防有血块积聚,堵塞管口,影响排尿。对小穿孔,在没有尿液外渗的情况下,如探查穿通伤可以插一个留置导尿管。膀胱穿通伤,因有大量液体外渗,保守疗法不够安全,应慎重判断。

(二) 手术治疗

凡是膀胱壁有穿破,只要患者全身情况允许,都应立即手术探查。手术的主要目的是止血、引流外渗尿液及缝合破裂创伤。同时对异物进行搜索及取出,对失去活力的坏死组织要扩创清除。有的耻骨骨折应予以整复。

第四节 尿 道 创 伤

一、病因病理

尿道创伤的原因较为复杂,除本身受伤外,还可成为其他创伤的并发症。

1. 钝性损伤　最多见的为所谓"骑跨伤",即自高处坠下,骑跨在一个坚硬的物体上,导致尿道处在坚硬物体与耻骨弓下沿之间受到损伤。骨盆骨折时,骨折段移位而挤压尿道,使之受伤。挫伤:多发生在会阴部。表现为尿道壁未穿破,黏膜完整,没有尿外渗,但在局部渗血,会阴部肿胀。

2. 穿通伤 系指尿道壁被穿通,由外向内穿通者,较常见的如骨折断端的刺入、锐利尖刀伤等。由内向外穿通者以医疗器械为多,如尿道探条、膀胱尿道镜、尿道扩张器等。穿通伤如穿孔不大,可以不发生尿外渗和明显的出血,穿孔处可自行闭合。如由外向内穿通的创口较大,组织损伤较多,则易有出血和尿外渗。

3. 切割伤 是用锐利刀片切割了尿道,多由自伤或他伤所致。阴茎一般会同时损伤。发生于前尿道者,叫骨盆外尿道破裂;发生于后尿道者,叫骨盆内尿道破裂。此种损伤组织破损严重,创缘不整,失活组织较多,局部有渗血及血肿。最严重的是尿外渗,因易致感染及组织坏死。尿道断裂即尿道完全断开。因切割而断离者,多与阴茎同时损伤,出血较重,而没有尿外渗。由破裂创伤而全断者,每发生于前列腺尖端处,其组织破损严重,既有出血、血肿,又有尿外渗。若尿道断端回缩,则使管腔阻塞而出现排尿困难。

4. 战伤 除刺刀的切割伤外,子弹或弹片造成的创伤也不少见,且常与骨折等合并存在,一部分尿道组织可因炸伤而缺损。

尿道损伤常会导致排尿异常、生育障碍、肾功能损害。

二、临床表现与诊断

临床上可表现为疼痛、血肿、血尿、尿潴留。疼痛常为持续性剧烈疼痛,部位较局限,常在尿道球会阴区,直肠指检疼痛加重。在尿道海绵体部损伤时,血尿明显。血肿常出现在阴茎和会阴周围区域,并向阴囊、大腿内侧弥散。尿潴留时膀胱颈部平滑肌反射性痉挛使膀胱呈球状。尿道造影可明确诊断。

三、治疗

尿道损伤的治疗包括:及时抢救休克,解除排尿困难和尿潴留,引流尿外渗,恢复尿道的连续性,控制感染,预防尿道狭窄,处理合并伤。开放性尿道损伤应立即做耻骨上引流和常规的清创处理。闭合性尿道损伤做耻骨上改道,尿道部分损伤者有可能自愈,完全断裂者在血肿吸收后移位的膀胱有可能下降,以后再进一步处理。不完全的尿道损伤,只需做耻骨上尿流改道。若尿道骑跨伤者破裂为不完全性的,会阴部血肿不大,会阴部手术是禁忌的,只要耻骨上引流 14 天,尿道导管仅做支撑即可。

如导管不能通过尿道,或血肿很大,应经会阴切口加以显露,排出血肿,仔细结扎血管。可用探针探查,前行、逆行或二头会师,用以显示撕裂的边缘,争取应用 3-0 号羊肠线行对端缝合。留置 F12 号尿道支撑导管 7 天,伤口分层缝合,并置放吸引性引流物 48 小时。耻骨上导管在 14 天后拔除,在除去耻骨上尿管 1 个月后,做尿道造影,如有需要应在麻醉下做轻柔的探杆探查,以后按需要进行必要的处理。

第五节 直肠、肛管创伤

直肠、肛管是消化道的末端,虽然长度不及 20cm,但因其位置深在,损伤后并发症多,处

笔记栏

理困难,故易给患者造成永久性痛苦。

一、病因病理

直肠损伤的原因很多,主要有下列几种:
1. 武器伤。
2. 异物伤 异物伤指木柱、竹刺、铁棍、工具柄等所致的损伤。
3. 手术伤 手术伤多为盆腔内、会阴部、阴道内或骶尾部手术时误伤。
4. 器械伤 器械伤多为直肠内体温表、灌肠管或直肠镜,有时因操作不慎可引起肠壁的穿破。
5. 压榨伤 腹部受到突然挤压,如拳打脚踢或爆炸时气体冲击等,肠内的气体突然被挤入直肠,造成直肠内压力过高引起,可致肠壁损伤、骨盆骨折或合并直肠裂伤。

直肠损伤的病理改变取决于损伤的原因。一般情况下,由外向内损伤时范围多较广泛且严重;由内向外损伤时其范围一般较小,性质亦较轻微,预后尚好。肠壁不完全损伤,仅有黏膜和浆肌层损伤而未形成肠壁穿破者,一般后果多不严重;肠壁完全破裂而在直肠的后壁(腹膜外)或腹膜反折线以下者,可引起直肠周围炎;穿破在腹膜反折线以上者,几乎均造成弥漫性腹膜炎,后果甚为严重。

二、临床表现与诊断

直肠损伤主要根据致伤的因素、受伤时暴力穿入时的方向和途径而诊断。若受伤时暴力由外向内,伤口又在会阴部或臀部等处,则直肠损伤的可能性很大,若损伤发生在腹膜反折线以上,则伤后立即出现腹痛和腹膜炎的症状。损伤在腹膜反折线以下,则疼痛一般不如前者剧烈,疼痛部位也不易确定,但肛门可能有流血现象。若受伤后出现排尿困难,或尿内有血和粪便,或尿自肛门和创口流出,则表示合并有膀胱损伤。

当疑有直肠损伤时,首先必须行直肠指诊,一般都能在直肠内发现血和尿。若症状可疑而指诊阴性者,可进一步行直肠镜检查,一般不难确诊。损伤后亦可行腹部或盆腔X线检查,有游离气体者有助于诊断,但无游离气体者并不能排除直肠损伤的可能。无论进行何种检查,对疑有直肠伤者,绝对不允许自肛门注入空气、水、钡剂和其他物质,以免感染扩散。

三、治疗

直肠损伤后尽早施行手术治疗,治疗的原则是行乙状结肠造瘘,使粪便转流及在直肠后间隙进行充分引流。
1. 盆腔内直肠损伤手术治疗 盆腔内的直肠上端被腹膜所覆盖,损伤后的治疗与左侧结肠损伤相似。
2. 腹膜外直肠损伤手术 腹膜外直肠损伤多发生在直肠下端和肛门括约肌,常合并有膀胱、后尿道等复杂损伤。对直肠下端伤的处理应先行剖腹探查手术,检查腹膜反折上方的直肠是否亦同时损伤,再于左下腹部做一双管式乙状结肠造瘘,转流粪便。清洗腹腔后,分层缝合腹部切口,然后在会阴部尾骨前方切开尾骨直肠韧带,达骶骨前间隙,放入质软的橡皮管引流。

(欧阳崇志)

复习思考题

1. 骨盆骨折常见的并发症是什么?
2. 如何诊断膀胱创伤?
3. 尿道创伤的临床表现有哪些?

第十章

手 部 创 伤

第一节　手部创伤的定义及种类

一、定义

手部创伤是指各种原因造成的手部皮肤、肌腱、神经、血管、骨骼的损伤,使手的结构遭到破坏,手的功能受到影响。包括单纯及复合性损伤,开放及闭合性损伤等。

二、手部创伤的种类

手部创伤依据创伤的性质,大致可分为锐利伤、钝挫伤、挤压伤、热灼伤以及特殊手部创伤等五大类。

(一)锐利伤

1. 刺伤、扎伤　被钉、针、竹尖等物品刺伤、扎伤。损伤特点是进口小,创口深,可伤及深部组织,并可将污物带入其内,造成腱鞘或深部组织感染。

2. 切割伤　被刀具、玻璃、铁片等切割伤。损伤特点是伤口较整齐,污染较轻,感染率相对较低。严重者可造成深部的神经、肌腱、血管的断裂,甚者导致断指或断肢。

(二)钝挫伤

1. 撕裂伤　由电锯和齿轮牵拉所造成,创缘不整齐,失活组织较多;重者深部的肌腱、神经、血管、骨骼均有断裂,甚或造成缺损。

2. 撕脱伤　由旋转的机轮或轮带撕扯、绞轧造成,伤处皮肤常与皮下组织分离撕脱,创缘不整齐,伤处周围的皮肤血运不足,活力不佳。严重者可造成整个手部甚至前臂的皮肤环形撕脱伤,又称为脱套伤。

(三)挤压伤

1. 挤压伤　轻者是门窗缝、车门对手指所造成的挤压伤,如甲下血肿、甲床破裂、远节指骨骨折等。重者是重力机轮、滚轮机等的挤压伤。重度挤压伤时,皮肤真皮的血管常被压力毁坏,而这部分的皮肤常无发绀或颜色的改变,但活力常有问题。常合并撕裂伤、撕脱伤,甚至全手皮下潜行脱套伤,以及深部组织严重破坏的多发性开放性骨折和关节脱位,甚者可造成损毁手。

2. 冲击伤　轻者是铁锤、重物等对手指所造成的砸击伤,如甲下血肿、甲床破裂、远节指骨骨折等。重者是冲床等对手部的冲压伤,常致伤处爆裂,甚可造成损毁手。

（四）热灼伤

1. 火器伤　如鞭炮、雷管爆炸伤和高速弹片伤,表现为组织炸裂、粉碎、灼伤。伤口极不整齐,创面及深部组织并发有灼伤。损伤范围广、组织损伤重、坏死组织多、易感染。

2. 烧伤、电灼伤、热压伤等。

（五）特殊手部创伤

动物咬伤,包括犬、猫、鼠（包括人）等动物咬伤。牙齿常带有多种毒力较强的细菌,新鲜咬伤及已有感染者,伤口均不应缝合。此外还有冻伤、化学伤、放射伤等。

第二节　手部开放性创伤的处理

一、现场急救

（一）现场处理

手部开放性创伤的现场急救处理原则包括:止血、包扎和固定。其要点如下:

1. 现场环境及伤情评估

（1）环境评估:现场环境安全,方可施救。

（2）伤情判断:迅速判断伤情情况,是单纯的手部创伤还是伴有创伤性休克或全身重要脏器损伤的复合伤。手部创伤一般较少引起全身症状,但严重外伤不仅可能引起严重的全身症状,而且可能合并身体其他部位的损伤。

（3）先抢后救:单纯手部创伤者,则迅速止血、包扎和固定。若有创伤性休克或全身重要脏器的复合伤时,应首先救治休克及复合伤,再对手部创伤进行处理。

2. 手部开放性伤口的处理

（1）止血:伤口局部加压包扎即可达到止血目的。如果创伤较重,加压包扎止血无效时,可使用止血带止血,切记勿滥用止血带,有时会增加出血,造成肢体的缺血挛缩或坏死。

（2）伤口包扎:无菌敷料覆盖和包扎,以减少伤口污染的机会。切忌向伤口内加入任何药粉,禁用碘酒、乙醇类灭菌液冲洗或涂擦伤口。

（3）局部制动:对包扎好的伤手,应及时将其固定制动,固定范围应达腕关节以上。

（4）药物应用:注射破伤风抗毒素及抗感染药物,酌情使用止痛剂。

（二）转运

经过现场急救处理后的伤员,应尽快转运到医院治疗。转运过程应尽可能做到快速、安全和减少痛苦。由于手部血液循环丰富,严重外伤时出血较多,甚至可以引起失血性休克。转运时患者宜平卧位,抬高患肢。转运途中要密切观察伤员生命体征及伤情变化,及时作出处置。

二、急诊室救治

手部创伤患者到医院后首先进入急诊室,应尽量减少患者在急诊室的停留时间,在迅速检查后尽快作出初步判断,及时向伤员、家属及相关人员解释病情,告知初步诊断和预备实施的治疗方案,立即进行救治。

（一）急诊室检查

1. 询问创伤病史　详细询问受伤的原因、时间、具体部位,伤后的症状及全身情况。受伤时手的位置,致伤的种类和性质,受伤后是否经过急救处理,如何止血包扎、固定以及转运情况。了解受伤前有无其他疾病等。

2. 体检及手部组织损伤的检查　首先明确患者的生命体征有无变化,有无多发伤、复合伤和休克等,然后再进行手部创伤的检查。手部创伤检查应系统而全面,按照严格的无菌操作要求检查伤口。应按视诊、触诊、特殊检查的顺序,依照皮肤、肌腱、神经、血管、骨骼的组织层次,逐一检查。

3. 组织损伤的初步判断及治疗方案的确定　仔细观察伤口的部位、性质、大小、形状、范围、深度、污染挫灭程度等情况,在没有麻醉时,不能查看伤口内部损伤情况。同时注意各个手指是否齐全,有无缺损。根据以上检查,作出手部各组织损伤的初步诊断,并确定大致的治疗方案。

（二）急诊室处置

完成初步检查和诊断后,进行必要的包扎和固定,迅速认真地做好手术前各项准备工作,即可转送手术室。

三、手部创伤的诊断

手部创伤大多是复合性损伤,诊断也是依据损伤性质,结合手部皮肤、骨骼、肌腱、神经、血管各组织的损伤逐一作出诊断。

（一）皮肤损伤的初步检查及诊断

1. 皮肤损伤的初步检查　包括以下三个方面:

（1）皮肤损伤性质及皮下组织损伤的判断:根据创口的部位和皮肤形状特点,确定损伤性质,初步推测肌腱、神经、血管等损伤的情况及程度。

（2）皮肤活力的判断

1）损伤性质是影响损伤皮肤活力的重要因素:如切割伤,皮肤边缘活力好,创口易于愈合。碾轧伤,可致皮肤广泛撕脱,皮肤活力较差。特别是皮肤剥脱伤,皮肤表面完整,皮肤与其基底部的血液循环中断,严重影响皮肤的存活,极易发生大面积的坏死,应予高度重视。

2）若损伤局部皮肤颜色、温度与周围一致,则表示活力正常;若损伤局部呈苍白、青紫且冰凉者,表示活力不佳。

3）毛细血管回流试验:按压皮肤表面时,皮色变白,放开按压的手指,皮色很快恢复红色者,表示活力良好;皮色恢复缓慢,甚至不恢复者,则活力不良或无活力。

4）皮瓣的形状和大小:舌状皮瓣和双蒂的桥状皮瓣活力良好;分叶状或多角状皮瓣,其远端部分活力常较差,缝合后其尖端部分易发生坏死。

5）皮瓣的长宽比例:撕脱的皮瓣除被撕脱的部分有损伤外,其蒂部的血供也会有不同程度的损伤。因此,皮瓣存活的长宽比例要比正常皮肤切取皮瓣时为小[正常四肢及躯干皮肤切取皮瓣的长宽比例为(1.5~2.0)：1]。

6) 皮瓣的方向：一般来讲,蒂在肢体近端者,其活力优于蒂在远端者。

7) 皮肤边缘出血状况：修剪皮肤边缘时,有点状鲜红色血液缓慢流出,表示皮肤活力良好。如皮肤边缘不出血,或流出黯紫色血液者,表示其活力较差。通过对皮肤活力情况的判断,以确定清创术时对皮肤的取舍。

(3) 皮肤缺损的估计：创口皮肤是否有缺损,缺损范围大小如何。因肿胀造成的缺损,仅是皮肤张力过大所致;因损伤造成的皮肤缺损才是真正的皮肤缺损。通过对皮肤缺损的估计以及对创面软组织损伤情况的判断,确定是否需要植皮,采取何种方法植皮。

2. 诊断　皮肤损伤依据上述检查情况,其诊断分为切割伤、撕裂伤、撕脱伤、脱套伤、皮肤坏死、皮肤缺损等。

(二) 肌腱损伤的初步检查及诊断

肌腱损伤多为开放性损伤,以切割伤较多,常合并神经血管伤或骨关节损伤。也可发生闭合性撕裂伤。

1. 屈指肌腱损伤的检查(图 10-1)

(1) 屈指深肌腱断裂：固定伤指中节,使近侧指间关节处于伸直位,让患者主动屈曲伤指远侧指间关节,若不能屈曲则为该屈指深肌腱断裂。

(2) 屈指浅肌腱断裂：固定除被检查伤指外的其他三根手指,让患者主动屈曲伤指近侧指间关节,若不能屈曲则为该屈指浅肌腱断裂。

(3) 屈指深、浅肌腱均断裂：检查时,伤指两指间关节均不能屈曲。

(4) 屈拇长肌腱断裂：固定伤侧拇指近节,让患者主动屈曲指间关节。若不能屈曲则为该屈拇长肌腱断裂。注意：手部蚓状肌和骨间肌的功能是手指内收和外展,以及屈曲掌指关节和伸指间关节,因此,即使屈指深、浅肌腱均断裂时,也不影响掌指关节的屈曲。

2. 伸指肌腱损伤的检查(图 10-2)　伸指肌腱不同部位断裂,其相应关节不能伸展,并可出现手指畸形。伸指肌腱断裂则手指屈曲角度加大,该手指的主动伸指功能丧失。此外,还会出现一些典型的畸形,如锤状指畸形等。①掌指关节背侧近端伸指肌腱断裂;②近节指骨背侧伸肌腱断裂;③中节指骨背侧伸肌腱断裂。

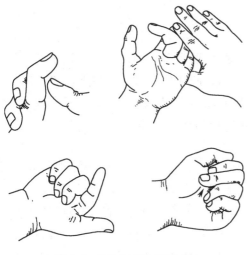

图 10-1　屈指肌腱断裂的检查

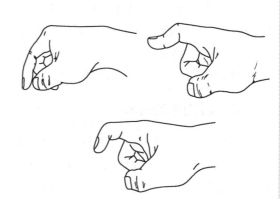

图 10-2　伸指肌腱断裂的检查

笔记栏

（三）神经损伤的初步检查及诊断

神经损伤的功能检查常与肌肉和肌腱损伤的检查同时进行。正中神经损伤的功能检查：正中神经在腕部损伤时，支配大鱼际肌群的神经运动支瘫痪，导致拇指对掌功能丧失；拇指、示指、中指及环指桡侧的手掌面感觉丧失，手掌桡侧感觉也消失或减退。尺神经损伤的功能检查：尺神经支配手部骨间肌，如患者不能做分指或合拢的动作，即表示尺神经损伤；拇指不能与示指对指成 O 形，因拇内收肌、拇短屈肌深头亦属尺神经支配；小指与环指的一半感觉丧失。因而在严重外伤时，检查五个手指尖端的感觉，可了解尺神经、正中神经有无损伤。桡神经损伤的功能检查：桡神经支配拇长伸肌、拇长展肌、示指固有伸肌、小指固有伸肌及尺侧腕伸肌等伸肌群。桡神经损伤后拇指的伸直与外展、指间关节背伸运动受限，在高位损伤时出现垂腕。桡神经支配区，尤其是虎口区麻木。

（四）骨与关节损伤的初步检查及诊断

在检查肌腱损伤的同时，即可观察是否有畸形，是否有掌、指骨折；掌、指关节是否脱位。在可疑骨、关节损伤时，应立即进行 X 线摄片检查。注意拍照体位，手掌部需拍摄正、斜位片。

四、初期外科处理

开放性手部创伤正确的初期外科处理至关重要。如损伤初期处理得当，损伤组织得到一期修复，则疗程缩短。即便无法做到一期修复，也要为以后的修复创造条件。若初期处置不当，后期将会因皮肤瘢痕挛缩、肌腱或手内肌粘连、骨与关节畸形愈合、神经变性等因素严重影响手部的正常功能。因此，提高手部创伤的治疗水平，首先应从初期处理好手部创伤入手。

初期外科处理原则是：早期彻底清创，防止伤口感染；尽量修复损伤的组织；妥善地闭合伤口；合理包扎固定；最大限度地保留手的功能。具体步骤是清创，修复组织，闭合伤口，包扎固定。

第三节　开放性手部创伤的清创术

一、清创术及其重要性

清创术是将一个开放性的污染伤口，通过外科处理，彻底清除创口内一切异物和被污染、挫灭失活的组织，使其变成接近于无菌的外科伤口，并及时闭合伤口，争取获得一期愈合。清创是否彻底，是手部开放性损伤处理的关键环节，因为防止感染发生是治疗开放性损伤的主要原则，如能正确彻底清创，则术后发生感染的机会就会明显减少。

二、清创术的时限

开放性手部损伤宜争取在 6~8 小时内清创，但在污染不严重、天气较凉爽的季节可以延至 12 小时以内进行。若 15~18 小时后再行清创术，感染率显著增高。若时间延误或损伤严重，有感染可能的创口，虽可行清创术但不应闭合创面，可以采用凡士林纱布暂时包扎或负压封闭引流（vacuum sealing drainage, VSD）等办法，待感染控制、肉芽初步形成后再进行二期的创面覆盖处理。

三、清创术的术前准备

(一) 麻醉的选择

手部创伤仅局限于 1~2 个手指,可选用指根处的指总神经阻滞麻醉。范围稍广的手部创伤可应用腕部阻滞麻醉,即在腕部掌侧做正中神经及尺神经阻滞,在腕部桡骨茎突稍上方处做桡神经浅支的阻滞麻醉。较严重的手部创伤多选用锁骨上臂丛神经阻滞或腋下臂丛神经阻滞麻醉。若患者情绪过于紧张或手术时间长,亦可选用高位硬膜外或全身麻醉,小儿多用全身麻醉。

(二) 伤肢清洗与术区备皮

麻醉成功后,把伤肢放置在清创架上,将创面用无菌敷料覆盖,先对创口周围健康皮肤进行清洗。清洗范围即是术区备皮范围,应包括伤手至肘关节以上的部位。刷洗的方法与顺序:术者戴上手套,用消毒软毛刷蘸消毒肥皂水刷洗,共三遍。第一遍刷洗,从伤口周缘开始刷至肘关节以上,时间为 5~10 分钟。刷洗时不要让肥皂水流入伤口内。随后用生理盐水冲洗。更换消毒软毛刷,刷洗第二遍,同样刷洗 5 分钟,再冲洗干净。刷洗第三遍时,更换手套、消毒软毛刷及肥皂水碗,刷洗完毕,用生理盐水冲洗。去除创面覆盖的无菌敷料,先用 3% 过氧化氢冲洗伤口,再以生理盐水洗净,反复冲洗三遍,创面内一般只冲不刷,但如伤口内污染较重,异物较多,可选用软毛刷或用纱布团轻刷创面,尽量不损伤组织。最后用无菌纱布将皮肤揩干,剃除汗毛,修剪指甲。若需植皮或皮瓣者,供皮区尚需做同样皮肤准备。

(三) 体位与消毒铺巾

一般手部手术,不论大小,均应采取仰卧位,将患肢置于肩部外展 70°~90° 位,将清洗完毕的伤肢移至小手术台上。两下肢宜用约束带固定。术者与助手相对坐下操作。将术区消毒后,铺无菌巾单,在小手术台面上至少要铺四层巾单。另外,上臂缠止血带处要用纱布或小治疗巾包裹,并用两圈无菌巾单围绕。将伤手由洞巾穿出后平放在小手术台上。

(四) 止血带的应用

较小的手部创伤,如残端修补、清创缝合等,出血不多时应尽量不用止血带。但较复杂的手术,如伴有肌腱、神经、骨、关节损伤时,应用止血带常为必不可少的措施。在止血带下手术,可以减少伤口出血,有良好清晰的手术视野,便于辨认手部伤口内各组织的精细结构,以免误伤,可保证手术顺利进行,缩短手术时间。

四、清创术的手术步骤与操作程序

(一) 冲洗创面,清除异物

用生理盐水冲洗创口内部创面,小心地清除创面上的异物、凝血块、游离的小骨片。再次用生理盐水冲洗,时间不应少于 5 分钟,另铺一层无菌巾单。

(二) 清创

清创是用锐利的手术刀、剪等,剪除创口内污染、挫灭、失活、坏死组织的手术操作。清创的操作要点如下:

1. 必须十分熟悉手部的局部解剖,能清楚识别各种组织形态,正确判断组织损伤情况,以决定取舍。

2. 清创时一定要从伤口周围向中心、由表及里、由浅入深地进行。即按解剖层次先皮肤,再皮下组织、筋膜、肌肉、肌腱、神经、血管、骨骼等按顺序逐层清创,以防止遗漏。

3. 一剪一擦。每剪一下,就将剪下的失活组织取出伤口,用敷料擦拭手术剪;用擦净的手术剪再剪第二下,如此反复。而非"数剪一擦",或"只剪不擦",否则只是将失活的组织剪下,但并没有将其去除,而依然是留在了伤口内。

4. 在清创过程中,应按一定的顺序进行,分清已清创和未清创的界线。坏死组织清除要彻底,对逆行撕脱的皮瓣、游离的污染的碎骨片等必须果断地清除。皮肤创缘不可切除过多,一般不超过 0.1~0.2cm。皮下脂肪要彻底剪除,一直剪到皮肤出血为止。对丧失血运及活力、针刺不出血、钳夹无收缩的肌肉必须彻底切(剪)除。

(三) 进一步伤口检查,确定组织修复方案

在清创的过程中,一边清除坏死组织,一边进一步查明组织损伤的程度;必要时扩大创口,逐层检查,修正初步诊断,确定最合适的组织修复方案。

(四) 冲洗浸泡,彻底止血

完成清创后,无菌生理盐水再次冲洗创面。如果清创术距受伤的时间较长或因某些特种类型的损伤,为减少厌氧菌感染的机会,可用 3% 的过氧化氢溶液浸泡创面。最后再用生理盐水冲洗 1 次。放开止血带,如发现有出血点应予结扎或电凝止血。止血必须仔细彻底。这也是清创术成功的要点之一。若止血不彻底,术后血肿不仅会影响伤口愈合甚至会造成感染。

(五) 更换器械

冲洗完毕后,更换清创时使用过的器械、手套、手术台上最上层已经污染的无菌巾单。至此,清创术结束。

(六) 各种组织的早期修复

手部创伤经清创后,只要条件允许,均应争取一期修复。一期修复时,各类组织解剖关系,易于辨认,且无粘连,手术操作容易,效果良好;治愈时间可以缩短,功能恢复快。修复顺序是从内向外:有骨折者,应先行骨折复位固定,然后修复破坏的关节囊、肌腱、神经等。手部血液循环丰富,一侧的血管损伤,对手部血运影响不大,但有条件亦应进行血管修复。

(七) 创面的闭合

清创是防止感染的重要步骤,但清创后创面如不能妥善闭合,感染仍是不可避免的。一旦发生感染,肌腱、骨骼等即将受到严重损害,并影响创面的正常愈合,进而会产生瘢痕挛缩而导致功能障碍。因此,如无特殊情况应及时闭合创面,这是预防手部开放性损伤感染的另一个重要措施。手部创面基本闭合方法如下:

1. 直接缝合　适用于整齐的切割伤;对不整齐的裂伤,经清创后皮肤无缺损者,亦可直接缝合。缝合时针距及松紧度均应适中,针与创缘距为 0.2~0.4cm,针与针间距为 0.5cm 左右,以松松能对合为度。针距过密、对合过紧、皮肤张力过大,均会影响血运及引流。

2. 减张缝合、植皮覆盖　对于简单的手部创伤,闭合伤口并不困难。但对较复杂的手部创伤创面,闭合伤口并非易事,在闭合伤口时应注意以下几个问题:

(1) 张力过大伤口的缝合:由于创伤后肢体肿胀较重,或创面有皮肤缺损,或因截指或截肢时残端的骨长度切除不够等原因,均可导致创口皮肤缺损,直接缝合皮肤张力过大。如果勉强缝合,则伤口皮肤因张力过大而影响血液循环,造成伤口边缘或较大面积皮肤坏死、伤口开裂,甚至导致整个手术失败。解决的方法:减张缝合(缩短骨长度),植皮覆盖(游离植皮、皮瓣植皮)。

(2) 易发生瘢痕挛缩或肌腱粘连伤口的缝合:垂直越过手部掌指关节的直线伤口;平行

于指蹼或与皮下肌腱并行的伤口,若直接缝合,晚期必将造成伤口处的皮肤瘢痕挛缩或肌腱粘连。因此,若伤肢皮肤血液循环良好、伤口污染不重、伤后时间较短时,可利用Z字形皮瓣成形术,改变原伤口的方向以减少瘢痕挛缩或肌腱粘连的机会。

（八）放置引流

凡有肌肉损伤缺损或皮下留有空腔者,应放置橡皮片引流(36小时后可拔除),再覆盖以松软的纱布,适当加压包扎。

（九）包扎固定

手部的骨关节损伤术后应包扎固定在功能位。肌腱、神经损伤修复后应包扎固定于无张力位。

第四节　手部各组织创伤的早期处理

一、手部皮肤缺损的早期处理

手部创伤后若有皮肤缺损,创面外露,常导致感染、畸形愈合及功能障碍。因此,在处理手部新鲜的开放性损伤中,如何解决皮肤的覆盖问题是极其重要的。经过细致的清创、止血后,应用游离植皮或皮瓣将其创面覆盖,是消除创面、争取一期愈合、完成早期各项治疗的关键性措施之一。创面得到及时的覆盖和愈合,可以预防感染、减轻水肿及肉芽形成的过程。这也为早期功能锻炼、预防晚期瘢痕粘连挛缩创造了条件。因而可以保全手的最大功能,减轻伤残。

皮肤软组织缺损的修复原则是:若创基条件好,无骨质、肌腱及重要血管、神经裸露,同时晚期亦无深部组织修复的患者,均可优先考虑游离植皮术。同时,在手的掌面及手指的掌面,应尽可能地应用全厚皮片游离移植;在手背或创面过大时,可以中厚皮片游离移植。较小的骨端或骨面外露,可利用周围筋膜等软组织瓣覆盖后游离植皮。其他情况则考虑局部皮瓣修复或局部皮瓣转移加游离植皮。只有手部严重的挤压撕脱伤,伴开放性骨折、肌腱伤、重要神经损伤时才考虑远处皮瓣转移或游离皮瓣的修复方法。应根据手部创伤的不同部位及类型,使用不同的手术方法。

（一）游离植皮

适用于单纯的皮肤缺损的创面。创面的基底仍保留血运良好的组织床,骨质、肌腱没有裸露,即可直接游离植皮。根据情况可采用刃厚、中厚、全厚以及带真皮下血管网皮片。

（二）皮瓣覆盖

适用于复杂的皮肤缺损的创面。创面基底仍保留血运良好的组织床,但骨质、肌腱有较大裸露,常需皮瓣覆盖。

1. 局部皮瓣　指端小面积缺损可用指端各种皮瓣(图10-3)、鱼际皮瓣(图10-4)等;手背用局部任意皮瓣;拇指、虎口可用示指背侧皮瓣或示指背侧带神经血管蒂岛状皮瓣覆盖。

2. 邻指皮瓣　是用相邻手指背侧的皮肤形成皮瓣,常用于覆盖指端或指腹的缺损(图10-5)。

3. 远位皮瓣　大面积裸露则需要大面积的远位皮瓣。常用的有臂交叉皮瓣、腹部皮瓣和髂腰皮瓣等(图10-6)。

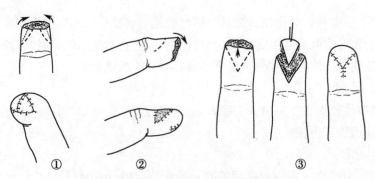

图 10-3　覆盖指端损伤的几种皮瓣
①指端三角皮瓣;②指背旋转皮瓣;③V-Y 推进皮瓣

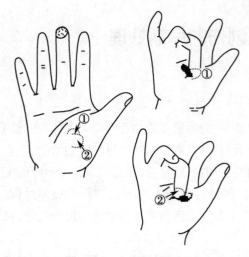

图 10-4　鱼际皮瓣
①皮瓣蒂在近心端;②皮瓣蒂在尺侧

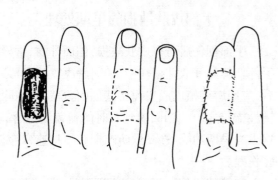

图 10-5　邻指皮瓣:中指指背皮瓣转移至掌侧后,
修复示指掌侧皮肤缺损

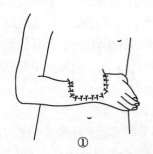

图 10-6　远位皮瓣
①腹部皮瓣;②臂交叉皮瓣

由于显微外科的迅速发展,近 10 年来不断设计出各种游离皮瓣,为手部创面提供更多的选择。比较适用于手部的有前臂皮瓣、隐动脉皮瓣、上臂内外侧皮瓣、腹股沟皮瓣及足背皮瓣等,可根据具体情况选用。

二、手部骨与关节创伤的早期处理

(一)掌骨、指骨开放性骨折的处理

严重手部创伤时,常同时伴有掌、指骨开放性骨折,在清创后应先固定骨折,待恢复骨

骼正常解剖关系及其支架作用后,再处理其他组织的损伤。对于手部骨折,早期治疗的要求如下:

1. 复位要求

(1) 尽早复位:手部掌指骨骨折早期,因手部韧带、关节尚未挛缩僵直,此时复位容易,因尽量争取在伤后 24 小时之内及时复位,为下一步愈合创造有利条件。

(2) 解剖复位:手部因解剖复杂,骨骼较小,关节较多。功能精细灵活,要求较高。因而复位时要求做到解剖复位,即不能有成角、移位、短缩、旋转畸形,断端间也不能留有间隙。以免畸形愈合,后期易发生肌腱粘连、关节僵直而影响手部功能。

2. 固定要求

(1) 牢固固定:手部骨折的治疗,复位较易,固定较难。因手部肌腱、肌肉的止点众多,骨折后在肌肉、肌腱的牵拉下,如果固定不牢固就容易重新移位。所以必须选择合适的内外固定的方法,进行妥善牢固的固定。

(2) 方法得当:内、外固定的方法和器材众多,但各有利弊,固定的时候一定要考虑到各自特点,谨慎选用。

3. 锻炼要求　为促进手部骨折的正常愈合,避免延迟愈合和不愈合的发生,应尽早开始功能锻炼。

(二) 关节囊损伤的修复

在开放性手部创伤中,若掌指关节或指间关节的关节囊损伤、关节外露。在细致清创后,应尽可能将关节囊缝合;若遇有缺损时,应用周围组织将其修补或覆盖。

三、手部血管创伤的早期处理

常见的手部创伤,多为各种组织的复合损伤,少有单独血管损伤者。因手部血液循环丰富,除去完全性或不完全性断手、断掌及严重挤压伤、碾挫伤外,一般创伤不会引起手坏死。在腕部,如单一的尺动脉或桡动脉断裂,手部循环仍然良好(侧支循环良好),处理时仅需清创、止血即可,而无须修复动脉血管。但如循环有障碍,尤其是伴有较多软组织离断者,应直接吻合或用自体静脉移植来修复断裂的动脉;如静脉回流不佳,应修复较大的头静脉或贵要静脉。

(一) 处理原则

对腕部及手掌部血管创伤的处理顺序,亦应按照断手或断掌再植的处理原则:先清创、固定骨折以恢复支架作用,缝合肌肉作为基底组织床,然后再缝合血管,缝合神经、肌腱;最后覆盖创面。

(二) 处理要求

1. 争取 6~8 小时内做好清创术,包括血管本身的清创、去除污染和挫伤部分及血管内的凝血块。

2. 对较大的血管,缝合前去除血管口外膜,断口用肝素、利多卡因、生理盐水冲洗,必要时吻合口段用器械进行扩张,然后进行准确的对端吻合。缝合的血管应有良好软组织的基底,并有良好的软组织及皮肤覆盖。

3. 缝合处不可有任何张力,必要时宜用自体静脉移植,移植于静脉时应顺置;移植于动脉时应将静脉段倒置,以免静脉瓣影响血液回流。如有血管痉挛,宜用生理盐水在血管内注射加压扩张。

4. 抗凝剂只作局部使用,防止血管栓塞,不必全身应用。修复血管的成功关键在于正确处理创伤及血管缝合质量,而不在于抗凝剂的使用。

5. 手部创伤如有严重循环障碍,可及时争取修复动、静脉,比例为 1 : 2 或 1 : 3。静脉回流不足,术后肿胀较剧,如手部循环尚能维持,1 周后因丰富的静脉再生,回流障碍即可解除,肿胀逐渐消退。

6. 术后宜用较多的敷料包扎及石膏托固定,并置放高于心脏平面。根据动脉供血及静脉回流情况,适当抬高患手或平放。

7. 血管缝合后若发生血管痉挛,多系缝合质量不好或血管内膜已有损伤,虽经过保暖、局部温盐水湿敷等处理仍不见好转时,即应果断探查,并切除一段重新吻合,若术后再度发生血管危象,仍应再次进手术室探查,必要时做血管移植来挽救。不论动脉或静脉发生栓塞,造成手的再次供血障碍,必须在 6~8 小时内解除。

四、手部肌腱创伤的早期处理

手部肌腱创伤多为开放性损伤,以切割伤较为多见。肌腱损伤的治疗是以吻合修复断裂的肌腱为主。肌腱修复后常发生限制性粘连,是影响肌腱功能恢复的主要原因,也是手外科临床上尚未完全解决的难题之一。

(一)手部肌腱的愈合方式与过程

肌腱外源性的愈合:肌腱断端吻合缝合后,其组织修复愈合的过程如下:第 1 周为纤维架形成期。腱断端的 1.0~1.5cm 内呈红肿梭形,周围结缔组织和血管增生,断端间隙由胶样物质充填;由腱的附属组织腱鞘、腱周组织、腱外膜及腱内膜生长成纤维细胞并长入其中,肌腱断端形成初步连接,构成纤维样临时支架,腱细胞至 4~5 天后开始生长。第 2 周为结缔组织增生期。自第 8 天开始,由肌腱细胞发生的肌腱纤维,经过结缔组织和胶样物质的肿块相对生长。腱肿胀充血显著,纤维支架由结缔组织替代。至第 2 周末肌腱断端间隙完全由肌腱纤维组织充填,但不坚实。第 3 周为肌腱胶原纤维形成期。红肿开始减退,肌腱细胞分裂增殖,腱断端间隙完全为结缔组织和肌腱胶原纤维充填,且连接比较坚固,同时两断端连接处与其周围开始互相分离,肌腱吻合点渐有滑动功能,此时愈合的肌腱可承受适当的肌肉收缩的牵拉,可开始练习主动活动。第 4 周为吸收期:肿胀消失,充血减退,肌腱与周围组织之间联系松弛,便于滑动。

(二)手部肌腱创伤的早期治疗

手部肌腱创伤的治疗目的是争取肌腱损伤的一期愈合,减少和防止术后粘连,最大限度地恢复伤手的功能,为此,我们在临床上应注意以下几点:

1. 术前仔细检查、制订最佳手术方案 确认手部肌腱断裂的部位和区域、断裂肌腱的数目、创口污染程度、腱周组织损伤程度、是否伴有不稳定骨折等,依此明确肌腱早期处理与否及治疗方法,制订出最佳手术方案。

2. 早期彻底清创、争取一期修复肌腱 早期彻底的清创可减轻创伤后炎症反应,避免大量渗出血浆液聚集创口,是防止感染、避免造成术后肌腱严重粘连、争取良好预后的关键。对肌腱的清创,在清除肌腱坏死组织污染及异物的同时,也要了解腱周组织的损伤情况,并加以保护,在彻底清创的前提下,尽量保留正常的肌腱和腱周组织,便于下一步修复处理。手部肌腱的开放性损伤,在伤后 6~8 小时内,若污染不重、伤口较整齐、皮肤损伤较轻,经过处理后预计可以达到一期愈合的伤口,应一期修复肌腱。

3. 肌腱无创修复、防止术后粘连 肌腱修复的原则是断端吻合无张力、肌腱无扭转、表面无损伤,以促进肌腱正常愈合,防止修复后的肌腱粘连。主要注意以下三个方面:

(1) 缝合方法

1) 操作轻柔,吻接时尽量减少肌腱的创伤,对合要完全、接触要紧密,尽量减少露出的肌腱粗糙面,注意保护腱周组织。

2) 选择合适的缝合方法。

3) 使用显微方法缝合肌腱。

(2) 缝合材料的选择:尽量选用刺激性小、创伤轻微、组织相容性好,且坚韧耐用的缝合材料。

(3) 周围组织的处理

1) 肌腱周围应有血液循环良好的、疏松的、滑动的组织,不可置于瘢痕组织中或贴于骨面。

2) 在指间、掌指关节凹面或腕部,如滑车及横韧带已被破坏,则应利用周围组织进行重建。若当时不便于施行,可在二期修复时重建。

3) 用掌长肌腱或指浅屈肌腱纵形劈开,在近节指骨上再造滑车。

4) 肌腱应有良好的皮肤软组织覆盖。

4. 术后活动 术后早期活动,如屈肌腱缝合后当天或第二天即可在弹性牵引帮助下活动。

(三) 缝合材料的选择

不锈钢丝反应小,较强韧而光滑,根据拉力需要可用 36 号或 34 号钢丝,要注意打好结。如无合适钢丝,则可用 3~5 号丝线缝合,对较细的肌腱亦可用合成纤维单丝或尼龙线缝。缝针宜用直针,也可以用弯三棱针。

(四) 常用的肌腱缝合法

肌腱缝合方式很多,其中双"十"字缝合法、Kessler 缝合法、改良 Kessler 缝合法较常用。近年来多主张采用显微外科缝合法,其目的是尽量减少对肌腱血供的影响,有利于肌腱愈合(图 10-7)。

肌腱缝合后一般应固定 3~4 周,其间可在医生指导下主动伸指、被动屈指,待肌腱愈合后,拆除固定进行功能锻炼并辅以理疗。若粘连发生,尚需经过 3~6 个月系统康复治疗,若功能未改善,则行肌腱松解术。

(五) 屈肌腱损伤的诊断与处理

1. 屈指肌腱的解剖分区 屈指肌腱从前臂肌肉肌腱连接处起,至手指上止,经过腕、掌、指各段,根据构造特点及处理原则,将其分成五个区域:Ⅰ区(在接近肌腱的止点处);Ⅱ区(掌指关节平面至中节指骨指浅屈肌腱止点处,即在手指纤维鞘管内)即"无人区"内;Ⅲ区(在手掌内,到腕横韧带远侧缘);Ⅳ区(在腕管内部);Ⅴ区(在前臂部)(图 10-8)。

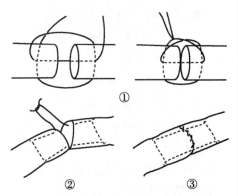

图 10-7 常用的肌腱缝合法
①双"十"字缝合法;②Kessler 缝合法;③改良 Kessler 缝合法

2. 屈指肌腱损伤的处理

(1) 小指深屈肌腱远段断裂(即Ⅰ区内)损伤:即从远节指骨深肌腱止点处至中节指骨中部的深肌腱断裂,远侧指间关节不能主动屈曲。因腱纽附着近段肌腱不能回缩,可用抽出钢丝法缝合。如断处距其止点在 1.5cm 以内,可做断腱远移位,即去除部分远段肌腱,将近段用抽出钢丝法缝于肌腱止点上,术后用石膏托固定腕关节于屈曲位,手指各关节于半屈曲位。3 周后抽出钢丝,开始活动,6 周后加强活动。

图 10-8 屈指肌腱的解剖分区

(2) 指腱鞘内屈肌腱断裂(即Ⅱ区内)损伤:自中节指骨中部(指浅屈肌腱止点)至远侧掌横纹(即掌远纹),即指屈肌腱手掌部腱鞘近端。指浅、深屈肌腱两个肌腱在狭窄的腱鞘内,断裂后缝合极易粘连,效果往往不理想,有人主张二期做肌腱移植。

(3) 掌远纹至腕横韧带段肌腱损伤(即Ⅲ区内损伤):在此区域内,①单纯的指浅屈肌腱断裂,对功能影响不大,可以不做缝合。②如蚓状肌远侧深、浅屈肌腱均断裂,屈曲手指容易找到远侧断端,向大鱼际掌纹方向扩大切口,找到回缩的近端肌腱,注意切勿损伤正中神经的返支 - 大鱼际肌支及肌肉。找到肌腱断端后,将指浅屈肌腱及腱鞘部分切除,用抽出钢丝法缝合指深屈肌腱。③如在蚓状肌平面仅有一个手指浅、深屈肌腱均断裂时,可以分别缝合两个肌腱,以蚓状肌覆盖深肌腱缝合处,防止粘连。如伴有多条肌腱、神经损伤,可只缝指深屈肌腱及神经,简化手术操作。

(4) 腕管内屈肌腱损伤(即Ⅳ区内损伤):在此狭窄的管道内有 9 条肌腱及尺神经、正中神经通过,此处损伤如果仅为指浅屈肌腱,基本可由指深屈肌腱代替,因而可以不缝合;多发性的损伤则只缝合拇长屈肌腱及指深屈肌腱,正中神经损伤也需修复,腕横韧带损伤后或切开后不要再缝合,以缓解腕管内的压力,减少粘连的机会。在手术中要注意神经与肌腱的鉴别,切勿错缝。拇长屈肌腱断裂,只要条件许可,应争取一期缝合,效果一般均较好。

(5) 前臂处(即Ⅴ区内)肌腱断裂也应争取一期修复,因此处肌腱均有腱周组织,缝合后的效果也比较好,粘连不严重,对肌腱滑动功能影响不明显。

(六) 伸肌腱损伤的诊断与处理

1. 伸指肌腱的解剖特点　手背部皮肤与深部组织间有一层疏松的结缔组织,皮肤松弛,指(拇)伸肌腱处均有腱周组织,血液供应较屈肌腱好,因此外伤后均应争取一期修复。但必须熟悉手指部伸肌腱的解剖,处理前应细致检查,根据畸形特点做出正确诊断与处理。

2. 伸指肌腱损伤的处理

(1) 外伤性锤状指:由于开放伤致伸肌腱末端断裂或伴有末节的基部撕脱骨折,形成近侧指间关节过伸,末节屈曲,即锤状指畸形。处理:在清创后于远侧指间关节过伸位,用抽出钢丝法缝合断裂肌腱或连同撕脱的碎骨片一起固定,术后固定于近侧指间关节半屈位,远侧指间关节过伸位。

(2) 中央腱束断裂:近侧指间关节背侧至近节指骨近侧中央腱束断裂,则近侧指间关节屈曲并常伴有远侧指间关节过伸畸形,这是因为侧束滑至两侧牵拉所致。若为开放性损伤,可用抽出钢丝法缝合中央腱束,或用细丝线直接缝合,保持关节于伸直位。若有缺损时,则可用侧腱束交叉缝合法修复以替代中央束的功能。

(3) 掌指关节处至腕部伸肌腱断裂:检查时可见掌指关节屈曲畸形,不能伸直,但有时由于手背相邻的伸肌腱与断裂的伸肌腱远侧有支腱联系,因而可部分或完全伸直掌指关节,这一点需特别注意,以防漏诊。处理:可于清创后用"双十字"对端缝合,也可用抽出钢丝法缝合,均可取得良好效果。术后用石膏托保持腕关节及各指关节伸直位,3周后练习活动,6周后加强活动。

(4)掌指关节处指伸肌腱及扩展部腱膜、骨间膜和蚓状肌完全断裂:清创后直接缝合指伸肌、骨间肌、蚓状肌腱及扩展部腱膜,如只缝一侧骨间肌及蚓状肌而忽视了另一侧,则以后手指向健侧偏斜。肌腱缝合方法及术后处理同前。

(5)腕部指伸肌腱断裂:诊断一般不困难。手术宜在腕背做S形或弧形切口,近端肌腱往往回缩较远,纵向切开腕背横韧带,直接缝合伸肌腱,如多数肌腱伤,宜用"双十字"法缝合,各肌腱吻合点,宜稍参差,不要在同一平面,以减少粘连,缝合皮下组织和皮肤,但不缝腕背韧带,术后处理同前。

(6)拇伸肌腱断裂

1)拇长伸肌腱断裂:拇指指间关节不能伸直,掌指关节伸直亦受到部分影响,清创后对端缝合,可取得较好的效果。若不仅有断裂而且有缺损,则可将远侧的断端通过隧道与示指固有伸肌对端缝合于拇指伸直位。术后用前臂石膏托固定拇指于伸直外展及腕背屈位,固定3周后轻度活动,6周后加强活动。

2)拇短伸肌断裂:因该肌腱有稳定拇指及伸直掌指及掌腕关节的作用,断裂后掌指关节不能完全伸直,且力量减弱。肌腱的缝合方法采用对端缝合法。

3)拇长展肌断裂:此肌腱对稳定掌腕关节很重要,断裂后第一掌骨下垂,近侧和远侧关节不平衡,捏力和对掌力减弱。外伤后应对端缝合,因常与拇短伸肌腱同时受伤,要分别缝合。术后用长臂石膏托固定于腕背屈、拇指伸直及外展位,3周末开始活动,6周去除外固定,加强活动。

(七)肌腱一期修复的禁忌

有下列情况之一者,不应吻接缝合断裂的肌腱:

1. 伤口感染或感染可能性较大者。

2. 缺少良好的皮肤覆盖。

3. 对处理肌腱缺乏经验。

4. 动物咬伤的伤口。

5. 由压砸伤引起的开放性骨折。如冒险缝合肌腱,伤口感染后,将导致失败。

(八)肌腱移植术

一般不在开放伤时一期施行,如有肌腱缺损,应在伤愈后约1个月后进行。如若伤口有感染,则应在感染治愈后,炎症完全消失,关节被活动可基本达到正常时,方可行肌腱移植术。

五、手部神经创伤的早期处理

手部神经创伤很常见,大多为锐器伤,如刀、玻璃或罐头等割伤,以及撕裂伤、挫伤等。手指感觉对手的功能很重要,如无感觉,则不辨冷热、方圆,用力大小不准确,握物不稳,不能拿细小物件和做精细的工作,易发生烫伤、冻伤及外伤,手指无汗、萎缩等。

1. 处理和效果 腕管以下的神经损伤,修复效果一般都比较好,主要原因是神经支已多为纯运动或纯感觉纤维,而不是混合神经,其缝合后不存在神经运动纤维与感觉纤维对错的问题,神经纤维对位好,再生能力强,恢复较快。

2. 神经早期修复的指征和禁忌证　早期锐器切割伤,估计清创缝合后不致发生组织坏死及感染,神经本身断端整齐无缺损者,应一期缝合神经。断掌、断指再植时也应缝合神经。如骨骼、肌腱、神经同时断裂,先固定骨折,修复肌腱,再修复神经。指神经除末节的远侧外都可缝合,也应该缝合。如伤后的时间过长,伤情或污染严重,如炸伤,感染可能性大,应在伤愈后二期修复神经。

3. 神经的修复　在手指侧方或掌侧显露指神经,向远侧和近侧游离,屈曲手指各关节以克服神经短缩和消除吻合口处张力,一般用7-0尼龙线作为缝合材料,准确轴线对位吻合,只缝神经外膜,用反向吻合法,缝4~6针即可。术后处理,用前臂石膏托固定腕关节及各指于半屈曲位,固定时间约5周。

六、肢(指)体离断伤

(一)肢(指)体离断的分类

1. 完全性离断　断离肢(指)体的远侧部分完全性离断,无任何组织相连或虽有少量失活组织相连,清创时必须切除,称为完全性断肢(指)。

2. 不完全性离断　肢(指)体离断时,伤肢(指)局部组织大部分离断,断面有主要血管断裂合并骨折脱位,不吻合血管,伤肢(指)远端将发生坏死称为不完全性离断。

(二)肢(指)体离断的急救

包括止血、包扎、固定、离断肢(指)保存,迅速转运。与手外伤急救处理相同。

离断肢(指)体断面应用清洁敷料包扎以减少污染。若受伤现场离医院较远,离断肢(指)体应采用干燥冷藏法保存。切忌将离断肢(指)体浸泡于任何溶液中。到达医院后,检查断肢(指)体,用无菌敷料包裹,放于无菌盘中,置入4℃冰箱内。

(三)肢(指)体离断再植适应证及禁忌证

1. 全身情况　若为复合伤或多发伤,应以抢救生命为主,待生命体征稳定后再植,离断肢(指)可暂时冷藏保存。

2. 肢体损伤程度　如果离断肢(指)体的远、近端损失严重,如伴有多发骨折或关节损伤以及软组织严重撕脱,则不适合再植。如勉强再植,手术难度大、风险大,术后极易发生各种并发症。

3. 断肢(指)体离断平面与再植时限　离断肢(指)体缺血时间的长短将直接影响肢体的成活。一般以外伤后6~8小时为限。早期冷藏或寒冷季节可适当延长。再植时限与离断平面有密切关系。断指对全身情况影响不大,可延长至12~24小时。而高位断肢,因肌肉丰富,在常温下缺血6~7小时后,肌细胞变性坏死,再植后,有毒物质可进入全身引起全身毒性反应,甚至引起死亡。

4. 再植禁忌证　有下列情况之一,禁忌再植:①合并全身性慢性疾病,或合并严重脏器损伤,不能耐受长时间手术。②断肢(指)体多发骨折、严重软组织挫伤、血管床严重破坏。③断肢(指)体经刺激性液体或其他消毒液长时间浸泡者。④高温季节,离断时间过长,断肢未经冷藏保存者。⑤合并精神异常,不愿合作,无再植要求者。

(四)肢(指)体离断再植手术原则

若肢(指)体离断时间短,按一定顺序修复,首先对断肢(指)体进行彻底清创,然后骨折固定,修复屈伸肌腱,吻合静脉、动脉,修复神经,闭合创口,最后包扎固定。若肢(指)体离断时间长,则在骨折固定后先吻合动脉、静脉,以减少组织缺血时间,然后修复其他组织。

(五) 肢(指)体离断再植术后处理

1. 病房条件 病房温度保持在 20~25℃,60W 落地灯局部照射(照射距离 30~50cm),有利于观察血液循环和局部加温。切忌患者及他人在室内吸烟,防止血管痉挛发生。

2. 密切观察全身反应 注意患者生命体征的变化,注意及时补充血容量,保证水、电解质与酸碱平衡,保护肾功能,防止术后发生休克及急性肾衰竭。

3. 定期观察再植肢(指)体血液循环,及时发现和处理血管危象 若皮肤苍白,皮温降低,毛细血管回流消失,指腹干瘪,指腹侧方切开不出血,则反映动脉供血中断,即动脉危象,常由血管痉挛或血管吻合口血栓所致。一旦发现应解开敷料,解除压迫因素,经短时间观察仍未见好转应立即手术探查,取出血栓,切除吻合口重新吻合。若指腹由红润变成暗红色,且指腹张力高,毛细血管回流加快,皮温逐渐降低,指腹切开即流出暗紫色血液,则是静脉回流障碍,即静脉危象。首先解除压迫因素,指腹切开放血,必要时手术探查。

4. 防止血管痉挛、抗凝治疗 镇痛、保持血管扩张,防止血管痉挛。适当应用抗凝解痉药物。

5. 抗生素应用 应采用抗生素,以预防感染。

6. 再植肢(指)康复治疗 骨折愈合拆除外固定后,应积极进行主动和被动功能锻炼,并辅以物理治疗。

●(于冬冬)

复习思考题

1. 手部创伤患者的皮肤活力如何判断?
2. 肌腱一期修复的禁忌证有哪些?
3. 简述肢(指)体离断的分类。
4. 何为肢(指)体离断再植术后血管危象? 如何处置?

扫一扫
测一测

PPT 课件

◇◇◇ 第十一章 ◇◇◇

周围血管创伤

✎ 学习目标

1. 掌握周围动脉创伤的急诊处理原则。
2. 熟悉主要周围动脉创伤的病因、临床表现和诊断要点。
3. 了解周围血管创伤的并发症。

第一节 周围血管创伤的临床分类及诊断

血管创伤是指由直接外伤或骨折后引起的血管断裂、破裂和血管受压、痉挛。刺伤、割伤和贯穿伤等锐性损伤，以及骨折伤和压伤等钝性损伤，是造成血管创伤的主要原因。

一、周围血管创伤的类型

周围血管创伤可以分为开放伤和闭合伤两类。血管完全断离、破裂属于开放伤；血管内膜撕裂、血管受压和痉挛属于闭合伤。由于肢体动脉与静脉的创伤对肢体血液循环的影响不同，导致的结果也不同，因此，首先需要判断是动脉还是静脉创伤。

（一）动脉创伤

动脉开放性创伤伤情复杂多样，通常是由切割伤、火器伤、严重的开放性骨折和肢体断离引起，多伴有组织的缺损、开放污染，可以合并神经、肌肉、骨骼创伤，引起出血不止，还可导致休克，进而危及生命。动脉闭合性创伤多见于创伤后的四肢骨折和脱位，无开放伤口，无外出血，少有休克症状，非常容易被遗漏。因此，对于四肢骨折病例，要注意伤肢远端血液循环，防止漏诊（图11-1）。

动脉创伤按其病理变化分为五种：

1. 动脉完全断离 四肢主要血管完全性断离，多有大出血，常伴有休克。对于中小动脉，由于动脉血管壁平滑肌和弹力组织的作用，能使血管收缩并回缩，进而形成血栓，可使完全断裂的血管出血减少或自行停止，常起到保护生命的作用。有时动脉完全断离后可于断端周围形成大血肿，未见大量外出血，可能会有漏诊。动脉完全断离的后果，取决于肢体伤后的供血状态，是否存在有效的侧支循环等。

2. 动脉破裂 动脉破裂是一种严重的创伤。由于动脉血管壁的收缩使伤口更为扩大，可以造成更严重的出血，导致严重的出血性休克，甚至死亡。

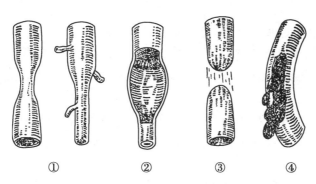

图 11-1　动脉创伤类型
①动脉痉挛;②内膜撕裂;③动脉断裂;④动脉破裂

3. 动脉内膜撕裂　动脉的内膜和肌层发生断裂而外膜完整。断裂的内壁蜷缩,阻塞血管腔,血栓形成,导致循环中断。

4. 血管受压　由于骨折、关节脱位和血肿,甚至夹板及止血带等造成血管压迫,受压时间越长,其预后越严重。动脉严重受压可使血流完全受阻,血管壁也可受损伤,引起血栓形成及发生远端肢体坏死。此类压迫通常见于膝部和肘部,其原因为血管在这些部位比较固定。

5. 动脉痉挛　动脉痉挛多发生在受刺激部位,但也可波及该动脉的全程及其分支。血管受到创伤,骨折端、弹片的压迫刺激,甚至寒冷刺激以及手术的骚扰等都可引起血管痉挛。各种类型的动脉创伤都可由于动脉外膜中交感神经纤维的过度兴奋,引起动脉壁平滑肌的持续收缩,使血管呈细索条状。血管内血液减少,甚至出现血管完全阻塞,有的血管因挫伤、缺血而出现痉挛的同时有血栓形成。血管痉挛时,远侧动脉搏动减弱或消失,肢体可出现麻木、发冷、苍白等缺血症状,而局部无大出血或张力性血肿现象。长时间血管痉挛可导致血管栓塞。

（二）静脉创伤

静脉创伤的病理变化与动脉创伤相似。静脉创伤破裂出血的危险性虽然较动脉创伤为小,但大静脉破裂的出血量也很大,如不及时处理,也可发生休克、死亡。肢体静脉血栓脱落还可并发肺栓塞。

二、周围血管创伤的临床诊断

周围血管创伤中最重要的是肢体主干动脉创伤。严重的血管创伤可导致患者迅速死亡或肢体坏死。为此,应及时作出诊断以利治疗。周围血管创伤的主要诊断依据是病史和临床检查,可以结合辅助检查,而早期诊断是关键。

在开放性创伤中,判断有无血管创伤多无困难。但是在闭合性创伤中,血管有无损伤常不易确定,而且损伤的程度更难判断。在闭合性创伤中,如果怀疑有血管损伤时,应详细询问创伤性质、外力大小、作用力方向,结合受伤部位、主要症状,考虑血管有无损伤的可能及损伤程度如何。

（一）病史

询问四肢创伤史,应注意骨折、脱位情况,并了解是否伴有肢体发冷、皮肤苍白、麻木及感觉、运动障碍的症状。

（二）临床表现

1. 皮肤颜色及温度的改变　当肢体的血液循环发生障碍时，患肢皮肤的颜色会随之发生变化。如动脉受阻，供血断绝，则皮肤呈苍白色。如血流减慢，则皮肤呈现发绀。若静脉回流受阻，血液淤滞，则发绀加深。皮肤温度随局部血流速度改变，血流缓慢或停止时，皮温立即下降。

2. 疼痛　肢体缺血可产生疼痛，急性缺血可发生剧烈疼痛。疼痛产生的主要原因可能是血液循环中断后，肢体远端缺血、缺氧所致。另外，也可以由于动脉突然创伤或受阻，激惹动脉壁的神经而产生疼痛。

3. 肿胀　在闭合性血管创伤时肿胀较常见。肢体及血管创伤后，创伤的肢体很快会发生肿胀。其原因可由于软组织广泛创伤直接引起，也可能是血肿所致。此外，如静脉断裂、外力压迫、血栓形成等原因引起静脉回流受阻，以及组织缺血，特别是肌肉组织较长时间缺血后，细胞膜渗透压改变，组织水肿，也是造成肢体肿胀的原因。血管创伤可导致肢体肿胀，肢体肿胀可引起组织中微循环障碍，进一步加重肢体缺血。

4. 感觉及运动障碍　周围神经末梢及肌肉组织对缺氧非常敏感，当肢体发生急性严重缺血时，皮肤感觉会很快减退或消失，肌肉发生麻痹。由于血液循环障碍而发生感觉消失及肌肉麻痹，表明组织缺血程度已十分严重。虽有时能触到末梢动脉的搏动，也不能放松对血液循环障碍的处理。

5. 血肿　为进行性增大或搏动性血肿，亦可为缓慢增大的非搏动性血肿。前者表明动脉创伤，后者表明为静脉创伤。搏动性血肿多发生在闭合性血管创伤，动脉壁部分破裂或完全断裂，较多量的出血积存在肌肉和筋膜之间形成血肿。动脉破口未闭合，血肿与动脉管腔相通，血肿随心脏搏动而搏动，并且常可听到血流杂音。血肿张力过大，可压迫伤肢侧支循环，进一步加重伤肢缺血。

（三）辅助检查

1. X 线检查　可以显示有无骨折、异物存留及其位置、与大血管的关系等，应注意仔细阅读，充分利用其包含的信息。

2. 动脉造影、数字减影血管造影（DSA）和目前临床常用的 CT 血管成像（CTA）　等辅助检查对诊断帮助很大，尤其是对断裂的动脉能很好地显示。但对怀疑有动脉创伤的急性缺血病例，不必进行常规动脉造影，以免耽误急救时间，使病情加重。

3. 超声检查　可观察伤肢血流量及动脉压力，为无创检查，但假阴性率较高。

（四）注意事项

开放性创口常提示医生去思考血管创伤，所以漏诊较少。闭合性创伤无表面伤口，医生的注意力集中在骨折和脱位上，容易漏诊。临床检查时，在关注骨折和脱位之前，医生如能养成习惯，首先考虑血管创伤，则可减少漏诊率。

实际工作中，要注意以下几点：

1. 周围血管创伤早期　患者肢体疼痛非常剧烈，用一般镇痛剂甚至哌替啶难以缓解，但几个小时后疼痛可以逐渐消失，肢体远端感觉、运动消失。

2. 感觉障碍　因血液循环障碍引起的套式感觉障碍与神经损伤引起的特定区域皮肤感觉异常虽然有所区别，但在急诊情况下不易鉴别，同时由于医生考虑是周围神经损伤，而忽略了对血管损伤的检查，此时关键是要有"感觉障碍也可以是动脉损伤"的概念。

3. 远端血液供应　针刺肢体远端，依然可见出血，但血液黯紫，流出缓慢，或挤压后才少许流出，或流出时伴有组织液。此时不要误以为"肢体远端血供存在"。这些出血要么是原血管内的残存血，要么是经过皮下血管网的血供。

4. 远端动脉搏动　即使搏动存在也不能代表主干动脉一定良好。在双侧肢体对比中，若受伤侧肢体的搏动较弱或若有若无，多提示已经发生动脉损伤。

第二节　周围血管创伤的急诊处理

血管创伤的急诊处理包括急救止血、抗休克、防治感染、清创及血管重建手术等措施，任何环节都应认真处理，稍有不当都会影响疗效，甚至危及患者生命。其原则是先生命、后肢体。

一、急救止血

血管创伤的首要措施是临时性止血，要求做到迅速、有效和安全。常用的止血方法包括间接手压止血法、加压包扎止血法、止血带止血法以及填塞止血法。

1. 间接手压止血法　为最简捷的临时止血措施，用手指、手掌或拳头压迫出血部位近侧动脉。上肢动脉出血时，指压肱动脉于肱骨干上。下肢动脉出血，用掌或拳头在腹股沟下方将股动脉向后挤压于股骨干上。

2. 加压包扎止血法　四肢血管伤大多数可以使用加压包扎法止血。用较多无菌纱布或洁净布类覆盖伤口，加压的力量以能止血为度，肢体远端仍保持有循环。包扎后应抬高伤侧肢体，注意观察出血情况和肢体远侧循环。

3. 止血带止血法　常用的止血带有充气止血带、弹性橡皮带、橡皮管止血带。充气止血带能准确控制压力大小，可避免损伤神经和皮肤。止血带的压力要适中，以达到既能阻断动脉血流又不会损伤局部组织的程度。一般上肢压力维持在 250~300mmHg，下肢为400~500mmHg。上止血带的时间要注明。如果是长时间转运，途中每一个半小时应放松5分钟，使伤肢间断地恢复血液循环，放松时应以手指在出血处之近端压迫主要出血的血管，以免每放松一次丢失大量血液。长时间使用止血带可以致伤肢持续缺血，放松后伤肢缺血组织的代谢产物进入血液循环后，会产生中毒症状，尤以肌肉较多的下肢发生机会较多，必须十分注意和密切观察。如果伤肢损伤严重准备截肢者，可使用止血带，一直到伤肢截除后再松去止血带，以免引起毒血症。

4. 填塞止血法　在腹股沟和腋窝等部位出血，由于血管位置深，加压包扎等方法不能使用，只有用无菌纱布填塞伤口，再加压包扎。

二、输血输液

输血输液对大血管破裂尤为重要，是防治休克的重要措施，可保证手术成功，有效抢救患者生命。80% 以上的四肢大血管创伤合并有出血性休克。传统治疗原则要积极扩容使收缩压维持在 90mmHg（12kPa）以上，但现在多提倡限制性体液复苏，主张休克的收缩压维持在 60~80mmHg 更好。在休克早期和受伤大肢体恢复血供期（尤其是缺血时间 >18 小时者），要特别注意肾衰竭的防治。

三、伤口的清创处理

伤口清创术是促进组织愈合、预防感染的重要步骤。清创争取在创伤后 6~8 小时内尽快进行。清洁、消毒皮肤,冲洗伤口,去除异物,清除血肿,彻底止血,切除失去活力的组织,注意保护重要组织,有条件时缝合消灭创面。血管清创术中要仔细检查血管壁,对有外膜损伤、内膜分离、出血的血管段均应切除,以免术后血栓形成。可用手术显微镜或放大镜来检验血管清创的质量。

四、血管探查

临床症状显示主要动脉伤可能性较大而不能确诊的病例,应立即做血管造影或手术探查,虽有阴性探查可能,但如漏诊或延误处理,可造成肢体或生命丧失,在急性肢体缺血情况下,不应采取消极观察与保守治疗。血管探查应尽早进行,探查术的指征是:肢体远端动脉搏动消失,皮温下降,皮肤苍白或青紫,出现麻木、屈曲挛缩等症状。伤肢进行性肿胀,伴有循环障碍。骨折已整复,但缺血症状仍未消除者。

五、血管结扎

随着微血管外科技术的提高,在条件可能的情况下都尽量进行血管修复术,特别是重要的动脉和静脉。当患者全身情况和技术条件不具备修复手术时,仍应结扎出血的血管以挽救生命。对较大血管要采用双重结扎,其近侧宜采用贯穿结扎法,以免滑脱。应特别注意有些动脉结扎后会有肢体坏疽,如腋动脉、锁骨下动脉、肱动脉等。髂外动脉、股动脉、腘动脉、颈内动脉和颈总动脉原则上是不能结扎的。动脉结扎术的适应证如下:肢体组织损伤过于广泛、严重,不能修复血管或修复后也不能保存肢体时,应结扎血管和截肢。

六、深筋膜切开术

血管创伤或其他软组织创伤,肢体肿胀到一定程度后,可加重或继发血管损伤。伤肢肿胀到一定程度时,需要行筋膜切开减张,可以有效地缓解肌肉肿胀,减少继发血管损伤。深筋膜切开术的适应证是:①进行性深筋膜下出血,引起循环障碍;②伤肢出现进行性水肿;③深筋膜张力异常增高,出现肌肉麻痹或屈曲性挛缩征象;④主要静脉受伤,血液回流障碍;⑤肢体远侧挫伤严重;⑥缺血时间超过 6 小时,重建血液循环后,伤肢仍发生肿胀。

七、血管创伤修复术

血管损伤后,修复能否成功,不单纯取决于血管缝合技术的好坏,还包括:损伤血管的清创是否理想,痉挛的血管是否得到有效缓解,缝合材料的质量如何,血管本身及周围组织的条件。等等。常见的修复方法如下:

1. 动脉裂口修复　适用于伤口比较整齐清洁的锐器伤。先用无创伤性动脉夹夹住血管损伤部分的两端,以阻断血流,用肝素溶液冲洗管腔,去除凝血块,剪除血管裂口缘的外膜,然后用 6-0 尼龙线将裂口间断或连续缝合。

2. 端端吻合术　整齐的切割伤,断裂的血管如果没有缺损,可行端对端吻合。吻合时采用两定点或三定点的缝合法。较粗的血管,可用连续缝合法;较细的血管宜用间断缝合法,以免缩窄管腔。缝合的针距及边距要适当,以不漏血为原则。缝合时必须使管壁断面对合精确,或使内膜能轻度外翻。

3. 端侧吻合术 血管搭桥、血管移位吻合或带血管蒂游离组织移植,有时做端对侧血管吻合。准备做吻合的管壁口最好切成梭形,管端口切成马蹄形,以增加吻合口的口径。端对侧吻合时,两个血管的交角不宜过大。粗的血管可用连续缝合,细的血管应间断缝合。

4. 血管移植术 四肢较大血管缺损不能直接缝合时,需用移植法桥接血管。移植物有数种,可根据不同情况选择应用。

(1) 自体静脉:是血管移植的首选材料。可供移植的有大隐静脉,口径 4~6mm,可切取长度为 50~60cm;头静脉,口径约 4mm,可切取长度 40~50cm;颈内静脉,口径约 18mm,可切取 8cm。自体静脉移植的优点是其符合生理要求,特别在关节附近可以耐受屈伸;移植后栓塞率低。自体静脉移植的缺点为耐受感染力较差,感染后容易破溃大出血。

(2) 同种异体血管:异体动、静脉在经深低温冷冻处理后进行血管移植可以成活,并且没有明显排异反应,通畅率也较高。但目前在临床上尚缺乏成熟的经验报告。

(3) 涤纶及聚四氟乙烯(PTFE)人工血管:可以制成不同直径和长度,适用于桥接较大口径的血管缺损。人工血管的优点是使用方便,粗细长短可任意选择。另外,人工血管在周围组织缺血的情况下也具有耐受性,并且在组织感染时也不会造成破溃从而引发大出血,因此在软组织覆盖较差、创面污染较重、血管床条件不理想的情况下,可以选用人工血管。但是人工血管的缺点为价格昂贵,容易形成血栓,对于直径小于 4mm 的血管不能采用。

5. 显微血管吻合术 血管吻合的质量直接影响血管修复的成败。较细的血管,特别是直径小于 3mm 的血管,均应在手术显微镜或放大镜下吻合。显微镜下手术,容易识别血管损伤情况,提高血管缝合质量,从而显著增加血管吻合的成功率。

八、术后处理

手术只是周围血管创伤治疗的一部分,如果不注意术后的处理,还可能导致治疗的失败。动脉创伤手术后最易发生的问题主要有血容量不足、急性肾衰竭、血液循环障碍、感染和继发出血等。术后应做如下处理:

1. 体位和保温 应用石膏固定肢体关节于半屈曲位 4~5 周,防止缝合处紧张,以免缝线崩开造成出血和动脉瘤等并发症。为避免肢体供血不足或静脉回流不畅,患肢需要置于平心脏或高于心脏 10cm 水平。一般采用局部或全身保温。

2. 观察血液循环 一般通过观察伤肢皮肤或甲床颜色,或末梢毛细血管充血反应,来了解血液循环情况。利用皮温计测量皮温,并与健侧同一部位的皮温及室温比较,对了解血液循环情况可以做到比较客观准确。血液循环良好的表现为皮肤红润、皮温正常、毛细血管充盈良好。如果患侧皮温与健侧皮温差距逐渐增大,而与室温逐渐接近,则表明伤肢血液循环已发生障碍,应及时处理。

3. 预防血管痉挛 避免引起血管痉挛的不良刺激如寒冷、吸烟等。还可用罂粟碱肌内注射,该药直接作用在血管壁肌层,以缓解血管痉挛。一般均用肌内注射,成人剂量为 60mg,每 6 小时 1 次,应用 5~7 天。

4. 预防感染 感染可引起栓塞导致血管吻合失败,继发大出血危及生命,术后需要应用抗生素。

第三节 主要周围动脉创伤

一、颈部血管创伤

颈部血管创伤常由刺伤或枪伤所引起,这种创伤由于出血迅速、量大,十分危急,患者可在短期内死亡,颈总动脉创伤在颈部血管创伤中较常见。紧急处理时,在锁骨上方用手指将颈总动脉压向颈椎,可暂时止血,并用纱布填塞伤口压迫止血,同时做好手术准备。颈总动脉创伤可做对端吻合。结扎颈总动脉可引起脑缺血,死亡率达 20%~30%。手术常取胸锁乳突肌前缘切口,暴露颈总动脉。

二、锁骨下动脉创伤

锁骨下动脉前有锁骨及胸骨保护,一般不易受伤。锁骨下动脉创伤多由直接穿刺或锁骨骨折所致,一旦受伤常致大出血,从而发生失血性休克,危及生命。由于肩部到上肢的侧支循环很多,锁骨下动脉血供中断后大多不会发生严重上肢缺血。裂伤可直接缝合或行静脉补片。损伤动脉如缺损不多,也可做直接吻合。必要时可取大隐静脉移植修复,并且可以进行人造血管移植。

三、腋动脉创伤

腋动脉与静脉及神经伴行。腋动脉创伤可分为直接穿透伤或间接暴力伤,如肩关节脱位、肱骨干骨折等。腋动脉损伤多可直接修复,但不可为争取直接吻合而过多游离血管,以致侧支循环受到损伤。如缺损较多,应做大隐静脉或人工血管移植。另外,由于肩部侧支循环较多,腋动脉断裂后有时远端仍可触及脉搏,需谨防漏诊。

四、肱动脉创伤

肱动脉创伤较常见,其原因为锐器伤、钝性伤、肱骨骨折、肱动脉穿刺插管等。肱动脉损伤多可直接进行管壁修复或端端吻合。如缺损较多,应尽量用大隐静脉或头静脉移植。因肱动脉血管较细,不宜用人工血管。由于肱深动脉为肱动脉的主要分支,肱深动脉远端损伤,肢体缺血发生较少,而肱深动脉近端损伤对肢体远端血供影响较大。前臂靠侧支循环供血,血供不足可以发生不同程度的缺血性挛缩。

五、桡、尺动脉创伤

由于前臂尚有骨间动脉供应手部血运,当桡、尺动脉同时受伤,如果骨间动脉较粗,手部也不致发生严重缺血。桡、尺动脉中单一血管创伤,虽然不会明显影响手的血供,但由于手是劳动器官,常暴露在寒冷空气及水中,活动量很大,需要良好的血供,因此,单一桡、尺动脉创伤也应尽可能给予修复。

六、髂动脉创伤

髂总动脉或髂外动脉创伤若不及时修复,小腿坏死率达 80%。因此,髂总动脉、髂外动脉均不可结扎,应早期修复。若不能缝合,可采用人造血管移植。自体静脉因为管壁太薄,不适宜移植此类大动脉。

七、股动脉创伤

股动脉与股静脉伴行,容易同时损伤。穿通伤及股骨骨折常致伤动脉,可形成创伤性动脉瘤或动静脉瘘。股动脉壁裂口可以直接缝合。如缺损较多,应做静脉或人工血管移植。若旋股外侧动脉完好,可结扎股深动脉,不致发生肢体严重缺血。股静脉损伤可以导致静脉回流不畅,造成肢体肿胀,进而长期影响肢体功能,因此应给予修复。

八、腘动脉创伤

腘动脉位于腘窝中,其创伤的主要原因为股骨下端、胫骨上端骨折或膝关节脱位后的直接刺破或牵拉所致。虽然膝部侧支循环较丰富,但是当膝关节受伤时侧支血管大多同时遭遇破坏,所以腘动脉创伤必须给予修复,否则会造成小腿及足部严重缺血,且易并发小腿筋膜间隔综合征。腘动脉缺损可利用膝关节屈曲以达端对端吻合的目的。如缺损较多,应选用大隐静脉移植修复腘动脉,不可勉强利用关节屈曲争取血管长度,否则会增加失败率,进而带来严重的后果。

九、胫前、胫腓动脉创伤

胫动脉经胫股关节下行,分成胫前动脉及胫腓动脉。胫前动脉穿过骨间膜沿小腿前外侧肌间隔下行,延续为足背动脉;胫腓动脉又分为胫后动脉和腓动脉,沿后深筋膜间隔下行,胫后动脉贴胫骨后面走行,在踝关节周围形成血管网。小腿一条动脉损伤时,足背动脉仍常能触到搏动。小腿近、中侧损伤伴有软组织肿胀严重时,应做动脉造影,以明确诊断,并及早采取适当措施。根据情况行血管修复术。

第四节　周围血管创伤的并发症

一、创伤性假性动脉瘤

较大的动脉破裂后局部形成血肿,血肿机化形成囊腔,囊腔与血管沟通,动脉血可流经囊腔,由于动脉压力高,囊腔可逐渐增大形成假性动脉瘤(图 11-2)。深在的假性动脉瘤一旦

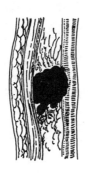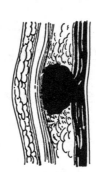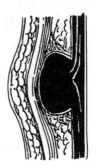

图 11-2　创伤性假性动脉瘤

破裂,局部肿块可突然增大,疼痛加剧。浅在者可破裂到体外,呈喷射状鲜红色出血,抢救不及时可导致休克,甚至危及生命。

（一）症状和体征

1. 局部出现逐渐增大的、具有搏动性的肿块。

2. 局部可听到伴随心脏收缩期的杂音。手触之有震颤感。

3. 肢体远端可有苍白、发凉、麻木、无力等缺血现象。

（二）诊断

1. 根据病史、症状和体征进行诊断。

2. 血管造影　假性动脉瘤体远近的动脉常呈梭形膨大,瘤腔呈囊状。

3. MRI 和磁共振血管成像（MRA）　能显示假性动脉瘤瘤体。在 T_1 和 T_2 加权图像上均为低信号或无信号,供血动脉为无信号暗区。

4. 超声检测　可以探知血流速度、流量,血管粗细,管壁厚薄,动脉有无夹层等。

（三）治疗

根据情况可从瘤腔内修补动脉裂孔。切除瘤体或截除病变动脉段,采用管壁缝合、静脉补片、静脉移植、人造血管移植等办法修复血管缺损。

二、创伤性动静脉瘘

四肢的主要血管干多是动脉静脉伴行。动静脉同时损伤时,在愈合过程中动静脉之间可形成异常通道。动脉血可经过异常通道流入静脉,即为动静脉瘘（图 11-3）。

（一）症状和体征

1. 局部可听到心脏收缩期杂音,同时可触到震颤。

2. 静脉膨隆、迂曲。

3. 动静脉瘘局部皮温可增高,而肢体远端出现苍白或皮温下降、肿胀、脉搏减弱等缺血现象。

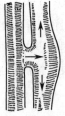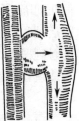

图 11-3　创伤性动静脉瘘

4. 由于静脉压力增高,流回心脏血量加大,心脏搏出血量随之增加,心脏可逐渐扩大,严重者可致心力衰竭。越靠中心和瘘管粗大的动静脉瘘,对心脏影响越大。

（二）诊断

1. 根据病史、症状和体征进行诊断。

2. 血管造影　由瘘管近端动脉穿刺或插管注入造影剂。经数字减影可清楚显示瘘管口大小、部位,膨隆的静脉也清晰可见。

3. MRA　在 T_1 和 T_2 加权图像上,病变血管均为低信号或无信号暗区。

4. 超声诊断　有助于探测瘘管部位,血流速、流量等。

（三）治疗

切除瘘管,分离静脉及动脉,分别予以修复。必要时切除病变血管,用静脉移植或人造血管移植重建血液循环。

（杜文喜）

复习思考题

1. 显微外科对于血管创伤的手术治疗有什么作用和意义？
2. 如果你在现场遇到了股动脉刺伤的患者,应如何处理?

PPT 课件

第十二章

周围神经损伤

学习目标

1. 掌握主要周围神经损伤的诊断与治疗。
2. 熟悉周围神经损伤的诊断方法和治疗原则。
3. 了解周围神经的解剖生理、周围神经损伤的原因及分类等相关基础知识。

第一节　周围神经的解剖生理

周围神经包括脊神经、脑神经和内脏神经。脊神经指的是与脊髓相连的周围神经部分,由 31 对成对分布的神经组成。脑神经是指与脑干和端脑相连的部分,由 12 对成对分布的神经组成。内脏神经是指分布于体腔内脏器、全身心血管和腺体组织的周围神经部分。

从功能上划分,周围神经系统可分为感觉神经和运动神经两大结构成分。周围神经由脊髓前根(运动神经)、后根(感觉神经)合并后,经椎间孔发出,是中枢神经系统和身体各部之间传导神经冲动的组织。包括感觉神经纤维、运动神经纤维和自主神经系统的传出及传入纤维。神经纤维由神经元突起和突起外膜组成,许多神经纤维集结成神经束。若干神经束组成神经束组,神经干由神经束组集合而成。

周围神经的神经干由结缔组织构成的神经外膜包裹,每条神经干由数条至数十条神经束构成,神经束外包绕的结缔组织膜,称为神经束膜。神经束内有若干神经纤维,神经束膜进入神经束内,分布于神经纤维之间,形成神经内膜。神经内膜紧贴神经鞘,当神经损伤发生退变时,神经内膜所形成的微型管不会消失,是神经再生通道。周围神经的束膜、外膜及营养血管对于神经损伤后的修复,具有重要的临床意义。

第二节　周围神经损伤的原因

周围神经损伤的原因很多,通常由代谢性疾病、胶原病、恶性肿瘤、内源或外源性毒素及热、化学或机械性创伤引起,本节仅讨论机械性创伤引起的周围神经损伤。继发性周围神经损伤则可由感染、瘢痕挛缩、骨痂刺激或血管损伤的并发症导致,这些并发症可能是血肿、动静脉瘘、缺血或动脉瘤等。

周围神经损伤比较常见，好发于尺神经、正中神经、桡神经、坐骨神经和腓总神经等。上肢神经损伤多于下肢，而上肢神经损伤中，桡神经损伤发生率居第一位，其次为尺神经损伤。周围神经损伤常并发骨、关节、血管和肌腱等损伤，严重影响肢体功能。

按受伤部位的皮肤或黏膜是否破损，可将周围神经损伤分为闭合性损伤和开放性损伤。

一、闭合性损伤

1. 牵拉伤　神经的弹性有限，超过限度的牵拉可引起神经损伤。神经受到过度牵拉时，神经内的血管闭塞，造成缺血，又加重神经的损害。

2. 挤压伤　多为骨折断端、脱位的关节骨端压迫神经，或石膏和小夹板缚扎过紧、止血带缚扎过久压迫所致。

3. 挫伤　最为常见，为钝性暴力冲击神经所致，神经纤维及鞘膜完整。一般表现为不完全损伤，仅功能出现障碍，多数可自行恢复。

4. 神经断裂　多见于锐利的骨折断端切割造成的神经断裂，如肱骨中下段骨折和肱骨髁上骨折造成的桡神经或正中神经损伤。

二、开放性损伤

1. 火器伤　枪弹伤或弹片伤，常合并开放性骨折，肌肉、肌腱和血管损伤，且伤口常被污染，多导致神经传导功能障碍、轴索中断，或晚期形成神经内瘢痕。

2. 撕裂伤　钝器损伤导致的神经边缘不整齐的断裂或一定程度的神经缺损。神经干完全断裂或部分断裂。伤口边缘多不整齐，软组织损伤较重。

3. 切割伤　为刀具和玻璃等利器割伤，大多边缘整齐，若伤口污染不严重，应尽快清创，修复神经。

三、其他损伤

1. 迟发性损伤　为骨折后遗症，多由骨痂压迫神经所致。

2. 缺血性损伤　因周围神经对缺血的耐受性强于肌肉，单纯性神经缺血性损伤不多见，多合并周围肌肉缺血性坏死。

3. 电灼伤　电灼伤导致的神经损伤通常部位深且范围广。

4. 放射伤　放射性神经损伤病变发展缓慢，神经内外形成瘢痕。

5. 化学药物损伤　化学药物损伤可造成不同程度的神经损害与瘢痕。

第三节　周围神经损伤的分类

一、赛登分类法

赛登分类法由英国外科大夫 Seddon 于 1943 年提出，根据周围神经功能恢复的预后与周围神经内在结构破坏程度密切相关的现象，将周围神经损伤分为 3 类。轻度损伤为神经失用（neurapraxia）；中度损伤为神经轴突断伤（axonotmesis）；重度损伤为神经断伤（neurotmesis）。

1. 神经失用　神经受伤轻微,见于轻度牵拉或压迫、邻近震荡的波及等。神经可发生节段性脱髓鞘、神经内肿胀,但是神经轴突和鞘膜完整,也没有发生沃勒变性(Wallerian degeneration),轴突的连续性存在。神经传导功能障碍,表现为运动瘫痪和感觉减退,而电生理反应轻度异常,营养正常。预后良好,大多可以恢复。

2. 神经轴突断伤　神经损伤较重,多为钝性损伤。可因牵拉、骨折、药物刺激、长时间压迫、寒冷或缺血等引起。神经轴突断裂或严重破坏,有沃勒变性,但鞘膜及其周围的支持结构完整,神经的连续性尚存,可以引导近端再生轴突沿原来的远端神经内膜管长至终末器官,故有恢复的可能。

3. 神经断伤　神经受伤严重,可以是完全断裂或是不能自发恢复的严重结构破坏。多见于开放性损伤、暴力牵拉、神经缺血、化学破坏等。神经干失去连续性,神经纤维完全离断,沃勒变性,神经断端出血、水肿,日后形成瘢痕。从近端长出的轴突难以跨越完全离断的瘢痕,如不手术则神经功能难以恢复。

二、森德兰分类法

森德兰分类法由澳大利亚 Sunderland 于 1951 年提出,他扩展了 Seddon 的分类,强调了神经束结构的重要性,将周围神经损伤分为 5 度。

Ⅰ度损伤:传导阻滞,神经纤维的连续性保持完整,无沃勒变性。髓鞘损伤,损伤部位沿轴突的神经传导生理性中断,轴突没有断裂。神经无再生,无 Tinnel 征(运动前移),通常在3~4 周内自行恢复。

Ⅱ度损伤:轴突中断,损伤远端发生沃勒变性,近端一个或多个结间段发生变性,神经内膜管保持完整,为轴突再生提供了完好的解剖通道。可自行恢复,轴突以每日 1~2mm 速度向远端生长。

Ⅲ度损伤:神经纤维(包括轴突和鞘管)横断,而神经束膜完整。由于神经内膜管的破坏,导致结构紊乱。有自行恢复的可能性,但由于神经内膜瘢痕化,恢复常不完全。

Ⅳ度损伤:神经束遭到严重破坏或断裂,但神经干通过神经外膜组织保持连续。神经束膜损伤,神经干离断,可保留部分神经外膜和神经束膜。很少能自行恢复,需手术修复。

Ⅴ度损伤:整个神经干完全断裂,需手术修复才能恢复。

森德兰分类法中的Ⅲ、Ⅳ、Ⅴ度损伤与赛登分类法中的神经断裂相当,只是在神经损伤程度上有所差异。

第四节　周围神经损伤的诊断

一、诊断要点

(一) 病史
了解损伤的时间、损伤的原因及现场情况,判断损伤的性质与程度。

(二) 神经功能检查
神经功能检查在骨伤科疾病的诊断和治疗中具有重要意义,不仅脊柱、四肢损伤常伴有神经的损害,而且在诊断骨伤科疾病时,常需要与神经系统的疾病相鉴别。神经功能检查应在询问病史和症状的前提下,对神经系统进行临床检查,以判断有无神经损伤,以及损伤的部位、性质和程度。

1. 感觉功能检查　神经的感觉纤维在皮肤上有一定的分布区,通过检查感觉减退或消失的范围,可定位神经损伤区域。相邻的感觉神经在皮肤的分布有一定重叠,因此,神经损伤后数日内感觉减退或消失的范围逐渐缩小并不能表明神经恢复,而是邻近神经的功能代偿。

知识链接

感觉功能评定标准

英国医学研究会 1954 年提出的感觉功能评定标准如下:

S_0 级:完全无感觉;

S_1 级:深痛觉存在;

S_2 级:有痛觉及部分触觉;

S_{2+} 级:痛觉和触觉存在,但有感觉过敏;

S_3 级:痛觉和触觉完全;

S_{3+} 级:痛觉和触觉完全,且有两点辨别觉,但距离较大(7~11mm);

S_4 级:感觉完全正常,两点辨别觉 <6mm,实体觉存在。

2. 运动功能检查　神经损伤后,其所支配的肌肉即出现麻痹,该神经所支配的肌腱反射减弱或消失。由于肢体关节周围肌力平衡失调而出现各种畸形,如尺神经损伤引起的"爪形手"畸形,桡神经损伤引起的垂腕畸形,正中神经损伤后出现的"猿手"畸形等。根据肌肉麻痹的程度和范围,可以判断神经损伤的程度、范围及平面。在检查某一肌肉功能时,要分辨协同肌的补偿功能或假象,避免漏诊或误诊。

(1) 肌容量:观察肢体外形有无肌肉萎缩、挛缩、畸形。测量肢围(周径)时,应根据患者情况(成年人或儿童),规定测量的部位。如测量肿胀时取最肿处,测量肌萎缩时取肌腹部。

(2) 肌张力:在静止状态时,肌肉保持一定程度的紧张度称为肌张力。检查时,嘱患者肢体放松,被动运动以测其阻力,亦可用手轻捏患者的肌肉以体验其软硬度。如肌肉松软,被动运动时阻力减低或消失,关节松弛而活动范围扩大,称为肌张力减低;反之,肌肉紧张,被动运动时阻力很大,称为肌张力增高。

(3) 肌力:指肌肉主动运动时的力量、幅度和速度。肌力测定一般不用任何特殊设备,仅通过对关节运动加以阻力(对抗)的方法,如嘱患者做抗阻力运动,就能大致判断肌力是否正常。检查时应两侧对比,观察和触摸肌肉、肌腱,了解收缩情况。肌力检查可以测定肌肉的发育情况和用于神经损伤的定位,对神经、肌肉疾患的预后和治疗也有一定价值。

3. 反射是神经活动的基础,是通过反射弧完成的。反射弧包括感受器、传入神经元、反射中枢、传出神经元和效应器五部分。反射中枢有两种情况,一种为传入神经元纤维直接与传出神经元接触,此为最简单的反射;另一种为传入神经元分出侧支纵横走行,与中间神经元接触,再由中间神经元发出纤维与传出神经元接触,此为多种神经元的反射弧。

(1) 生理反射:生理反射是正常情况下出现的反射。

1) 深反射:刺激肌腱、骨膜等引起的反应,因系通过深感觉感受器(本体感觉)传导,故称深反射,又称腱反射。深反射的检查方法最好用较软的橡皮叩诊槌叩击有关肌腱以引起反射。

2) 浅反射:刺激皮肤或黏膜引起的反应称为浅反射。临床上常检查的浅反射有腹壁反射(上、中、下腹壁反射分别对应 $T_{7~8}$、$T_{9~10}$、$T_{11~12}$)、提睾反射和肛门反射。

(2) 病理反射:病理反射是正常情况下不出现,仅在中枢神经系统损害时才发生的异常反射。脊髓性和脑性的各种病理反射主要是由锥体束受损后失去对脑干和脊髓抑制所产生的。临床上常检查的病理反射主要有巴宾斯基征、奥本海姆征、戈登征、踝阵挛、髌阵挛。

4. 自主神经功能检查 自主神经与周围神经束混合在一起,其主要功能包括:血管舒缩功能、出汗功能,竖毛肌运动、营养功能。神经损伤后,自主神经功能障碍表现为其支配区域皮肤温度低、无汗、光滑、萎缩,指甲起嵴,呈爪状弯曲。

临床上常用检查汗腺分泌的方法来判断交感神经的功能。最简单的方法是用手指触摸皮肤,如局部有湿润感表示有汗,如局部干燥光滑表示无汗。无汗即有交感神经损伤,从无汗到有汗表示交感神经功能恢复,多汗为恢复早期的表现。

(三) 辅助检查

1. 肌电图检查 神经肌肉兴奋时,会发生生物电的变化,将这种生物电的变化引导出来,并加以放大和记录,就是肌电图。神经断裂后,主动收缩肌肉的动作电位消失,2~4 周后出现去神经纤颤电位。神经再生后,去神经纤颤电位消失,而表现为主动运动电位。该项检查可帮助周围神经损伤与脊髓前角细胞病变、肌肉病变和癔症等进行鉴别诊断,亦可判断周围神经损伤的范围和程度,观察神经修复及功能恢复情况。

2. 诱发电位检查 目前临床上常用的有感觉神经动作电位(SNAP)、肌肉动作电位(MAP)和躯体感觉诱发电位(SEP)等,主要用于诊断神经损伤,评估神经再生、预后情况及指导神经损伤的治疗。

3. 神经传导速度检测 神经传导速度是研究神经在传递冲动过程中的生物电活动,分为感觉神经传导速度和运动神经传导速度。检测神经传导速度不仅对于神经损伤具有很大的诊断价值,其对神经再生和预后的评估也有指导意义。

二、鉴别诊断

典型的神经损伤诊断不难。周围神经损伤常合并血管损伤,故临床上需鉴别有无合并损伤,周围血管损伤常伴有内出血或外出血等明显出血症状,严重时可发生失血性休克,早期一般不会发生肢体特殊畸形,中晚期可发生伤肢缺血性肌挛缩和坏死。

第五节 周围神经损伤的治疗

周围神经损伤的治疗目标是较好地修复损伤神经,尽早恢复神经的连续性。周围神经损伤主要采取非手术治疗和手术治疗。

一、开放性神经损伤的治疗

对污染不严重、时间较短的开放性损伤,条件允许的情况下,在清创、闭合伤口的同时,

应即刻行神经吻合术。对伤口污染特别严重,损伤严重的爆炸伤、碾轧伤等,可先行清创术、闭合伤口,待伤口愈合 3 周后再行神经吻合术。

锐器伤在早期清创时,即可进行一期神经吻合术。神经撕裂,如果伤口污染不严重,可彻底清创,固定骨折,一期修复神经。如伤口污染严重则留待二期处理。神经切割伤通常断端整齐,可以早期行神经吻合术。

火器伤导致的骨折合并神经损伤,通常伤口污染严重,应早期清创,但伤口不做一期缝合,先用较健康的肌肉覆盖神经,留待二期修复,待伤口愈合后 1~3 个月再次手术吻合神经。

二、闭合性神经损伤的治疗

对闭合性损伤,通常都是由于牵拉伤所引起的神经传导功能障碍或轴突断伤,可暂不考虑手术探查,一般先采用非手术疗法,观察神经功能有无恢复。经综合治疗 2~3 个月后,神经症状无明显好转者,可采取手术探查治疗。对合并骨折的闭合性神经损伤,如骨折无须手术的,则按上述方法处理,如果骨折须切开复位的,则顺便探查神经。

1. 整复骨折和脱位 解除骨折断端对神经的牵拉及压迫,未断裂的神经,常在 1~3 个月内恢复功能,如果神经断裂或神经嵌入骨折断端或脱位的关节之间,如肱骨中下段骨折合并桡神经损伤,此时应尽早手术探查,以免复位时挫断神经。

2. 外固定或支架 妥善保护患肢,防止瘫痪肌肉过度牵拉(适当使用支具将瘫痪肌肉保持在松弛位置)。如桡神经瘫痪可用悬吊弹簧支具,足下垂用防下垂支具等,尽可能将伤肢固定在功能位。为肢体功能恢复奠定良好的基础,防止发生关节畸形与肌肉萎缩,特别要防止患肢被冻伤、烫伤与压伤等。

3. 关节锻炼 保持关节活动度,可预防因肌肉失去平衡而引起的畸形,如腓总神经损伤导致足下垂,可引起跖屈畸形,尺神经瘫痪引起爪状指畸形等。应进行被动活动,锻炼关节活动度,一日多次,保持肌张力,防止肌肉萎缩、关节僵硬及关节畸形等。

4. 物理疗法 用电刺激、激光等方法保持肌肉张力,减轻肌肉萎缩,防止肌肉纤维化。

5. 体育疗法 采用按摩和功能锻炼,防止肌肉萎缩,促进肢体功能恢复。

6. 保护伤肢,使其免受烫伤、冻伤、压伤及其他损伤;应用神经营养药物,保护中枢神经细胞,促进神经轴突生长。

三、神经损伤修复方法

(一) 神经损伤的修复时机及影响神经功能恢复的因素

1. 神经损伤的修复时机 神经损伤的修复应尽早进行,但时间不是唯一的决定因素。神经损伤的修复时机需根据损伤程度、损伤时间、创面污染程度、有无合并损伤等因素决定。神经损伤的修复可分为一期修复(伤后 6~8 小时内)、延迟一期修复(伤口愈合后 2 周内)、二期修复(伤后 1~3 个月)和晚期修复(伤后 6 个月以上)。

2. 影响神经功能恢复的因素 神经功能恢复受多种因素影响,如吻合张力,不同的神经,损伤的程度、时间及部位,伤者年龄及其健康状况,伤处局部条件等。通常单纯的感觉和运动神经比混合神经修复效果好,近末梢神经比近中枢神经修复效果好。

(二) 周围神经损伤的修复

1. 神经松解术 将神经从受压或瘢痕组织中松解出来,改善受损伤神经的血液循环,经手术治疗解除其外在和内在压迫因素,促使其功能的恢复。

2. 神经吻合术 方法有神经外膜吻合术、神经束膜吻合术和神经束膜外膜联合吻合术。神经外膜吻合术主要用于周围神经近端(混合神经)损伤的吻合,以神经干和神经束断端的形态、神经干表面营养血管为标志,尽量精确吻合神经外膜,如臂丛神经、上臂部神经和坐骨神经等。神经束膜吻合术是在显微镜下分离出两断端的神经束,然后将相对应的神经束膜吻合。

3. 神经转移术 并行的两根神经缺损严重而无法吻合者,可将其中一条不重要的神经或部分正常神经离断,将其近端转移到较重要的需要恢复肌肉功能的受损伤神经的远端,重建失神经支配的肌肉功能。目前在临床上主要是用于臂丛神经根性损伤的治疗。

4. 游离神经移植术 适用于神经缺损超过 2~4mm 或超过该神经直径的 4 倍以上,用局部神经转移术、神经改道移位或屈曲关节等方法无法达到无张力吻合者。移植神经的来源一般切取对供区功能影响小、手术操作简便的皮神经。常用的为腓肠神经、桡神经浅支、腓浅神经、臂内侧神经、隐神经等。

5. 神经植入术 当神经远端在进入肌肉处损伤,无法进行吻合时,则将神经近端分成若干神经束,植入肌肉组织内,通过重新长入原运动终板或再生新的运动终板,恢复神经的部分功能。将感觉神经近端植入皮肤下可恢复皮肤的感觉功能。

四、功能重建

周围神经损伤严重无法修复时,可以等待创伤与骨折愈合后通过肌腱转移术或关节融合术来重建肢体的功能。如桡神经损伤出现伸腕、伸拇和伸指功能障碍时,可用旋前圆肌、桡侧腕屈肌及尺侧腕屈肌转移来恢复伸腕、伸拇及伸指功能。当下肢神经损伤,下肢负重及平衡障碍时,可以通过下肢关节融合术来达到下肢稳定的目的。

第六节 主要周围神经损伤

周围神经损伤后,该神经支配区的感觉、运动和营养均将发生障碍。临床上表现为肌肉瘫痪、皮肤萎缩、感觉减退或消失。损伤的类型主要有:闭合性损伤,如关节脱位或骨折,可挤压或牵拉神经;开放性损伤,如锐器切割伤和火器伤,可致神经断裂;机器绞伤或撕脱伤等。本节将讨论四肢主要的周围神经损伤。

一、臂丛神经损伤

臂丛神经由第 5~8 颈神经前支和第 1 胸神经前支的大部分组成。在颈根部先经斜角肌间隙穿出,行于锁骨下动脉的后上方,再经锁骨后方进入腋窝。因此,臂丛可以锁骨为界,分为锁骨上部和锁骨下部。锁骨上部分支是一些短的肌支,分布于颈部、胸壁和肩部。锁骨下部在腋窝内围绕腋动脉,形成内侧束、外侧束和后束,再发出分支。臂丛神经形成 5 个终末支,分别是腋神经、桡神经、肌皮神经、正中神经和尺神经。其中内侧神经索分为尺神经以及内侧神经根参与组成正中神经,后侧神经索分为腋神经和桡神经,外侧神经索分为肌皮神经以及外侧神经根参与组成正中神经,因此,外侧神经索的外侧神经根分支和内侧神经索的内侧神经根分支组成正中神经。外侧和内侧神经索构成 M 形的终末神经支,并位于腋动脉的前侧。

臂丛神经损伤是周围神经损伤的常见类型,牵拉伤是臂丛神经损伤最为常见的致病原因,对撞伤也是造成臂丛神经损伤的常见原因,挤压伤主要是由于物体挤压身体或者躯干导致骨折,或者直接对患者锁骨部位挤压而导致臂丛神经损伤。新生儿的臂丛神经损伤多为产伤,是在产道往外拉动头部而肩部被卡在骨盆内造成的损伤。成年人多因外伤导致损伤,包括刀割伤、枪伤、肩部损伤、上肢骨骨折以及手术损伤等。

臂丛神经支配上肢的所有肌肉,其损伤会影响臂部和手部的功能,神经损伤后的感觉特征包括触觉丧失,感觉异常,例如麻木感、针刺感、烧灼感等。臂丛神经撕脱伤后可即刻或迟发性地导致疼痛,表现为压榨性、挤压性以及烧灼样绞痛,自发性疼痛、触诱发痛及痛觉过敏同时存在,是一种慢性顽固性神经病理性疼痛。

二、桡神经损伤

桡神经为臂丛神经后束发出的分支,自腋动脉后斜向后方,在上臂部位于肱动脉的后方与肱深动脉伴行,进入肱骨肌管,行于桡神经沟内,在肱骨外上髁上方穿过外侧肌间隔至肱桡肌与肱肌之间,继续下行于肱肌与桡侧腕长伸肌之间。桡神经在肘上部有四个分支,即肱桡肌支、桡侧腕长伸肌支、桡侧腕短伸肌支和旋后肌肌支,桡神经损伤多发生在这一段。桡神经支配肱三头肌、肘后肌、肱桡肌、桡侧腕长伸肌、桡侧腕短伸肌、旋后肌、指总伸肌、小指固有伸肌、尺侧腕伸肌、拇长展肌、拇短伸肌、示指固有伸肌和拇长伸肌。

桡神经感觉支分布于上臂、前臂外侧及手的背侧,拇指蹼背侧的一小块皮肤为桡神经皮支的单独分布区。桡神经损伤时,前臂伸肌群瘫痪,表现为抬前臂时呈"垂腕"状,同时腕关节不能背伸,拇指不能外展,指间关节及掌指关节不能背伸,手背桡侧皮肤感觉减退或缺失(图 12-1);高位损伤时肘关节不能伸直,前臂外侧及上臂后侧的伸肌群及肱桡肌萎缩。

桡神经损伤后的主要临床表现是前臂伸肌群萎缩和腕下垂。因此,临床做肌力检查时,多是检查伸腕运动,及桡侧腕长伸肌、桡侧腕短伸肌、尺侧腕伸肌的肌力。检查时嘱患者屈肘90°,手掌向下半握拳,医者一手托住前臂,令患者做伸腕动作,并给予阻力,可根据肌力大小判断桡神经损伤程度。

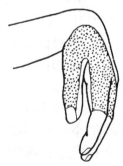

图 12-1 桡神经损伤

肱骨干中下段骨折容易造成桡神经损伤。闭合骨折合并神经损伤,先行观察,待预期恢复功能的肌肉仍未恢复功能时,可手术探查。开放性损伤伴有桡神经损伤者,及时探查桡神经,尽早修复,桡神经损伤修复后通常效果较好。

三、正中神经损伤

正中神经由臂丛神经内、外侧束的内、外侧两根合成,在上臂沿肱二头肌内侧沟伴行于肱动脉外侧,在臂中部斜过动脉前方至其内侧下行至肘窝。从肘窝向下穿旋前圆肌,继而在前臂正中下行于指浅、深屈肌之间,在前臂下 1/3 段,位置表浅,位于桡侧腕屈肌腱和掌长肌腱之间,表面仅覆盖皮肤和浅、深筋膜直至腕部。正中神经在肘部分出旋前圆肌支、桡侧腕屈肌支、指浅屈肌支、指深屈肌支、拇长屈肌支等肌支。进入腕管以后,又分出拇短屈肌支、拇短展肌支、拇对掌肌支等肌支。正中神经在手部的分布可概括为:运动纤维支配第 1、2 蚓状肌和鱼际肌(拇收肌除外);感觉纤维则分布于桡侧半手掌、桡侧三个半手指掌面皮肤及其中节和远节指背皮肤。

正中神经极易在前臂和腕部外伤时而损伤,此时表现为该神经分布区的功能障碍。在腕管内,正中神经也易因周围结构的炎症、肿胀和关节的病变而受压损伤,出现腕管综合征,表现为鱼际肌萎缩,手掌变平呈"猿掌",同时桡侧三个半手指掌面皮肤及桡侧半手掌出现感觉障碍(图 12-2)。

根据正中神经损伤的平面高低不同,临床表现也不一样。当发生在肘部以上高位损伤时,则前臂的旋前动作、桡侧屈腕动作、1~3指的屈指动作完全丧失。当损伤平面发生在腕部时,指浅屈肌无麻痹,而只有手的内在肌麻痹。因此,检查时只有仔细区别肌肉麻痹范围,才能判断损伤平面高低。

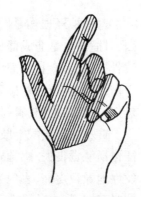

图 12-2　正中神经损伤

肘部骨关节闭合性损伤合并的正中神经损伤,通常能自行恢复。正中神经切割伤,应尽早行神经吻合或移植。晚期正中神经损伤应考虑修复,可改善手的感觉功能和营养状况。

四、尺神经损伤

尺神经是由臂丛神经的内侧束延伸而来,在腋部随肱动脉向下,在上臂无任何分支,经过肱骨下端尺神经沟,到前臂分出尺侧腕屈肌支,然后下行至豌豆骨桡侧转入掌心,支配小鱼际肌,第 3、4 蚓状肌,所有骨间肌,拇收肌及部分拇短展肌。感觉支分布于尺侧 1 个半或 2 个半手指。尺神经的肌支支配尺侧腕屈肌、指深屈肌的尺侧半以及手肌内侧大部分(小鱼际肌、拇收肌、骨间肌和第 3、4 蚓状肌)。皮支在手掌面,分布于手掌尺侧 1/3 区和尺侧 1 个半指的皮肤;皮支在手背面,分布于手背尺侧 1/2 区和尺侧 2 个半指的皮肤。

尺神经损伤以挤压伤最为常见,为直接暴力致伤,神经损伤往往较严重,常伴有神经缺损。牵拉伤如肘部肱骨内髁骨折、腕掌骨骨折都可直接牵拉尺神经致伤。切割伤在腕部及肘部较常见。

尺神经损伤临床表现为拇指处于外展位,不能内收;呈"爪状"畸形,环、小指最明显,骨间肌、小鱼际肌萎缩,手指内收、外展受限,夹纸试验阳性。手尺侧(包括掌侧面的一个半手指和背侧面的两个半手指)皮肤感觉缺失。肌电图可辅助判断神经受损程度。

五、坐骨神经损伤

坐骨神经是人体最长、最粗大的神经,由腰 4~5 神经根和骶 1~3 神经根的骶丛神经所组成。从坐骨大孔穿出骨盆,由梨状肌中点下缘穿出,下行至臀大肌下,在大腿后方被股二头肌和半膜肌、半腱肌所覆盖。走行过程中向这些肌肉发出运动支,再向下延续分出腓总神经和胫神经。

坐骨神经损伤后表现为髋关节后伸、外展受限;小腿及臀部肌肉萎缩,臀皱襞下降;膝关节屈曲受限,股二头肌、半腱肌、半膜肌无收缩功能;检查坐骨神经支配的股后侧肌肉肌力时,患者取俯卧位,双下肢并拢伸直,然后嘱患者将患肢小腿抬高,做主动屈膝运动,再在足跟后部给予阻力,嘱患者抗阻力屈膝,测定肌力大小。

跟腱反射检查用于诊断坐骨神经损伤。检查时,将双膝屈曲 90°,医者一手扶住双足底前部,另一手持叩诊锤叩击跟腱,正常可引起踝跖屈,应两侧对比观察,观察是否存在反射减弱或消失,从而判断坐骨神经损伤程度。骨盆骨折或髋关节脱位也可导致坐骨神经损伤。

临床治疗主要给予各种消炎止痛药、营养神经药等药物,配合功能锻炼、牵引、封闭等常规综合治疗,嘱患者以卧床休息为主。

六、腓总神经损伤

腓总神经是由坐骨神经在大腿中部后下方分支而来,至腘窝向外走行,绕过腓骨颈外侧到小腿外前方分为深、浅两支。腓深神经的肌支支配小腿肌前群(胫骨前肌、姆长伸肌和趾长伸肌)和足背肌(姆短伸肌和趾短伸肌)等。腓浅神经的肌支支配腓骨长肌和腓骨短肌等。感觉支支配小腿外侧、足背和足外侧皮肤感觉。

腓总神经损伤临床表现为足下垂,走路呈跨阈步态;踝关节不能背伸及外翻,足趾不能背伸;小腿外侧及足背皮肤感觉减退或缺失;胫前及小腿外侧肌肉萎缩等(图 12-3)。

检查胫骨前肌肌力时,患者坐于诊察床上,两腿伸直,嘱患者做足背伸动作,医者可用手按压跖骨远端部,嘱患者抗阻力背伸,以判断肌力。检查姆长伸肌肌力时,体位同上,嘱患者做姆趾背伸运动,然后医者用手按姆趾背侧,嘱其抗阻力背伸,可测出肌力。

腓总神经在小腿的上外侧较为表浅,易受损伤。如发生神经断裂,应及时进行神经吻合或移植,腓总神经修复后效果较好。

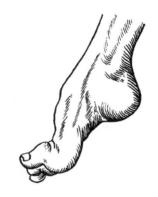

图 12-3　腓总神经损伤:足下垂

七、胫神经损伤

胫神经是坐骨神经的主要延续部分,在大腿后侧中下段与腓总神经分开,从腘窝向下穿过比目鱼肌腱弓,在肌层内伸延到足跟部,然后入足底,分为足底内、外侧神经。胫神经的主要肌支支配腓肠肌、比目鱼肌、趾长屈肌、姆长屈肌。胫神经的感觉支配区为小腿的后外侧和足底部。

胫神经损伤临床表现为踝关节不能跖屈和内翻,足趾不能跖屈,足底及跖趾面皮肤感觉缺失,小腿后侧肌肉萎缩,皮肤感觉障碍,跟腱反射丧失。

检查腓肠肌时,患者取直立位,单腿站立,然后将足跟抬起,前足着地,如不能抬起足跟,则说明有腓肠肌麻痹或肌力不足。检查姆长屈肌时,患者坐于诊察床上,双下肢伸直,嘱患者做姆趾跖屈运动,然后医者给跖屈阻力,测肌力大小。跟腱反射也常用于胫神经损伤时的检查。

因胫神经位置较深,软组织覆盖多,周围组织疏松,因此损伤机会较少。

●（刘爱峰）

复习思考题

1. 简述周围神经的组成。
2. 周围神经损伤的临床表现有哪些?
3. 周围神经损伤的原因有哪些?
4. 周围神经损伤好发于哪些神经?
5. 闭合性损伤包括哪几种?
6. 继发性周围神经损伤有哪些并发症?

7. 简述周围神经损伤的分类。

8. 简述周围神经损伤分类的依据以及特点。

9. 如何进行周围神经损伤的神经功能检查?

10. 正中神经挤压所致闭合性损伤应如何处理?

11. 影响神经恢复的因素有哪些?

12. 神经外缝合法适用于哪些损伤?

13. 简述臂丛神经损伤的分型。

14. 简述尺神经损伤的分型。

15. 尺神经损伤的诊断要点有哪些?

16. 简述桡神经的支配范围。

17. 坐骨神经损伤常见的并发症有哪些?

18. 腓总神经损伤的临床表现有哪些?

19. 简述胫骨前肌的肌力检查方法。

扫一扫
测一测

◆◆◆ 第十三章 ◆◆◆

老年人、儿童、孕妇创伤

▶ 学习目标

1. 掌握老年人、儿童、孕妇创伤的干预措施和治疗原则。
2. 熟悉老年人、儿童、孕妇创伤的分类。
3. 了解老年人、儿童、孕妇创伤的生理特点、发病原因。

第一节　老年人创伤

　　老年人因其特殊的生理状态而具有区别于其他年龄段人群的创伤特点,随着年龄增长,老年人逐渐出现骨质疏松、退行性改变等症状,因而在发生创伤时更容易合并骨折,临床上将具有这一类特点的创伤称之为老年性创伤,尤其多见于老年人跌倒。老年人跌倒为一种潜在的危险因素,是老年人伤残和死亡的重要原因之一,严重威胁着老年人的身心健康、日常活动及独立生活能力,同时也增加了家庭和社会的负担。

一、老年人创伤的病因

　　根据发病因素与临床统计,老年人创伤多与跌倒等因素有关,故将其病因分为以下几个方面:

　　(一)生理因素

　　1. 步态和平衡功能　步态的稳定性下降和平衡功能受损是引发老年人创伤的主要原因。步态的步高、步长、连续性、直线性、平稳性等特征与老年人跌倒危险性之间存在密切相关性。

　　2. 感觉系统　包括视觉、听觉、触觉、前庭及本体感觉,通过影响传入中枢神经系统的信息,影响机体的平衡功能。老年人常表现为视力、视觉分辨率、视觉的空间/深度感及视敏度下降,并且随年龄的增长而急剧下降,从而增加了老年人创伤的危险性;老年性传导性听力损失、老年性耳聋甚至耳垢堆积也会影响听力,有听力问题的老年人很难听到有关发生创伤危险警告的声音,增加了老年人创伤的危险性。

　　3. 中枢神经系统　老年人中枢神经系统退变,往往影响智力、肌力、肌张力、感觉、反应能力、反应时间、平衡能力、步态及协同运动能力,使老年人创伤的危险性增加。

　　(二)骨骼肌肉系统

　　1. 骨质疏松　由于年龄的增长以及绝经、激素水平下降等因素的影响,人体中的钙含量不断流失,成骨细胞与破骨细胞之间的平衡不断被打破,从而导致了骨密度的降低,骨的强度减弱、脆性增加,使得老年人容易在轻度外力或非外力的作用下出现骨折。

2. 退行性改变　主要指机体的某个组织或者器官,在不良因素的长期作用下产生退变。退行性改变多应用在椎体描述上,个别还会应用到椎间盘的描述上。椎体退行性改变以及肢体关节处的退行性改变主要指骨质增生,当产生骨质增生后会在椎体和关节边缘形成骨赘,也就是骨刺,此时称为椎体或者关节形成了退行性改变。个别的腰椎间盘含水量下降和蛋白含量下降,也会产生退行性改变。

3. 肌腱硬化　中老年后,肌肉、肌腱等运动功能也随之减退,活动能力逐渐下降,肌腱硬化,弹性和韧性变差,肌肉萎缩,肌肉之间的协调性变差,运动时,肌肉、韧带等对于骨骼的作用力不平衡,容易发生骨折。

4. 外力性创伤　老年人由于行动不便以及反应迟缓等原因,很难做到对于外力突然袭击的快速反应,因而容易造成骨折、创伤等重大损伤。如车祸、突然跌倒、动物咬伤等。

二、老年人创伤的分类

根据老年人创伤的发病率,一般将其分为撞击伤、坠落伤、挤压伤、交通事故伤和动物咬伤,具体内容可参考本教材第一章第一节"创伤的定义及分类"。

三、老年人创伤的常见误区

1. 容易低估相对轻微的创伤患者的风险,导致较严重的后果。因此加强监测非常重要,对这类患者,应放宽入住重症医学科的标准。

2. 相对轻微的肋骨骨折可导致肺炎和(或)呼吸衰竭,应当密切监测 SaO_2 和血气,并通过硬膜外麻醉镇痛。

3. 相比于年轻患者,老年患者硬脑膜下血肿的临床表现可能出现得更晚,因此应放宽头部 CT 扫描的标准。

4. 在急诊科内,未对严重创伤、但呼吸功能"正常"的患者进行早期气管内插管。老年患者的病情往往在放射科检查过程中就会迅速失代偿而恶化,早期插管有利于避免这种潜在的危险和相关并发症出现。

5. 未能向患者本人或家属询问详细的病史。需要特别询问 β 受体阻滞剂、其他治疗心脏病或抗高血压药物、抗凝药、阿司匹林的用药情况,因为这些药物可能会使出血风险增加,临床表现变得更为复杂,其中还要特别注意发生颅内病变的潜在可能。

6. 低估轻微头部受伤的严重性。由于老年患者颅内出血发生率高,因此应尽量运用头颅 CT 扫描来评估病情。

四、老年人创伤的干预措施

目前,国际公认的创伤预防策略包括五个方面。①教育预防策略(education):包括在一般人群中开展改变态度、信念和行为的项目,同时还针对引起或受到伤害的高危个体。②环境改善策略(environmental modification):通过减少环境危险因素降低个体受伤害的可能性。③工程策略(engineering):包括制造对人们更安全的产品。④强化执法策略(enforcement):包括制定和强制实施相关法律、规范,以创造安全环境和确保生产安全的产品。⑤评估策略(evaluation):涉及判断哪些干预措施、项目和政策对预防伤害最有效。通过评估使研究者和政策制定者知道什么是预防和控制伤害的最佳方法。以上即"5E"伤害预防综合策略,该策略的有效性在很多国家的应用实践中都得到证明,在减少与控制伤害发生与死亡方面发挥了重要作用。

具体措施:要增强老年人创伤的预防意识,加强创伤预防知识和技能的学习;坚持参加规律的体育锻炼,增强肌肉力量、柔韧性、平衡能力、步态稳定性、灵活性;合理用药;防治骨质疏松;穿着适宜的鞋具;穿合身宽松的衣服;应用辅助保护器械;调整生活方式;感知障碍者要有适当的补偿设施;熟悉生活环境;衣服要舒适,尽量穿合身宽松的衣服;调整生活方式;物品放在易于拿到的位置。

老年人创伤的预防工作是一项社会系统工程,需要政府多部门、公共卫生部门、社区卫生服务机构、社区管理部门、物业部门、家庭等多方面的共同努力,实施针对老年人创伤危险多因素的干预措施,预防老年人创伤,减少老年人意外伤害的发生,提高老年人群的生活质量。

思政元素

尊 老 爱 幼

《孟子·梁惠王上》中有言:"老吾老,以及人之老;幼吾幼,以及人之幼。"意在告诫我们敬爱自己家的老人,也敬爱别的老人;呵护自己的孩子,也呵护别人的孩子。当我们接诊受伤的老人和儿童时,应充分考虑他们复杂的情感变化和脆弱的身心,时刻注意安抚患者及家属情绪,用更多的关心和体贴感知他们的痛苦,用柔和的手法取得体检的配合,以一颗温暖仁爱的心来安慰患者,及时消除其恐惧感和焦虑感。尊老爱幼已经成为中华优秀传统文化的重要组成部分,深深地烙印在了我们的"医者仁心"之中。

第二节 儿 童 创 伤

一、儿童创伤的特点

在我国,交通伤和坠落伤是儿童创伤的两大原因,其他原因包括砸伤、切割伤、动物咬伤等。但儿童的身体结构、骨骼发育情况、心理状态等均与成人有较大差异,故在受到创伤时,儿童比成年人更易形成严重的损伤,加之儿童语言表达力差,容易漏诊误诊,因此在诊断时应结合病史、创伤机制等综合评估患儿病情。

二、不同类型的儿童创伤

(一)颅脑创伤

1. 创伤特点 儿童颅脑创伤常发生于交通伤或坠落伤,颅脑是儿童创伤的主要部位,约占75%。儿童的大脑正处在生长发育阶段,解剖结构与成人不同,儿童颅脑体积在出生后6个月增加1倍,2岁时体积达到成人体积的80%。儿童的脑组织与成人相比含有较多的水分,神经系统尚未发育完全,儿童的蛛网膜下腔空间较成人更小,脑脊液对脑组织的保护作用较弱,故儿童脑组织常受到结构性损害,需注意以下几点:

(1) 伤后原发性昏迷突出:当儿童头部受到外力作用时,脑组织受到结构性损害,再加上脑脊液的液压冲击作用,导致儿童颅脑损伤后较成人脑功能障碍明显,原发性脑损伤重。同时,小儿脑皮质抑制能力较成人差、脑干网状结构功能尚未完善,故伤后会迅速出现意识障碍和脑功能失调,其中以体温增高、脉搏加快及频繁呕吐、持续较长时间的原发性昏迷为主要特点。

(2) 生命体征变化快:儿童全身的血液循环量与成人相比,相对较少,损伤后会迅速出现血容量减少现象,甚至出现休克。但由于儿童神经系统功能不如成人稳定,故颅内高压所致的全身体征变化不如成人显著。对重型儿童颅脑创伤采取相应的治疗后,儿童生命体征逐渐趋于稳定,症状改善迅速。

(3) 颅骨以凹陷骨折及颅缝分离多见:这是由于儿童颅骨骨质薄,颅缝大,有弹性,有很好的延展性所致。另外儿童颅内容积及血管弹性好,并发脑水肿的可能性较成人明显低。

2. 治疗 除解除脑组织受压、防止脑水肿、警惕呼吸衰竭、缓解全身症状等治疗手段外,需重视儿童的康复期治疗。儿童心智尚不成熟,未必能配合治疗,需与监护人合作,避免给患儿带来心理阴影。同时,儿童用药剂量需根据体重调节,利尿剂和甘露醇在复苏的早期可能会加重低血容量,因此需慎用。

(二) 胸部创伤

1. 创伤特点

(1) 呼吸道异物窒息:是儿童较为常见的气道损伤,及时取出异物是关键,应迅速采取海姆立克急救法,必要时行异物取出术。

(2) 张力性气胸:儿童的纵隔较成人更易摆动,故有胸部创伤时需要注意张力性气胸或连枷胸可能引起的严重病理反应。

(3) 其他脏器损伤:儿童的肋骨发育不完善,胸廓较成人更为柔软,如发现有肋骨骨折时,说明已受到非常严重的暴力外伤,需要关注其他脏器的闭合性损伤,避免漏诊。

2. 治疗 儿童胸部创伤治疗措施与成人无异,但需要开胸手术的概率远远低于成人。

(三) 腹部创伤

1. 创伤特点 儿童腹部创伤多是由交通伤或坠落伤等钝性伤导致,是急诊科中较为常见的重症创伤,故快速高效的确诊尤为重要。儿童腹部创伤的诊断需要注意以下几点:

(1) 第一时间明确患儿是否合并其他损伤,观察儿童生命体征,进一步检查腹部。

(2) 儿童在创伤后往往会情绪异常,查体不配合,大声哭喊等,此时急诊医生需注意首先安抚患儿情绪,不要急于检查腹部情况,避免负面情绪加重,从而加大体检难度。

(3) 儿童在创伤后的大声哭喊会导致胃部吞入大量气体,应先进行胃肠减压后再进行体检以提高准确率。

(4) 儿童腹部创伤往往合并实质性脏器损伤,出血较快,应注意及时补充血容量,避免出现休克。

2. 治疗 儿童腹部创伤应尽量避免手术治疗,以免因为手术瘢痕引起患儿自卑,从而影响其后续生活。如满足手术适应证必须进行手术时,也应遵循对于脏器切除尽量多保留的原则,避免影响患儿的发育。

（四）骨骼、肌肉创伤

1. 创伤特点　儿童骨骼、肌肉尚未发育完全，骨骼的强度较成人差，柔韧性更强，愈后康复较快。

（1）儿童骨骼干骺端存在骨化中心，骨骺损伤在单纯 X 线片上诊断较困难，临床上应需结合骨化中心出现和融合时间及患儿病史、体征进行诊断，必要时拍健侧 X 线片对比或结合CT、MRI 检查，避免出现漏诊误诊。

（2）儿童骨骼内含大量红骨髓，尤其是长骨骨折时，往往会伴随大量出血，应注意观察，避免因为血液进入肌间隙而出现休克。

（3）儿童骨骼柔韧性强，在受到创伤时，会出现儿童特有的并未完全断裂的青枝骨折，同时在没有骨折的情况下，内脏也可能已经出现明显损伤。

2. 治疗　儿童骨骼的可塑性强，应尽量避免手术治疗，同时也避免手术瘢痕对儿童心理产生的影响。儿童干骺端的创伤可能会影响儿童的生长发育，应追踪儿童愈后的生长发育情况，避免造成无法挽回的损伤。同时，制动是儿童骨折的第一原则，但由于儿童心智不成熟，需向患儿监护人交代明确，确保能够完全制动。

（五）家庭暴力创伤

在诊治过程中发现疑似家庭暴力所致的创伤时，除及时处理患儿生理上的创伤外，还应详细询问患儿受伤经过，必要时采取干预措施，保护未成年人。

第三节　孕妇创伤

一、孕妇的生理特点

女性在怀孕后，解剖生理上会有较大变化，可出现消化、泌尿、内分泌、呼吸、血液循环等多系统生理改变。其中子宫的变化最为明显，子宫重量由怀孕前的 50g 增至 1 000~1 200g，容量增加近 1 000 倍，达 5 000ml。日渐增大的子宫使膈肌上移，导致心脏位置上移，血容量逐渐增加，心脏负担加重，导致心跳加快。因此血浆增加 40%，红细胞增加 20%，导致血液相对稀释，易形成生理性贫血。另外，孕妇的肺容量也会下降，较易出现呼吸过速，同时，孕妇的血液相对为碱性。这些解剖生理上的变化，致使孕妇在受到创伤时的诊断需要鉴别。

二、孕妇创伤的特点

孕妇创伤是孕妇死亡的主要原因，7% 的孕妇曾遭遇创伤，2% 的孕妇曾遭遇严重创伤。孕妇创伤的主要原因为交通意外、高处坠落伤、家庭虐待及暴力、穿刺性创伤及烧伤，其中交通意外占 65%~75%。孕妇创伤与其他人群创伤最大的区别在于，孕妇创伤时不仅是母体受到伤害，胎儿也同样会在创伤中受到不同程度的影响。因此，孕妇创伤不仅需要照顾母体，同时还需照顾到胎儿。并且由于孕妇生理上的改变，孕妇创伤时血压低及出血情况也往往容易被忽视。

三、孕妇创伤的急救

无论创伤发生在孕妇的哪个部位及妊娠的哪个时期，其急救基本原则均为尽快输氧、补液,以达到母体复苏、建立有效通气、改善血容量的目的,在此基础上,再进行不同部位创伤的检查及对胎儿的检查。除了常规检查外,必要时还要对孕妇创伤患者进行 X 线摄片及 CT 检查,由于孕妇担心射线对胎儿的影响,故应当对患者及家属说明检查的必要性。另外,产科超声检查也是评估胎儿宫内状况、子宫和胎盘情况、盆腹腔内出血情况的重要方法。另外,在涉及孕妇及胎儿生命危险,需要进行取舍时,急诊医生需与患者及家属及时沟通。

（一）胸腹部创伤

1. 闭合性腹部创伤　这是孕妇最常见的创伤,主要发生于交通意外、坠落及家庭暴力等,往往伴有腹腔脏器创伤。在孕妇受到闭合性腹部创伤时,母体与胎儿的生存与否,主要取决于腹腔脏器的损伤及其程度。因此,如果孕妇突发腹部创伤,产科急诊医生必须联合腹部外科医生快速评估患者病情,并在最短的时间内判断是否伴有腹内脏器创伤。有的闭合性腹部创伤发生时,母体虽无明显创伤,但胎儿已因严重创伤死于宫中,因此产科急诊医生不能忽视胎儿有创伤的可能,要注意评估孕妇在创伤后是否发生胎盘早剥、胎膜早破、子宫损伤、胎儿损伤、胎儿窘迫,甚至胎儿死亡情况等。协助腹部外科医生完成对患者的正确创伤急救处置后,产科急诊医生还需参与到创伤的后续治疗中,密切监测胎心、胎动、下腹疼痛、阴道出血等情况,以免失去抢救机会。

2. 创伤性休克　腹部创伤所致的脏器及血管损伤、子宫破裂出血、胎盘剥离以及骨盆骨折致腹膜后大血肿等,均可导致创伤性休克。由于孕妇心血管系统的改变,致使孕妇能耐受较长时间的低血容量性休克,但是在休克的代偿过程中,以牺牲胎儿为代价,通过收缩含子宫动脉在内的内脏及外周血管,以维持生命器官的血液灌注。因此,80% 创伤性休克的孕妇会出现胎儿死亡。所以,早期诊断因腹部创伤致孕妇失血性休克尤为重要,及时进行孕妇的抗休克治疗,以避免错失挽救胎儿的机会。

3. 穿刺性腹部伤　常见于暴力伤、自毁伤及车祸伤。妊娠期间子宫不断增大,腹腔内的脏器被向上推移,所以穿刺性腹部伤常导致子宫及胎儿损伤,而脏器损伤的可能性相对较少。另外,妊娠期间子宫肌纤维的密度较大,因而子宫损伤后孕妇出现并发症及死亡的可能性也相对降低。需早期诊断穿刺性腹部伤是否有内脏损伤、子宫及胎儿损伤,手术指征明确者及时手术治疗。

4. 子宫破裂与胎盘剥离　子宫破裂、胎盘剥离主要见于交通意外伤、坠落伤等,主要表现为失血性休克。胎盘剥离对母体和胎儿均有影响,胎盘剥离面的大小决定影响的程度。当胎盘剥离面积大于 50% 时,常致胎儿死亡及母体休克。一旦出现上述情况,除了孕妇的抗休克治疗外,应及时进行手术治疗,必要时终止妊娠。

（二）非胸腹部创伤

孕妇创伤,应首先考虑母体及胎儿有无创伤的可能,因此需详细询问病史,行体格检查及产科检查,做常规的辅助检查及必要的特殊检查。另外,产科急诊医生需与其他专科医生联合对创伤进行正确处理。在专科医生对非胸腹部创伤的急救处理过程中,产科医生应密切监测孕妇及胎儿的生命体征变化情况。在急救处理完成的后续治疗及康复过程中,产科医生仍需关注孕妇的胎心、胎动、下腹疼痛、阴道出血、胎盘影响等情况。

（陈大伟　赵长伟）

复习思考题

1. 如何预防老年人的创伤？
2. 儿童颅脑创伤的特点有哪些？
3. 儿童骨骼、肌肉创伤的特点有哪些？
4. 女性在怀孕后，解剖生理上有哪些改变？
5. 孕妇腹部创伤导致创伤性休克的常见原因是什么？

扫一扫
测一测

◇◇◇ **第十四章** ◇◇◇

灾 难 创 伤

📑 **学习目标**

1. 掌握灾难创伤救援的特点及现场急救原则。
2. 熟悉灾难现场的评估方法。
3. 了解不同灾难创伤的救治原则。

第一节　灾难基本知识

一、灾难医学概述

灾难医学(disaster medicine)是研究在各种灾难情况下,实施紧急医学救治、疾病预防和卫生保障的一门学科。灾难医学涉及灾难预防、灾难现场急救、灾难救援的应急及组织指挥管理、灾后恢复重建、灾后防疫及心理干预等,逐渐成为独立的多学科交叉的新兴学科。

"灾难医学"的概念最早于 1955 年提出,随着世界性灾难问题的不断涌现,灾难医学得到了快速发展。1989 年,第 44 届联合国大会通过了关于"国际减轻自然灾害十年"的报告,该行动推动了国际减灾事业的发展,同时为各个国家研究灾难和救援提供机遇。

我国自 20 世纪 90 年代开始,积极参与"国际减轻自然灾害十年"行动,广泛参与国际合作、交流。1995 年,国家卫生部颁布了第一部关于灾难医学救援的法规性文件《灾害事故医疗救援工作管理办法》。2001 年 1 月,中国灾害防御协会正式成立救援医学专业委员会。2001 年 4 月,我国成立了中国国际救援队(又称"国家地震灾害紧急救援队"),标志着我国地震灾害紧急救援步入专业技术化道路。2008 年 5 月 12 日汶川大地震引发政府和民众深刻反思,开始在医学院校筹建灾难医学专业,培养灾难医学专门性人才。2011 年 12 月,中华医学会灾难医学分会成立,标志着我国灾难医学学科进入新的发展阶段。

重大自然灾害、重大生产安全事故的发生,对国家的经济发展、社会和谐安定有着巨大的影响。尽管我国灾难医学起步较晚,发展十分迅速,但今后仍需要不断完善与进步,提高防御灾害的能力,减少经济损失,保障人民群众安全。

二、灾难医学的应急管理

为防范化解重特大安全风险,健全公共安全体系,整合优化应急力量和资源,推动形成统一指挥、专常兼备、反应灵敏、上下联动、平战结合的中国特色应急管理体制,提高防灾减灾救灾能力,确保人民群众生命财产安全和社会稳定,2018年3月,国家组建应急管理部,承担国家应对特别重大灾害指挥工作,它将灾难统一概况为"突发公共事件"。

(一)突发公共事件的分类及分级

根据突发公共事件的发生过程、性质和机制,突发公共事件主要分为以下四类:

1. 自然灾害　主要包括水旱灾害、气象灾害、地震灾害、地质灾害、海洋灾害、生物灾害和森林草原火灾等。

2. 事故灾难　主要包括工矿商贸等企业的各类安全事故、交通运输事故、公共设施和设备事故、环境污染和生态破坏事件等。

3. 公共卫生事件　主要包括传染病疫情、群体性不明原因疾病、食品安全和职业危害、动物疫情,以及其他严重影响公众健康和生命安全的事件。

4. 社会安全事件　主要包括恐怖袭击事件、经济安全事件和涉外突发事件等。

各类突发公共事件按照其性质、严重程度、可控性和影响范围等因素,一般分为四级:Ⅰ级(特别重大)、Ⅱ级(重大)、Ⅲ级(较大)和Ⅳ级(一般)。

(二)灾难医学救援的应急管理

2006年,国务院颁布《国家突发公共事件医疗卫生救援应急预案》,指出各级卫生行政部门要在同级人民政府或突发公共事件应急指挥机构的统一领导、指挥下,与有关部门密切配合、协调一致,共同应对突发公共事件,做好突发公共事件的医疗卫生救援工作。

1. 医疗卫生救援领导小组　国务院卫生行政部门成立突发公共事件医疗卫生救援领导小组,领导、组织、协调、部署特别重大突发公共事件的医疗卫生救援工作。国务院卫生行政部门卫生应急办公室负责日常工作。省、市(地)、县级卫生行政部门成立相应的突发公共事件医疗卫生救援领导小组:领导本行政区域内突发公共事件医疗卫生救援工作,承担各类突发公共事件医疗卫生救援的组织、协调任务,并指定机构负责日常工作。

2. 医疗卫生救援专家组　各级卫生行政部门应组建专家组,对突发公共事件医疗卫生救援工作提供咨询建议、技术指导和支持。

3. 医疗卫生救援机构　各级各类医疗机构承担突发公共事件的医疗卫生救援任务。其中,各级医疗急救中心(站)、化学中毒和核辐射事故应急医疗救治专业机构承担突发公共事件现场医疗卫生救援和伤员转送;各级疾病预防控制机构和卫生监督机构根据各自职能做好突发公共事件中的疾病预防控制和卫生监督工作。

4. 现场医疗卫生救援指挥部　各级卫生行政部门根据实际工作需要,在突发公共事件现场设立现场医疗卫生救援指挥部,统一指挥、协调现场医疗卫生救援工作。

三、灾难医学救援的特点及医学伦理原则

(一)灾难医学救援的特点

1. 灾难发生的突发性　灾难往往是突然发生的,短时间内出现大量伤员需要医疗救治,当地医疗资源有限或受到破坏,要求迅速组织大批医护人员、医疗物资及医疗装备运达灾区。

2. 灾难救治的紧急性　"时间就是生命",要求在灾难发生后,第一时间响应,迅速集结,快速到达灾难现场,让伤病员第一时间得到救治,挽回更多生命。

3. 灾难救治的艰巨性　灾难所致伤害的种类、性质、程度,现场的环境条件及受伤人员

笔记栏

的群体性有密切关系,情况往往错综复杂,医疗资源有限,医学救援任务十分艰巨。

4. 灾难救治的协同性 灾难医学救治是一项复杂性、综合性、系统性的工作,涉及医疗救治、公共卫生、公共安全、社会管理、交通运输、通信联络、后勤保障以及消防救援等多个部门,甚至需要全社会共同参与。因此,必须在党和政府的统一领导下,统一指挥、统一调度,动用一切可利用的资源实施救援任务。

5. 灾难救治的广泛性 灾难医学救治包括现场搜索、分类,分级救治,伤员转运,方舱医院的运行,灾区医院的重建。

6. 灾难救治的复合性 一方面身体的创伤需要医疗救治,另一方面,突发的灾难降临,日常的生活被打破,甚至是亲人的死亡,生活消极、悲观,还需要积极的心理干预与疏导。此外,医疗救援人员超负荷的工作,满目疮痍的救援现场带来的心理冲击,短期内面对各种负面事件的发生,身体、心理承受着巨大压力,也需要心理疏导。

(二) 灾难医学救援的医学伦理原则

医学伦理是研究医疗活动中各种道德关系的总和。在灾难面前,诸多道德矛盾瞬间交织暴发。我们必须充分地认识到,突发灾难事件下的医疗救援与常规的医疗救治有很大区别,它是在非常时期、特殊条件下进行的医疗救援行动,但仍需遵守医学伦理学原则。灾难医学救援追求的是救治效果的最大化、资源利用的最优化。要站在全局的高度,从整个灾区、病患的总体情况出发,利用有限的资源,尽可能挽救更多的生命,最大限度地减少伤残,而不能局限于某一个人或某一群人的利益。在灾难医学救援行动中,同时需遵循四项基本原则,即"尊重原则""自主性原则""不伤害原则""公正原则"。

第二节 灾难现场的急救

灾难现场急救的关键环节是针对伤员的医学救治,急救人员应当根据现场环境和条件灵活组织运用。正确掌握急救技术,旨在降低死亡率、伤残率,为后续治疗争取时间,为确定性治疗提供机会。

一、灾难现场的医疗救援

(一) 基本生命支持

灾难现场基本生命支持主要包括保持呼吸道通畅、呼吸功能支持和循环功能支持三个方面。

1. 保持呼吸道通畅 由于受伤导致的气道阻塞可能在数分钟内因窒息而引起呼吸及心脏停止,因此,对创伤患者救治的首要措施是保持气道通畅和防止误吸,特别是颌面、颅脑、颈椎和胸部受伤的患者,应特别注意有可能导致气道梗阻的因素,如血液、碎骨块、泥土等。

2. 呼吸功能支持 现场急救时,如发现伤员有呼吸功能障碍,应及时寻找原因予以排除,条件允许的情况下给予吸氧。同时判断患者是否有自主呼吸,如伤员无自主呼吸需立即抢救,行胸外按压及人工呼吸。对于开放性气胸的伤员应密闭包扎伤口;出现进行性呼吸困难、气管偏移、广泛皮下气肿等考虑张力性气胸时,应立即穿刺抽气减压。

3. 循环功能支持 灾难现场急救中,除了需要行心肺复苏的伤员外,其主要循环功能支持的措施还包括积极地控制出血。

（二）高级生命支持

灾难现场应根据出血量,在控制出血后进行充分、足量的液体复苏,必要时建立 2~3 个静脉通道,快速输注等渗盐水或平衡液 1 500~2 000ml,然后补充适量的血浆或进行成分输血,并监测心率、中心静脉压、尿量等。成人尿量超过 30~50ml/h 说明液体复苏充分,低血容量若经液体复苏后仍不能纠正,应高度怀疑仍存在大出血,或评估是否存在张力性气胸或心源性休克。

（三）内脏损伤的判断

应严密观察有无脏器活动性出血。颅脑损伤后要严密观察神志、瞳孔大小和肢体活动;胸部伤后要严密观察有无心包或胸腔内积血;腹部钝性伤后要注意有无腹部移动性浊音、压痛及反跳痛等。

（四）伤员的现场创伤急救

灾难现场最常见的外伤为出血、骨折,多采用包扎止血、骨折固定及搬运等急救技术。

二、灾难现场伤员的现场分拣

现场分拣(triage)也称检伤分类,通常由高年资、有经验的医师对患者伤情做出判断,及时发现可能危及生命的重要损伤,以便对伤员实施救治和后送转运。

1. 现场分拣的目的 在灾难现场常出现大量的伤员,当伤员数量超过救治能力或医疗资源时,为了尽可能救治更多的受害者,需要对伤员进行分拣、分类,以明确现场救治和转运的先后顺序。现场分拣仅在救援人员数量、仪器、药品和血液等可获得的资源有限时采用。

现场分拣
标识

2. 现场分拣的原则 按照伤情,在分拣后标记并确定伤员救治的顺序,确定急救优先权,分为第一优先(红色)、第二优先(黄色)、第三优先(绿色)、第四优先(黑色)。分拣级别的确定不仅取决于伤情,还要视灾难性质、救援环境、伤员数量和救援资源等因素而定。

3. 确定治疗及需转运的伤员 分拣后,伤员应安置于不同的区域等待治疗或转运。

三、现场分拣类别

按照国际通用标准可分为 4 个等级,使用不同的颜色加以标识,遵循下列的救治顺序:

1. 第一优先 红色标识,表示紧急治疗,伤情危重、危及生命,需紧急救治和转运,如四肢动脉大出血、休克、严重颅脑损伤、胸腹伤、严重烧伤等,应维持患者呼吸、循环功能稳定,包括基本的创伤 ABC 复苏措施和生命功能检查。

2. 第二优先 黄色标识,表示延缓治疗,指伤势虽较重,但暂无生命危险,在一定时间内延缓处理和转送,如单纯的长骨骨折、腹部外伤不伴有休克、胸部损伤无呼吸障碍等。应迅速明确并控制创伤后病理生理紊乱,包括进行有针对性的检查和实施各种确定性的救治措施。

3. 第三优先 绿色或蓝色标识,表示轻伤,暂时不需要手术治疗,可以等待治疗,又称可以自己行走的伤员,如擦伤挫伤、关节扭伤、趾骨骨折等,需观察其病理生理变化,如发热、低氧血症等。

4. 第四优先 黑色标识,表示已经死亡,或因伤情过于危重,无论如何救治其生存希望也渺茫的伤员。

四、现场分拣步骤

1. 判断受伤情况　检查伤员意识状态、呼吸、循环、出血、损伤部位和类型等情况，对判别伤情轻重及生存希望具有很大意义。

2. 确定伤员处置　明确在现有情况下现场救治所需时间，有无转运的必要性，包括伤情能否经受一定时间的转运，有无合适的运输工具，环境及卫生情况是否允许转送等。

3. 重复分拣　因为伤情的动态变化，如紧急处置的伤员在复苏过程中出现并发症恶化或治疗无效死亡，特别是在患者数量较大时，必须重复分拣，确定救治顺序。

五、伤员的分级救治

分级救治（medical treatment in echelons）是分阶段、分层次救治伤病员的组织形式和工作制度，又称阶梯治疗，目的是充分利用有限资源及时救治危重者，提高救治效果，降低死亡率。

1. 及时合理　所谓及时就是要求伤员在受伤后 10 分钟内获得现场急救，3 小时内获得紧急救治，6 小时内得到早期治疗，12 小时内接受专科治疗。为此应做好现场的抢救，并积极后送，勿使伤员在现场过多、过久地滞留。

2. 连续继承　分级救治本身就是将完整的救治过程分工、分阶段进行。因此，为保证救治工作的完整性，各级救治应连续继承，使整个救治工作不中断，各级救治不重复。前一级救治要为后一级做好准备，后一级救治要在前一级的基础上补充其未完成的救治，使前后紧密衔接，逐步完善，共同形成一个完整、统一的救治过程。

3. 治送结合　后送的目的是使伤员逐级获得完善的治疗。所以，治疗与后送应相辅相成、缺一不可。各级救治机构应根据环境情况、伤病员数量及结构特点、本机构所承担的救治任务及卫生资源状况、分级救治体系的配置和医疗后送力量等，因时因地制宜，不能只强调治疗而延误伤员向下一级救治机构后送，也不能一味地后送，而不采取必要的治疗措施，造成伤员在后送途中病情恶化。

六、分级救治模式

分级救治大致可分为三级，第一级为现场抢救，第二级为灾区方舱医院或附近医院的早期救治，第三级为后方医院的专科治疗。各级救治的范围职责如下：

1. 一级救治（现场抢救）　主要是紧急处理危及生命的损伤和预防严重并发症的发生，维持机体生命功能，保证伤员能安全后送转运。包括通气、止血、包扎、固定、搬运、基础生命支持等内容。

2. 二级救治（早期救治）　担任紧急救治和早期救治任务，主要是对有生命危险的伤员进行手术处理，有条件的医疗机构可实施剖胸、剖腹、腹腔探查止血术、开颅减压术或进行较完善的清创术等。

3. 三级救治（专科治疗）　主要在安全地区的后方医院进行专科治疗和确定性手术，对伤后并发症进行综合治疗，如创伤后肾衰竭、急性呼吸窘迫综合征、多器官功能障碍综合征等，并对肢体遗留有后遗症的患者开展康复治疗。

七、伤员转运

伤员转运包括院前转运和院间转运。院前转运指创伤患者从现场到医院的转送，是院前急救的重要组成部分,是现场急救与院内救治之间的桥梁,应最大限度地缩短运送时间,院前转运的质量与伤者的死亡率及伤残率密切相关。院间转运指创伤患者由基层医院向上级医院转送的全过程,包括稳定生命体征后的紧急院间转运和经过紧急手术后的院间转运。院间转运应该由转出医院、接收医院和转运队伍共同执行,综合决定最好的转运方式,并确认转运人员具有能够应付患者病情变化和可能并发症的技能,备有必要的设备。

伤员的转运方式有多种多样,主要包括陆地转运、水上转运、空中转运和联合转运。陆地转运是我国伤员转运的主要方式,转运工具包括救护车、卫生列车等。

在进行转运之前,条件允许情况下,应获得伤员或家属的知情同意,做好伤员的心理疏导,维持伤员的基本生命体征稳定,转运的医务人员应做到对伤情心里有数,能正确地估计、判断和处理转运途中可能发生的情况,保持良好的身体状态,保证有完备的转运所需的器械、设备和急救用药品。

第三节 常见灾难

一、交通事故

交通事故是指车辆在道路上因过错或者意外造成人身伤亡或者财产损失的事件。随着社会的飞速发展,生活、工作节奏越来越快,发达的现代交通虽然给人们带来了无尽的便利,但同时也增加了许多安全隐患。每年全球因交通事故死亡的人数超过 120 万,交通事故已成为全世界非正常死亡的重要因素。

（一）灾情特点

1. 发生率高,随机性大　交通事故的发生与公众日常安全、生活密切相关;同时,受天气环境、道路条件、驾驶人、车辆等各方面因素的影响,事故发生具有极强的随机性。

2. 伤情严重,死亡率高　由于行驶速度快、暴力冲击大以及损伤机制复杂,交通事故多造成重大人员伤亡。

3. 具有高度可规避性　可以通过加强交通安全教育、提高驾驶人安全意识、严厉执行法律法规等,减少交通事故的发生;并通过普及急救知识、加强急救体系建设,减少交通事故伤员的死亡率。

（二）伤情特点

1. 创伤种类繁多　既包括诸如擦伤、撕裂伤、切割伤、开放性骨折这类开放性创伤,还包括挫伤、挤压伤、扭伤,四肢及躯干骨折、脱位,以及气血胸、肝肾脾脏器破裂等闭合性创伤。

2. 损伤机制复杂　同一伤员可同时发生多种损伤,同一类损伤可出现在多个身体部位和系统,伤情症状和体征相互掩盖。

（三）救援原则

1. 环境评估和现场控制　交通事故救援从现场环境评估开始,要立即采取有效措施规避车辆、危险物质、火灾、灰尘及伤员的血液和体液等危险因素,将救援过程中受伤或感染的危险降到最低;同时,要快速控制现场,设置提醒标志,控制和隔离群众,保证现场秩序。

2. 伤员评估和分拣救治　在现场环境评估后,要评估伤员的数量和严重程度,根据简要病史和体检对伤员进行初步判断,识别危重伤员,按照分拣优先级别进行紧急处理和后送。现场处理的核心内容是:维护呼吸和循环功能、止血、给氧、复苏、骨折固定、保护伤口、减少污染等。

3. 现场救援人员之间的协调　在事故现场,要听从总指挥统筹,参与救援的警察、消防、医疗及其他人员各司其职、互相协调;现场医务人员应使用最快速的方法救治伤者。

二、火灾

火灾指在时间或空间上失去控制的灾害性燃烧现象,是威胁公众安全和社会发展的主要灾害之一。

(一) 灾情特点

1. 高温浓烟,蔓延迅速　火灾发生后,在热传导、热对流和热辐射作用下,火势迅速蔓延,大量高温浓烟水平或垂直扩散,救援环境恶劣。

2. 救援困难　火灾现场空气污染、通气不畅、视线不良,现场人、物集聚,杂乱拥挤,被困者和救生者都面临极大的心理压力,给救援和逃生带来非常大的困难。

3. 大量人员伤亡和财产损失　火灾常发生在人员密集的场所,人员疏散困难、灭火难度大,人们缺乏必要的自救意识,常造成大量人员伤亡和财产损失。

(二) 伤情特点

1. 直接伤害

(1) 火焰烧伤:火焰表面温度可高达800℃以上,远超过人体所能耐受的最高温度65℃,烧伤有火焰伤、高温辐射伤、高温烟雾伤、高温烫伤等类型。

(2) 热焰灼伤:火灾产生的高温烟雾通过热对流传播给流动物质,人吸入高温烟雾时会灼伤气道,导致组织水肿、分泌物增多,阻塞气道,严重者造成窒息。

2. 间接伤害

(1) 浓烟窒息:火灾产生大量浓烟,人吸入浓烟后,高温微粒附着于气管、支气管,损伤肺泡壁,最终导致呼吸衰竭、缺氧窒息。

(2) 烟雾中毒:现代建筑中的合成材料、高分子化合物燃烧后可产生大量有毒微粒烟气,能使人迅速昏迷,并强烈刺激人的呼吸中枢,引起中毒性死亡。

(3) 砸伤、埋压:建筑材料超过耐火极限后就会坍塌,造成坠落伤、砸伤、埋压、刺伤等继发性伤害。

(三) 医疗救援

1. 脱离热源　脱去燃烧的衣物,就地翻滚,用水冲洗,阻止烧伤面积继续扩大;切勿奔跑,以防风助火势,越烧越旺;切勿用手拍打以防手部烧伤;切勿呼叫,避免吸入性损伤。

2. 开放气道　检查气道是否通畅,清除口腔异物,吸氧;对于吸入性损伤或呼吸困难者,必要时进行气管插管或切开。

3. 降温　阻止创面继续加深,对Ⅰ~Ⅱ度中小面积烧烫伤可用清洁冷水冲洗肢体、浸泡伤处,头面部等特殊部位用冰水或冷水湿敷;对大面积烧伤则无此必要,以免加重全身反应。

4. 创面处理　伤处的衣服如需脱掉应先剪开或撕破,不宜剥脱,以免二次损伤。对未溃破的水疱,应保持水疱皮肤的完整性,保护创面。对暴露的烧伤创面可用消毒敷料或清洁单巾简单包扎,以减少创面污染和再损伤。

5. 补液 严重烧伤患者需尽快建立静脉通路,迅速补液,预防和纠正休克;未建立静脉通道者可口服糖盐水,但不能短时间内大量饮水,以免引起肺水肿等并发症。

6. 镇静、镇痛 对烧伤疼痛难以忍受者,可酌情应用地西泮或哌替啶肌内注射,或口服止痛药物。

7. 中毒急救 火灾有害物质吸入后可使人员中毒,甚至导致死亡。应迅速将伤员转移到通风处,吸氧或呼吸新鲜空气。

8. 砸伤、埋压、坠落伤急救 可伤及多个系统和器官,严重者会当场死亡,应按创伤救援原则急救。

三、矿难

矿难是采矿过程中发生的事故,通常造成伤亡的危险性极大,世界上每年至少有几千人死于矿难。常见的矿难有:瓦斯爆炸、煤尘爆炸、透水事故、矿井失火、塌方等。

(一)灾情特点

1. 危险性高,社会影响大 我国煤炭资源丰富,煤矿事故一旦发生,就会造成大量矿工伤亡及矿井财产损失。

2. 影响因素复杂 煤矿多是井下作业,自然条件复杂,作业面狭窄、低矮、分散,井深巷远,底板凹凸不平,矿井上下交通运输频繁;此外,井下存在通风照明、煤尘及各种噪音等不良因素,影响矿工的精神状态、视力和听力,这些因素都促使矿难发生。

(二)伤情特点

1. 损伤机制复杂 主要有重物砸伤、挤压伤、切割伤、爆炸伤、窒息、溺水等。

2. 损伤类型多样 主要有骨折、颅脑伤、内脏伤、软组织伤、开放伤、烧伤等。

(三)救援原则

我国煤矿系统的急救工作由井下和井口保健站、矿医疗站、矿务局总医院三级急救医疗网负责,强调组织领导、解脱急救、转运等各环节的有机结合。增强自救互救意识和技能是矿难救援的基础;救援中如何尽早开始医疗救援,是影响救援成功的关键;日常对煤矿救护队员的急救技能训练,是提高矿难现场救援水平的重要措施。

当发生矿区火灾或爆炸时,最重要的是及时采取灭火措施,及时报告,及时撤离人员。井下遇险人员应由在场的负责人或有经验的老工人带领,有组织有秩序地选择避灾路线,迎着新鲜风流撤离危险区。危险区人员无法撤离时,应迅速进入预先筑好或临时构筑的避难室,等待救援。

四、地震

地震是地壳快速释放能量过程中造成的振动,产生地震波的一种自然现象。地震灾害会使各类建(构)筑物、设备和其他生命线工程设施损坏,交通、通信中断,并由此引起火灾、爆炸、瘟疫、有毒物质泄漏、放射性污染等,造成大量人畜伤亡和财产损失。

(一)灾情特点

1. 突发性强,防御难度大 地震是瞬时突发的,预测及防御均存在一定难度,它可以在几秒或者几十秒内摧毁一座城市。

2. 破坏性大,成灾广泛 地震波到达地面以后可造成大面积的房屋和工程设施的破坏,若发生在人口稠密、经济发达地区,往往可能造成大量的人员伤亡和巨大的经济损失。

3. 次生灾害多　地震次生灾害是在强烈地震后,自然以及社会原有的状态被破坏,造成山体滑坡、泥石流、水灾、瘟疫、火灾、爆炸、毒气泄漏、放射性物质扩散等一系列因地震引起的灾害。

4. 社会影响深远　地震除了造成巨大的人员伤亡和人民财产损失,灾情救援、灾后重建、恢复经济等都需要国家和社会做长时间努力。

5. 地域性分布　地球上板块与板块之间相互挤压碰撞,造成板块边沿及板块内部产生错动和破裂,是引起地震的主要原因;地震往往发生在断层活动最强烈的地质构造带。

地震灾害的损害与社会和个人的防灾意识密切相关。

(二) 救援原则

快速确立救援组织。在地震救援中,一般由医疗救援队队长担任指挥官,负责现场指挥、联系其他救援单位、建立通信系统、分配救护人力并监督各部门工作;为确保救灾工作协调高效进行,需将救援队分成若干救援组,一般分为现场抢救小组、后送小组、后勤小组和救治医院等。

(三) 现场救护及转运

1. 抢救顺序　首先迅速使伤员脱离险境,先救命、后治伤,先抢救危重伤员、后治疗轻伤患者,先易后难,先救活人、后处置遗体。

2. 急救处理　熟练应用现场急救技术,保持伤员生命体征平稳,对大出血、严重创伤、窒息、中毒脱水患者要在现场进行必要的急救处置,以挽救生命。

3. 救护环节有序　确保现场急救措施紧密衔接、完善,防止前后重复、遗漏或出现差错。

4. 现场急救与转运相结合　依据先重后轻的原则,分批快速转运伤员;转运前要再次对代送伤员进行检伤分类;转运途中要正确搬运,严密观察病情变化;认真填写转运相关记录材料,做好伤员交接。

五、风灾(台风)

风灾指大风对工农业生产以及人类卫生健康状况、生命安全等造成的损害;台风指形成于热带或副热带 26℃以上广阔海面上的热带气旋。我国受台风影响最严重的地区有江苏、浙江、福建、广东、广西、海南等地。

(一) 灾情特点

台风(包括热带风暴)一般发生在夏秋之间,其风向时有变化,登陆时往往先北后南,但中心登陆地点难以预测;强台风发生时,人力不可抗拒;常伴有大暴雨、大海潮、大海啸;易造成严重人员伤亡和经济损失。

(二) 伤情特点

1. 直接伤害　强风直接引起的砸伤、压伤,如颅脑外伤、脊柱脊髓损伤、多发骨折、多脏器损伤、挤压综合征、严重出血等。

2. 间接伤害　强风引起的次生灾害,如淹溺、电击伤、火灾、交通事故、有毒物质的泄漏等。

(三) 救援原则

1. 准备阶段　建立指挥中心负责总体协调;要有良好的通信系统,保障关键部门如指挥中心、信息中心、检验室、影像科、手术麻醉室、急诊科的水电供应;医疗物资的准备要充分,应储备尽可能充足的血液制品、手术器材、破伤风抗毒素、抗生素等;搭建好临时避难所,用于安置伤员及其家属。

2. 现场救援　要秉承快速现场急救、检伤分类、抢救与转运相结合的原则进行救治。具体可参照地震救援及本章第二节内容。

3. 卫生防疫　台风常常伴发洪涝水灾,对生活、生产、生态环境破坏严重,卫生防疫任务尤为重要。灾后要立即恢复水源,进行饮用水消毒,保证食品安全,杜绝食源性疾病和肠道传染病的发生、扩散;要加强对粪便、垃圾的管理,定期喷洒消毒剂;要加强疾病检测报告工作,组织医疗卫生人员深入灾区巡回医疗,及时发现、及时治疗。

六、海啸

海啸是由海底地震、火山爆发、海底滑坡或气象变化所产生的破坏性海浪,主要受海底地形、海岸线几何形状及波浪特性的控制,其形成的海浪水墙每隔数分钟重复一次,摧毁堤岸,淹没陆地,夺走生命财产,破坏力极大。

（一）灾情特点

1. 突发性强,速度快　海啸的波速可高达每小时 700~800km,在几小时内就能横过大洋,波长可达数百公里,可以传播几千公里而能量损失很小。

2. 破坏力大,波及范围广　海啸高达 2m,木制房屋会瞬间遭到破坏;海啸高达 20 米以上,钢筋水泥也可被摧毁。

3. 次生灾害多　海啸常诱发或引发多种次生灾害,如水灾、火灾、毒气或放射性物质外泄中毒、交通事故以及灾后瘟疫扩散蔓延等。

4. 救援困难　海啸所造成的破坏区域广泛,灾区生态环境、公共设施破坏严重,伤员分散且伤情复杂多变,易误诊漏诊,给救援带来了极大困难。

（二）伤情特点

1. 伤情复杂,伤亡惨重　海啸致伤强度大,常导致多部位多脏器受伤;救援困难、次生灾害频发等原因也进一步加重了伤情。

2. 淹溺　海啸造成的主要死因是溺水,低氧血症和酸中毒引起血液、组织液高渗、血流动力学变化,继而导致肺水肿、肺泡 - 毛细血管膜广泛损伤而发生呼吸窘迫综合征,最终死亡。

3. 挤压综合征　海啸中建筑物倒塌发生砸压伤,可引起肌肉部位的挤压综合征,重者可致死;其他以颅骨、脊柱、四肢、骨盆等部位骨折及广泛的软组织损伤多见。

4. 公共卫生问题突出　海啸后,大批人畜尸体在短时间内即可出现腐败,进一步恶化环境,加之食物、药物、饮用水、燃气等必要的生活要素缺乏,灾民的给养难以正常维持,免疫力下降,各种食源性疾病、肠道传染病、营养问题都将陆续发生。

（三）救援原则

1. 对个体先抢后救,对群体分类救治　现场救援先抢后救,先救命后治伤,先重伤后轻伤,以救为主,边救边送,有生命危险的就地抢救,病情稳定后送至后方医院;大批伤员按照检伤分类原则进行救治,使有限的医疗资源得到最大限度的发挥,提高救援效率。

2. 分区救治原则　救援现场可划分为中心区、分类区、救护区、后送区四个区域,各区域相互配合,使效率最大化。

3. 紧急卫生救援　重点是做好疫情检测与报告、饮水食品安全、环境卫生、预防控制中

笔记栏

毒事件、加强对病原微生物的控制,同时做好救援人员的自身防护。

七、洪水、泥石流

洪水灾害是由于江、河、湖、库水位猛涨,堤坝漫溢或溃决,使洪水入境而造成的生命和财产巨大损失的灾害。

泥石流是指在山区或者其他沟谷深壑、地形险峻的地区,因为暴雨、暴雪或其他自然灾害引发的山体滑坡,并携带有大量泥沙、石块的特殊洪流。

(一) 灾情特点

1. 洪水 洪水灾害具有范围广、发生频繁、突发性强等特点。其对人的主要伤害是淹溺,其次是各类创伤(冻伤、中暑、爆炸伤、烧伤、挤压伤、叮咬伤、心理创伤),且伤情复杂多变,容易出现各类疫情和公共卫生问题。

2. 泥石流 泥石流具有突发性强、流速快、流量大、冲击力强、破坏力强等特点。发生泥石流常常会冲毁公路、铁路等交通设施,甚至村镇等,造成巨大人员伤亡和财产损失;泥石流主要造成挤压性外伤、骨折、窒息、感染和精神创伤等。

(二) 救援原则

1. 建立指挥中心,多方协同救援 迅速建立起由卫生主管部门负责人员和医疗救援专家共同组成的现场医疗救援指挥机构,统筹各方救援人员,明确分工,以便到达现场后快速高效投入救援。

2. 明确任务,充分准备 明确各组任务,检查补充药材装备及各种物资。

(三) 现场救援

1. 检伤分类、分级救治和转运 医疗救援人员到达现场后,首先全面了解伤员概况,进行检伤分类,对伤员进行分级、分区急救处理和转运;对濒死的重伤员要进行现场抢救,将需要紧急救治的伤病员迅速组织后送。合理利用人力物力,使救治能力最大化。

2. 及时调整救治力量 在灾害早期,应把主要力量放在现场抢救上;中期,应以检伤分类为主;后期主要工作重点应及时转移到卫生防疫上来,包括疫情监测、病原微生物检测、处理生活垃圾、退水清淤区域的消毒杀菌、灭鼠等;同时,要做好伤者及家属的健康宣教和心理疏导。

(曹玉净)

复习参考题

1. 简述灾难医学的概念。

2. 什么是突发公共事件?有哪些分类?

3. 简述伤员现场救援的基本技术。

4. 简述灾难现场医学救援中伤员分拣的目的与原则。

5. 简述交通事故中伤员的受伤特点及急救措施。

6. 对于火灾伤员有哪些急救措施?

扫一扫
测一测

第十五章

其 他 创 伤

第一节 动 物 咬 伤

动物咬伤比较常见,咬伤多由哺乳动物、爬行动物、节肢动物、海洋动物等引起,其中哺乳动物咬伤最为常见,我国每年有 4 000 万人被犬、猫咬伤。哺乳动物的口腔里含有 200 多种细菌,葡萄球菌和链球菌是导致感染最常见的病原菌。同时,随着人们活动范围增大,野生动物如蛇、蜂等各类动物咬伤和暴露的风险大大增加。

一、常见传播疾病及损伤

1. 犬咬伤中,巴斯德菌(Pasteurella)是感染的主要原因,可以传播巴斯德菌病、狂犬病、布鲁氏菌病、芽孢杆菌病等。犬咬伤后可能导致各种损伤,包括擦伤、穿刺、撕裂、撕脱伤和严重的挤压伤,常合并相关的血管损伤。

2. 人类咬伤可传播肝炎、艾滋病、梅毒、放线菌病和结核病等传染性疾病。

3. 毒蛇咬伤可引起严重的中毒,分为神经毒素、血液毒素和混合毒素。

4. 虫蜇伤对局部和全身均有一定的毒性作用。

5. 手部咬伤感染发生率高,手指断裂或关节僵硬并非罕见。

二、治疗

正确的伤口处理、高危感染伤口预防性应用抗生素、根据需要及免疫史进行破伤风和(或)狂犬病等疾病的预防是处理动物咬伤的基本原则。

(一) 伤口的常规处理

1. 咬伤 大多数咬伤可以在门、急诊有效地处理。已感染的咬伤、关节穿透伤、手部伤、腱鞘穿透伤应尽早行清创术,清除异物与坏死组织,以生理盐水或稀释的碘伏溶液冲洗伤口,再用 3% 的过氧化氢溶液淋洗。伤口应开放引流或放置 VSD 负压吸引,感染严重或发生皮肤坏死应及早行植皮术。

2. **毒蛇咬伤**　应避免奔跑,立即绑扎伤肢的近心端,每隔 30 分钟松解 1 次,同时用 0.05% 的高锰酸钾溶液或 3% 的过氧化氢溶液冲洗伤口;2 000~6 000U 蛋白酶加于 0.05% 普鲁卡因或注射用水,封闭伤口外周。

3. **虫螫伤**　拔出毒刺,蜜蜂、毒蝎螫伤及蜈蚣咬伤可用肥皂水、5%~10% 氢氧化钠溶液、3% 氨水洗敷伤口;黄蜂螫伤可局部涂敷醋酸或食醋。

（二）全身治疗

1. 开放创口应注射破伤风抗毒素;若过敏,可选用破伤风免疫球蛋白。

2. 清创前给予抗生素预防性治疗,感染伤口及时使用抗生素抗感染治疗。

3. **抗过敏及抗休克治疗**　发生过敏者立即给予抗组胺药物,如异丙嗪 25mg 或苯海拉明 20mg 肌内注射,并给予氢化可的松或甲泼尼龙。发生过敏性休克时,要迅速建立静脉通道,即刻皮下或静脉注射 0.1% 肾上腺素 0.3~1ml,补液改善全身循环,促进毒素排泄,应用血管活性药物维持血压。

4. **喉头水肿**　及时行气管切开或环甲膜穿刺,必要时机械通气。

5. **气道痉挛**　给予支气管扩张剂,如静脉应用氨茶碱、雾化吸入沙丁胺醇或异丙托溴铵。

第二节　烧　　伤

烧伤指由热力、电流、化学物质、激光、放射线等所造成的组织损伤,主要损害皮肤和黏膜,严重者也可伤及皮下或(和)黏膜下组织,如肌肉、骨、关节,甚至内脏。

一、伤情判定

（一）烧伤面积估算

1. **中国九分法**　烧伤面积是指皮肤烧伤区域占全身体表面积的百分数。为便于记忆,将体表面积划分为 11 个 9% 的等份,另加 1%,构成 100% 的总体表面积,即头颈部 =1×9%;躯干 =3×9%;双上肢 =2×9%;双下肢 =5×9%+1%,共为 11×9%+1%（表 15-1）。

表 15-1　中国九分法标准

部位			面积	儿童面积
头颈	发部	3%	1×9%=9%	9%+(12- 年龄)%
	面部	3%		
	颈部	3%		
双上肢	双上臂	8%	2×9%=18%	18%
	双前臂	6%		
	双手	4%		
躯干	躯干前面	13%	3×9%=27%	27%
	躯干后面	13%		
	会阴	1%		
	双臀	5%		

续表

部位			面积	儿童面积
双下肢	双大腿	21%	5×9%+1%=46%	46%-（12- 年龄）%
	双小腿	13%		
	双足	7%		

估算面积时，女性和儿童有所差别。一般成年女性的臀部和双足各占 6%；儿童头大，下肢小，可按下法计算：头颈部面积 =［9+(12- 年龄)］%，双下肢面积 =［46-(12- 年龄)］%

2. 手掌法 不论性别、年龄，患者并指的手掌面约占体表面积的 1%，此法可辅助九分法，测算小面积烧伤也较便捷。

二、烧伤分型

（一）根据烧伤深度分类

烧伤的深度一般按三度四分法分类。

1. Ⅰ度烧伤 相当于单纯的晒伤。热损伤仅限于表皮浅层，生发层健在，治疗时一般不计入烧伤面积。

2. 浅Ⅱ度烧伤 损伤至上层真皮，含附属物（毛囊、汗腺）的下层真皮则保持完整。

3. 深Ⅱ度烧伤 伤及表皮生发层、真皮乳头层，残留部分真皮网状层组织，容易感染，可能会变成全层烧伤，预后差，愈合缓慢，有瘢痕。

4. Ⅲ度烧伤 伤及皮肤全层，甚至深部肌肉、骨骼、内脏器官等。

目前也有"四度五分法"：中华医学会烧伤外科学分会在三度四分法的基础上，考虑到Ⅲ度烧伤中深达肌肉及骨骼的烧伤，在病理生理及愈合机制上有所不同，因此将该类烧伤单列为Ⅳ度烧伤。

（二）根据严重程度分类

1. 轻度烧伤 Ⅱ度烧伤面积在 9%（占体表面积）以下者。

2. 中度烧伤 Ⅱ度烧伤总面积在 10%~29%，或Ⅲ度烧伤面积不足 10%。

3. 重度烧伤 烧伤总面积在 30%~49%；或Ⅲ度烧伤面积在 10%~19%；或Ⅱ度、Ⅲ度烧伤面积虽不足上述百分比，但有下列情况之一者：较重的复合伤已发生休克或全身情况较重，中、重度吸入性损伤。

4. 特重烧伤 烧伤总面积达到 50% 以上或Ⅲ度烧伤面积在 20% 及以上。

患者合并有休克、严重感染、严重合并损伤时，无论烧伤面积大小，均列为重度烧伤以上级别烧伤。

三、病理生理与临床分期

根据烧伤的病理生理特点，一般将烧伤临床发展过程分为急性渗出期、急性感染期、创面修复期、康复期四期，各期之间相互交错，烧伤越重，其关系越密切。

（一）急性渗出期

急性渗出期一般以伤后 6~12 小时内最快，持续 24~36 小时，严重烧伤可延至 48 小时以上。

在较小面积的浅度烧伤时，渗出主要表现为局部的组织水肿，一般对有效循环血量无明显影响。当烧伤面积较大(一般指Ⅱ度、Ⅲ度烧伤,面积成人在 15%,小儿在 5% 以上者),尤其是抢救不当或不及时,人体不足以代偿,体液快速流失时,则循环血量明显下降,导致血流动力学与血液流变学改变,进而发生休克;同时,严重烧伤多伴有应激反应,人体儿茶酚胺和皮质醇水平增高可导致高代谢状态,导致心输出量增加、新陈代谢增快,易发生心肌损害,从而导致休克。因此,较大面积烧伤时,防治休克是此期的关键。

(二) 急性感染期

烧伤创面的坏死组织和富含蛋白的渗出液都是细菌生长的良好培养基,因此,继休克后或休克的同时,急性感染的发生是另一严重的威胁。一般来说,烧伤面积越大、深度越深,感染机会越多、感染程度也越重。严重烧伤易发生全身性感染的原因主要有以下几方面:①皮肤、黏膜屏障功能受损;②免疫球蛋白和补体丢失或被消耗,导致机体免疫功能受抑制;③伤后渗出使大量营养物质丢失等导致机体抵抗力降低;④早期缺血缺氧损害造成细菌感染的易感性增加。因此,防治感染是此期的关键。

(三) 创面修复期

创面修复过程在伤后不久即开始。创面修复所需时间与烧伤深度等多种因素有关,无严重感染的浅Ⅱ度和部分深Ⅱ度烧伤,可自愈。但Ⅲ度和发生感染的深Ⅱ度烧伤,由于无残存上皮或上皮被毁,创面只能由创缘的上皮扩展覆盖。如果创面较大,不经植皮多难自愈或恢复时间较长,或愈合后瘢痕较多,易发生挛缩,影响功能和外观。Ⅲ度烧伤和发生严重感染的深Ⅱ度烧伤溶痂时,大量坏死组织液化,细菌繁殖,感染机会增多。且脱痂后大片创面裸露,不仅利于细菌入侵,而且体液和营养物质大量丧失,使机体抵抗力和创面修复能力显著降低,成为发生全身性感染的又一高峰期。此期的关键是加强营养,扶持机体修复功能和抵抗力,积极消灭创面和防治感染。

(四) 康复期

深度创面愈合后形成的瘢痕,重者影响外观和功能,需要锻炼、工疗、体疗和整形以期恢复;深Ⅱ度和Ⅲ度创面愈合后,常有瘙痒或疼痛、反复出现水疱,甚至破溃,并发感染形成“残余创面”,这种现象的终止往往需要较长时间;严重大面积深度烧伤愈合后,由于大部分汗腺被毁,机体散热调节体温能力下降,在盛夏季节,这类患者多感全身不适,常需 2~3 年调整适应过程。

四、临床表现

烧伤的症状主要与烧伤深度、面积、伤前疾病、相关并发症等有关。不同致伤物导致的烧伤可能症状有所不同,尤其是一些化学物质所致伤害,本章以介绍热力导致的烧伤症状为主,典型临床表现如下:

(一) Ⅰ度烧伤

1. 表面红斑状、轻度肿胀、干燥、有烧灼感,无皮肤破损。

2. 3~5 天愈合。

3. 短期内局部皮肤颜色较深,不留瘢痕。

4. 因对全身生理状态无明显影响,在记录烧伤面积时不将该类烧伤计入。

(二) 浅Ⅱ度烧伤

1. 出现大小不一的水疱,局部红肿比较明显。

2. 去除水疱皮后创面基底潮红、疼痛明显,创面皮肤温度较高。

3. 如不发生感染,约 1~2 周愈合。

4. 短期内局部皮肤颜色较深,一般不留瘢痕。

（三）深Ⅱ度烧伤

1. 出现小水疱,去除水疱皮后,创面基底呈红白相间或猩红色。

2. 患者痛觉较迟钝,皮肤温度较低。

3. 如无感染,约 3~4 周愈合,但常伴有瘢痕增生。

（四）Ⅲ度及Ⅳ度烧伤

创面无水疱,因致病原因不同,痂皮可呈焦黄、焦黑或蜡白等颜色,甚至炭化,触之如皮革,创面干燥、发凉,痛觉消失。

（五）伴随症状

吸入性损伤又称"呼吸道烧伤"。除了热力烧伤外,燃烧时烟雾中还含有大量的化学物质如一氧化碳、氰化物等,被吸入下呼吸道,引起局部腐蚀或全身中毒。因此,在相对封闭的火灾现场,死于窒息者往往多于体表烧伤者,合并严重吸入性损伤者仍为烧伤救治中的突出难题。据统计,重度吸入伤可使烧伤死亡率增加 20%~40%。

五、治疗原则

早期及时补液,维持呼吸道通畅,纠正低血容量性休克;深度烧伤组织是全身性感染的主要来源,应早期切除,自、异体皮肤移植覆盖;及时纠正休克、控制感染是防治多脏器功能障碍的关键;积极治疗严重的吸入性损伤;重视心理、形态、功能的恢复。

（一）一般治疗

1. 热力烧伤（火焰、蒸气、高温液体、高温金属等烧伤）

（1）尽快脱去着火或沸液浸湿的衣服,特别是化纤衣服,以免着火或衣服上的热液继续作用,使创面加深。

（2）用水将火浇灭,或跳入附近水池中;就地打滚扑灭火焰,切忌站立或奔跑呼叫,避免头面部进一步烧伤或吸入性损伤。

（3）尽快离开密闭和通风不良的现场,以免发生吸入性损伤和窒息;迅速进行冷疗,如大量清洁水冲洗。

2. 化学烧伤 烧伤严重程度与化学物质的性质、浓度及接触时间有关,因此无论何种酸碱烧伤,均应立即用大量清洁水冲洗 15~30 分钟,冲淡和清除残留的酸碱,也有减轻疼痛的作用。注意用水量应足够大,迅速将残余化学物质从创面冲净,头面部烧伤应首先注意眼,尤其是角膜有无烧伤,并优先冲洗。

3. 电烧伤

（1）发生电烧伤急救时,应立即切断电源,不可在未切断电源时去接触患者,如果已发生猝死,应在拨打"120"呼救的同时,进行人工呼吸、胸外按压等心肺复苏处理,并及时转送至就近医院进一步处理。

（2）电烧伤往往存在广泛的软组织损伤,神经、血管、肌肉比骨骼和皮肤更容易受到电热损伤,因此需密切监测患者有无肌红蛋白尿及肾衰竭。

（3）电烧伤易导致骨筋膜间室综合征,必要时行减压性筋膜切开术。

4. 轻度烧伤

（1）清洁创面、保护创面、防治感染,多采用 1:1 000 苯扎溴铵或 1:2 000 氯己定清洗创面,浅Ⅱ度烧伤大水疱建议用无菌空针抽去水疱液。

（2）创面包扎内层有油质纱布,可适量添加抗生素,外层用吸水敷料均匀包扎,包扎范围应超过创周 5cm。

（3）疼痛明显者,在循环呼吸稳定时适当使用药物止痛,用药后仔细观察循环和呼吸变化。

（4）使用破伤风抗毒素预防破伤风,原则上不使用抗生素来预防感染。

5. 中、重度烧伤

（1）了解受伤史,观察血压、呼吸、脉搏等生命体征,并检查有无吸入性损伤、复合伤、中毒等。

（2）保持呼吸道通畅。

（3）迅速建立静脉通道,检查相应血液学指标,开启防休克输液治疗。

（4）按照烧伤面积,指定补液计划,补液常用血浆或血浆代替品、平衡盐溶液及 5%~10% 葡萄糖溶液。

（5）留置导尿管,观察每小时尿量、比重、pH,并注意有无肌红蛋白尿。

（6）创面污染严重及深度烧伤应使用破伤风抗毒素预防破伤风;若过敏,可选用破伤风免疫球蛋白。

（7）密切监测感染情况,必要时给予抗生素抗感染治疗。

（二）手术治疗

轻度烧伤创面进行保守治疗即可,严重的较深创面则需要根据病情选择合适的手术治疗方式。

1. 痂皮处理　可选择的处理方式有切痂、削痂,如果采用中药或化学脱痂,需要观察是否有创面感染,并防止创周正常皮肤发生皮损。

2. 植皮术　痂皮切除后需进行植皮术覆盖创面,有以下几种方式:

（1）大张中厚自体皮移植。

（2）小片或邮票状自体皮移植。

（3）点状植皮。

（4）微粒皮移植。

（5）Meek 微型皮片移植。

（6）网状皮移植。

（7）大张异体(种)皮开洞嵌植点状自体皮。

（8）培养表皮细胞膜片移植。

（9）自、异体(异种)皮相间混植。

（三）常见并发症的防治

烧伤的常见并发症包括休克、全身性感染、肺部并发症(肺部感染、肺不张、肺水肿)、心功能不全、肾功能不全、烧伤性应激性溃疡、脑水肿等,本书主要介绍休克及全身性感染的防治。

1. 休克　补液是防治烧伤性休克最重要的措施。常根据烧伤面积和体重按下述公式计算补液量:

伤后第 1 个 24 小时补液量:成人每 1%Ⅱ度、Ⅲ度烧伤面积每千克体重补充胶体液 0.5ml 和电解质液 1ml,广泛深度烧伤者与小儿烧伤,其比例可改为 1∶1,另加基础水分 2 000ml。

伤后前 8 小时内输入一半,后 16 小时补入另一半。

伤后第 2 个 24 小时补液量:胶体及电解质均为第 1 个 24 小时实际输入量的一半,5% 葡萄糖溶液补充水分 2 000ml(小儿另按年龄、体重计算)。

上述补液公式,只是估计量,应仔细观察患者尿量[应达 1ml/(kg·h)]、精神状态、皮肤黏膜色泽、血压、血液浓缩等指标,有条件者可监测肺动脉压、中心静脉压和心排出量,随时调整输液量。

2. 全身感染

(1) 及时、积极地纠正休克,防治组织器官缺血缺氧损害,维护机体的防御功能,保护肠黏膜的组织屏障,对防治感染有重要意义。

(2) 正确处理烧伤创面:因深度烧伤创面是主要感染源,对深度烧伤创面进行早期切痂、削痂植皮,是防治全身性感染的关键措施。

(3) 抗生素的应用和选择:应针对致病菌,在病菌侵入伊始及时用药。平时应反复细菌培养以掌握创面的菌群动态及其药敏情况,一旦发生感染,应及早针对性地用药。一般烧伤创面的病菌为多菌种,耐药性较其他病区高,病区内应避免交叉感染。对严重患者并发全身性感染时,可静脉联合应用一种第三代头孢菌素和一种氨基糖苷类抗生素,待细菌学复查报告后,再予调整。需要注意的是,感染症状控制后,应及时停药,不能留待体温完全正常,因烧伤创面未修复前,一定程度的体温升高是不可避免的,不及时停用抗生素,反而导致体内菌群失调或二重感染。

六、注意事项

1. 遗漏或延迟诊断气道灼伤和吸入性损伤　可以迅速发生气道阻塞而造成灾难性的后果,对于可疑病例应当早期进行预防性插管。

2. 遗漏或延迟诊断骨筋膜间室综合征　在广泛的肢体烧伤或需要大量液体复苏的情况下,需要通过连续的临床检查和骨筋膜间室压力测量来判断是否发生骨筋膜间室综合征。

3. 遗漏合并存在的严重钝性伤　10% 的烧伤患者同时合并有其他创伤,应使用多种影像检查方式动态评估其损伤。

4. 电烧伤患者　外表征象往往不严重,但通常存在广泛的软组织损伤,应该监测肌酸激酶、肾功能和肢体骨筋膜间室的压力。

第三节　爆　炸　伤

爆炸伤通常指爆炸物爆炸所致的损伤。常见爆炸物包括炸药包、手榴弹、雷管、炸弹、地雷、炮弹等。爆炸伤在和平时期多发生于意外事故,爆炸物在人体附近爆炸可对人体造成不同程度的损伤。

一、爆炸伤分类

可爆物有化学性和物理性两类。化学性可爆物主要是火药、炸药及由其制成的雷管、手榴弹、炸弹等。物理性可爆物有锅炉、氧气瓶、煤气管道、高压钢瓶、电视机显像管等。爆炸伤多见于灾害事故,也见于他杀和自杀。生活中最常见的爆炸伤多数是炸药和雷管引起的。

发生爆炸时,飞散的弹片、灼热的火焰、强大的冲击波、爆炸抛出物等常造成相当复杂的损伤,如肢体断离、体腔开放、内脏破裂、多发性骨折、皮肤烧伤及烟熏窒息等。

二、爆炸分级

1. 一级爆炸伤　鼓膜破裂是其显著标志,此伤是由于冲击波直接作用于身体造成的。主要损伤含气的组织器官如耳、呼吸道、消化道等。
2. 二级爆炸伤　主要是由于爆炸飞溅出的投射物或火焰造成的损伤。
3. 三级爆炸伤　主要是由于撞击固体所导致的损伤。

三、爆炸伤致伤的基本特点

1. 伤势重,并发症多,病(伤)死率较高。
2. 爆炸伤事故突发性强,组织指挥困难。
3. 致伤因素多,伤情复杂,易漏诊误诊。
4. 爆炸伤的破坏作用巨大,人员伤亡比一般损伤严重。
5. 内伤和外伤同时存在。
6. 复合伤多,在临床上病情发展迅猛,救治困难。

四、治疗

整体救治技术包括心肺脑复苏、抗休克、水电解质平衡、清创、止血、骨折固定、椎管减压及断肢再植等。

1. 心、肺复苏是脑复苏的基础,心、肺复苏的同时必须设法维持足够的血氧分压,尽可能减少缺氧性脑损害带来的脑功能障碍。

2. 休克伤员须迅速建立多条输液通道,这是抢救休克的关键,大量晶体、胶体液的及时灌注,可在代偿期纠正休克。一旦进入失代偿期,则必然会出现水及电解质失衡,甚至危及生命。

3. 在补液时还要特别注意晶胶比例及电解质的补充,同时给予一定量的碱性液体,以防止水、电解质及酸碱失衡。

4. 早期降颅压的主要措施仍为快速静脉滴注 20% 甘露醇,同时加用利尿剂,早期大剂量的应用地塞米松及人体白蛋白可减轻脑水肿,并应积极进行术前准备。尽快清除颅内血肿及挫裂伤灶,在颅脑损伤合并出血性休克时,应遵循先抗休克、后用脱水剂的原则,抗休克时应尽量使用全血、血浆、右旋糖酐等胶体溶液,这样既可以纠正休克,又不至于加重脑水肿。

5. 止血技术包括加压包扎、指压、止血带、钳夹和血管结扎止血等,对于一般出血,采用加压包扎效果良好。合并主干血管损伤的则应采用止血带止血,尽可能为血管吻合创造条件,但一定要记录使用止血带的时间,避免引起肢体坏死。

6. 对四肢骨折的伤员,采用夹板固定方便快捷,可减少伤员的痛苦及输送中骨折端的进一步损伤。夹板的松紧应适宜,以免引发医源性骨筋膜间室综合征。

7. 对脊椎骨折的伤员,必须按要求实行整体搬运,避免引发或加重截瘫。伤员送至医院后,应争取在 6~8 小时内彻底清创。对骨折者进行可靠的内固定或骨外固定,脊髓损伤者在病情允许的情况下应在 6 小时内完成椎管减压。对污染严重的开放性骨折,宜首选骨外穿针固定,以降低感染及骨髓炎的发生率。

8. 对离断的肢体,力争在有效的时间内完成再植,以确保再植的成功率。再植后应密切观察末梢血运情况,避免发生血管危象,确保断肢顺利成活。对离断时间较长的高位断肢再植,应防止毒素吸收危及生命,必要时应截肢。

第四节 枪 弹 伤

枪弹伤是指由枪弹击中人体形成的损伤,系火器伤之一。通常将枪弹伤分为贯通枪弹伤、盲管枪弹伤和擦过枪弹伤。贯通枪弹伤由射入口、弹创管和射出口三部分组成;盲管枪弹伤无射出口;擦过枪弹伤的损伤形态呈沟状。枪弹具有强大的杀伤力,往往造成致命性损伤。

枪弹伤的伤情与枪弹种类、速度、射程及损伤部位、器官等有关。根据枪弹的种类、速度可分为低速枪弹伤、高速枪弹伤及霰弹枪伤,其损伤机制不同,治疗亦不同。

一、低速枪弹伤

(一)损伤机制

低速子弹伤(≤340m/s)通常指民用火器对人体组织造成的损害。低速子弹通过对人体组织的直接破碎和撕裂而造成伤道的损伤,这种弹道被称为"永久腔"。子弹碎裂或变形还可能造成二次损伤。

(二)治疗

伤口处置主要包括冲洗伤口、敷料包扎,注射破伤风抗毒素预防破伤风;如伤口内无残留弹片或异物,一般不建议手术清创,伤口不应缝合。

二、高速枪弹伤

(一)损伤机制

高速子弹伤(>340m/s)通常指用于军队或狩猎的火器对人体组织造成的损害,一般比低速枪弹伤有更广泛的组织破坏。部分高速子弹在击中组织后会翻转一次(180°),弹尾会造成组织的二次损伤。高速子弹造成组织损伤的常见机制主要有直接破裂、空腔效应、超声波或冲击波效应三种机制。

1. 组织直接破裂和破碎。

2. 空腔效应 子弹路径周围会瞬时产生比子弹直径大10倍的空洞。实体器官如骨骼、肝、肾、脾等,由于空腔效应,会比空腔脏器或含空气的器官受到更严重的损伤。

3. 超声波或冲击波效应 当子弹穿过组织时,其超声波可能会对周围器官产生潜在损伤,但此机制尚有争议。

(二)治疗

1. 清除坏死的皮肤、皮下组织和肌肉,使用破伤风抗毒素和抗生素预防破伤风与感染。切勿一期缝合高速子弹枪伤的伤口。

2. 清创做到何种程度不应完全拘泥于伤口是否由高速子弹造成的,因为即使是弹道专家有时也难以区分低速和高速子弹损伤。有时候高速子弹穿过组织,并没有释放大量的能量,造成的组织损伤相当有限。重点在治疗伤口,必要时行二次清创手术。

3. 穿透肺的胸部枪伤不需要常规的开胸术,处理方法同其他低速子弹造成的肺部损伤。

三、霰弹枪伤

(一) 损伤机制

手枪和步枪每次只发射一颗子弹,霰弹枪每次可发射几百粒弹头。霰弹枪枪口与射击物体之间的距离和枪管的长度决定了组织损伤的程度。霰弹枪弹头的速度接近500m/s,近距离(6m 内)射击可以使组织遭到毁灭性的破坏;在更近的距离(<2m)射击,整个发射弹筒通常都嵌入伤口,引起严重的创伤和广泛的组织损伤;距离 6m 以上,霰弹枪的伤害表现为低速子弹损伤,造成损伤较有限;短管霰弹枪因射出后弹头失去大部分能量,距离在 4m 以上时造成的损伤较小。

(二) 治疗

1. 穿透皮肤和皮下脂肪 不需要去除子弹颗粒,使用破伤风抗毒素预防破伤风。

2. 穿透筋膜 排除神经、血管的损伤后,治疗同上。针对四肢的霰弹枪伤,可以行血管造影,评估有无血管损伤。

3. 大量组织破坏 应尽早行清创术,修复损伤的血管,同时保持伤口开放,预防使用抗感染药物与破伤风抗毒素。

(谢兴文)

复习思考题

扫一扫
测一测

1. 简述犬咬伤的早期处理。

2. 烧伤现场急救应做好哪三方面的处理?

3. 试述烧伤的治疗原则。

4. 爆炸伤致伤的基本特点有哪些?

主要参考书目

1. 童培建. 创伤急救学[M]. 北京:人民卫生出版社,2012.

2. 陈孝平,汪建平,赵继宗. 外科学[M].9版. 北京:人民卫生出版社,2018.

3. 何永生,黄光富,章翔. 新编神经外科学[M]. 北京:人民卫生出版社,2014.

4. 陈仲强,刘忠军,党耕町. 脊柱外科学[M]. 北京:人民卫生出版社,2013.

5. 于学忠,黄子通. 急诊医学[M]. 北京:人民卫生出版社,2015.

6. 蔚百彦. 实用院前急救学[M]. 西安:西安交通大学出版社,2012.

7. 拉萨·甘蒂. 急诊医学技术操作流程图解[M].郭伟,主译. 沈阳:辽宁科学技术出版社,2019.

8. 方浩. 创伤与急救[M]. 北京:人民卫生出版社,2020.

9. 舒彬. 创伤康复学[M]. 北京:人民卫生出版社,2010.

10. D.Demetriades.创伤急救评估与治疗手册[M].张连阳,简立建,主译. 北京:科学出版社,2018.

复习思考题
答案要点

模拟试卷